Thorsten Tschirner

50 Workouts Muskelaufbau

Fit – stark – gesund

riva

Bibliografische Information der Deutschen Nationalbibliothek:
Die Deutsche Nationalbibliothek verzeichnet diese Publikation in der Deutschen Nationalbibliografie. Detaillierte bibliografische Daten sind im Internet über http://dnb.de abrufbar.

Für Fragen und Anregungen:
info@m-vg.de

Wichtige Hinweise
Dieses Buch ist für Lernzwecke gedacht. Es stellt keinen Ersatz für eine individuelle medizinische Beratung dar und sollte auch nicht als solcher benutzt werden. Wenn Sie medizinischen Rat einholen wollen, konsultieren Sie bitte einen qualifizierten Arzt. Der Verlag und der Autor haften für keine nachteiligen Auswirkungen, die in einem direkten oder indirekten Zusammenhang mit den Informationen stehen, die in diesem Buch enthalten sind.

Ausschließlich zum Zweck der besseren Lesbarkeit wurde auf eine genderspezifische Schreibweise sowie eine Mehrfachbezeichnung verzichtet. Alle personenbezogenen Bezeichnungen sind somit geschlechtsneutral zu verstehen.

Originalausgabe
3. Auflage 2026

Türkenstraße 89
80799 München
Tel.: 089 651285-0

Redaktion: Stefanie Heim
Umschlaggestaltung: Manuela Amode
Bildnachweis: Illustrationen auf dem Umschlag und im Innenteil: evoletics – ein Produkt der science on field GmbH Layout: Meike Herzog, www.alpsee-design.de
Satz: Daniel Förster, Belgern
Druck: Florjancic Tisk d.o.o., Slowenien
Printed in the EU

Wir produzieren nachhaltig
www.m-vg.de

ISBN Print 978-3-7423-1867-1
ISBN E-Book (EPUB, Mobi) 978-3-7453-1591-2

Weitere Informationen zum Verlag finden Sie unter

www.rivaverlag.de

Beachten Sie auch unsere weiteren Verlage unter www.m-vg.de

Inhalt

Schnell und effektiv Muskeln aufbauen

1

Fit, stark, gesund – die Vorteile von Muskelaufbautraining

Muskelaufbau ist nicht nur etwas für Bodybuilder und Kraftsportler. Egal, ob Freizeitsportler, Büromensch, Läufer oder Couch-Potato – jeder profitiert von starken Muskeln. Ein trainierter Körper bringt viele verschiedene Vorteile mit sich:

- Zwischen dem 20. und 70. Lebensjahr verlierst du fast die Hälfte deiner Skelettmuskelmasse. Dadurch fühlt man sich immer unfitter und ist anfälliger für Verletzungen. Die gute Nachricht für Fitnesssportler: Durch regelmäßiges Training kannst du deine Kraft bis ins hohe Alter weitgehend konstant halten. Besonders die für dynamische und explosive Bewegungen zuständigen schnell zuckenden Muskelfasern, die im Alter zuerst abgebaut werden, bleiben dir durch ein regelmäßiges Krafttraining erhalten.
- Mit Krafttraining beugst du wirkungsvoll Rückenschmerzen und Haltungsschwächen vor. Tatsächlich sind die meisten Rückenbeschwerden auf eine zu schwache, untrainierte Muskulatur zurückzuführen, die uns oft hängen lässt.
- Sobald du dir ein gewisses Trainingsniveau erarbeitet hast, kannst du - selbst nach längeren Pausen - an deine alte Leistungsfähigkeit rasch wieder anknüpfen.
- Sicher wurde dir in der Schule erzählt, dass nach deiner Pubertät der Aufbau der Knochen endgültig eingestellt wird. Für die meisten trifft das sicher auch zu, nur die Kraftsportler bilden eine Ausnahme. Glücklicherweise sind Knochen in der Lage, ihre Stärke an die Belastung anzupassen, indem sie ihren Mineralgehalt erhöhen. Voraussetzung hierfür: Der Trainingszeitraum ist lang genug.
- Krafttraining stimuliert den Aufbaustoffwechsel und dadurch kannst du Muskeln aufbauen und gleichzeitig Fett verbrennen. Diese Aufbauprozesse bilden besonders bei kontrollierter Kalorienzufuhr neues Gewebe auf Kosten der Fettdepots – und zwar nicht nur während des Trainings. Durch die Nachbelastungsphase kommt es noch Stunden nach dem Workout zu einer erhöhten Fettverbrennung. Das ist der große Vorteil des Muskeltrainings im Vergleich zum Ausdauertraining. Nach einem Herz-Kreislauf-Training, etwa am Fahrradergometer, ist die Stoffwechselrate nach einer Stunde schon wieder normal. Nach einem Krafttraining liegt die Stoffwechselleistung auch nach zwei Stunden noch bei gut zwölf Prozent über normal, nach fünfzehn Stunden immer noch bei sieben Prozent.
- Je mehr Muskelmasse du aufgebaut hast, desto höher wird der permanente Grundumsatz, also der Verbrauch an Kalorien, die dein Körper zum Funktionieren auch im »Standby-Modus« benötigt. Jedes zusätzliche Gramm an Muskelmasse erhöht somit deinen Kalorienverbrauch.

Mit Plan zum Erfolg

Das Ziel: ein fundiertes und effektives Muskelaufbautraining, mit dem du in angemessener Zeit deine persönliche Bestform erreichen kannst. Die Garantie: 50 Workouts zeigen dir den schnellsten Weg dorthin. Die Workouts in diesem Buch sind in drei Phasen unterteilt: Phase I für das Muskelfundament, Phase II für den Aufbau und Phase III für den Feinschliff. Wer seit einem Jahr gar nicht oder lediglich einmal in der Woche zur Hantel gegriffen hat, beginnt mit Phase I. Zwei Workouts pro Woche über 12 Monate hinweg qualifizieren dich für Phase II. Höher sollte keiner einsteigen, da sonst keine optimale Trainingsgestaltung mehr möglich ist. Denn eine Methode, die sehr effektiv für Anfänger ist, kann für einen Fortgeschrittenen weniger effektiv oder sogar wirkungslos sein. Andererseits kann eine Belastungsintensität, die für Profis bestimmt ist, riskant für einen Einsteiger oder Fortgeschrittenen sein, dessen Körper noch nicht ausreichend an die Belastung eines bestimmten Programms angepasst ist. Hier drohen aufgrund der höheren Gewichte leicht Verletzungen.

Eine aufwendige Planung wird dir durch die ausgearbeiteten Trainingspläne (ab Seite 20) abgenommen. Für jede Körperzone – Rumpf, Beine sowie Oberkörper und Arme – sind die bewährtesten Übungen in effektiv wirkenden Trainingsplänen kombiniert. Die Trainingsintensität ist auf die jeweilige Phase zugeschnitten und variiert entsprechend. Denn entscheidend für den Erfolg ist nicht nur die Übungsauswahl, sondern auch die Belastung, da sich in Abhängigkeit von Wiederholungszahl, Bewegungstempo und Pausenlänge unterschiedliche Trainingsschwerpunkte setzen lassen: verstärkte positive Effekte auf den Fettstoffwechsel, eine höhere Kraftausdauer oder eben dickere Muskeln. Jeder der 50 Pläne ist einer der drei Trainingsphasen von Muskelfundament bis Feinschliff zugeordnet. Die genauen Übungsbeschreibungen findest du dann in Kapitel 3 (ab Seite 122).

Trainingsphase I: Mit Ausdauer zu mehr Muskeln

In Phase I geht es darum, die Hauptmuskelgruppen im ganzen Körper zu kräftigen, damit sie für die fortgeschritteneren Workouts in der folgenden Phase und die noch weiter darauf aufbauende Phase III auf Touren kommen.

Die Grundlage für zukünftige Trainingsbelastungen wird gebildet durch ein gezieltes Kraftausdauertraining mit zwei Sätzen, sprich Durchgängen je Übung. Zur Erläuterung: Die Kraftausdauer entspricht der Widerstandsfähigkeit der Muskulatur gegen die Ermüdung bei langen Kraftleistungen, also bei hohen Wiederholungszahlen. Dabei führst du 15–20 Wiederholungen einer Übung in zwei Sätzen mit jeweils bis zu 60 Sekunden Pause aus. Alle großen Muskelgruppen werden mit einem Ganzkörperworkout an einem Tag trainiert, sodass zwei bis drei Trainingseinheiten pro Woche völlig ausreichen. Hohe Gewichte spielen dabei keine Rolle: Verwende lieber leichte Gewichte und konzentriere dich auf die korrekte Bewegungsausführung, bei der du stets versuchen solltest, die Muskulatur über den größtmöglichen Bewegungsradius zu belasten. Der Lohn dafür ist neben einem deutlichen Kraftzuwachs eine wesentlich stärker durchblutete

Muskulatur. Was das bringt? Die verbesserte Sauerstoffversorgung und Stoffwechselsituation verkürzen die Regenerationszeiten. Dies wiederum fördert den anschließenden Muskelaufbau und versorgt die neue, hart antrainierte Muskelmasse immer wieder ausreichend mit Nährstoffen. Zudem erlaubst du auf diese Weise deinen Bändern und Gelenken, sich bei einer relativ geringen Gewichtsbelastung den gestiegenen Trainingsanforderungen anzupassen! Muskelungleichgewichte werden so ausgeglichen und dein Körper ist perfekt vorbereitet auf Phase II.

Trainingsphase II: Das Muskelfundament aufbauen

Die Ganzkörpertrainingspläne dieses Abschnitts werden komplexer hinsichtlich der Bewegungsabläufe und beteiligen mehr Muskelmasse. Für diese Form des Muskelaufbaus ist es unbedingt erforderlich, die Energiereserven deiner Muskeln innerhalb von 20 bis 30 Sekunden absolut zu erschöpfen. Das Gewicht solltest du so wählen, dass du mindestens 6 und höchstens 12 bis 15 Wiederholungen in jedem der drei Sätze schaffst. Dabei bleibt das Gewicht über alle Sätze gleich. Am Anfang kannst du es vielleicht noch zwölfmal bewegen, im letzten Satz schaffst du dagegen gerade noch 6 oder 7 Wiederholungen.

Bei diesem Gewicht ist dein Muskel auf sich allein gestellt, da die hohe Muskelspannung die Blutzufuhr unterbindet. Dadurch kannst du deine Muskeln maximal fordern.

Trainingsphase III: Split-Training für noch mehr Stärke und Leistungsfähigkeit

Im Gegensatz zum Ganzkörpertraining, in dem du alle Muskelgruppen während eines Workouts forderst, verteilst du beim Split-Training das Training einzelner Körperpartien auf mehrere Einheiten. So wird ein intensives und vielseitiges Programm für die einzelnen Muskelgruppen möglich, ohne dass ein einzelnes Training zu lange dauert. Die verschiedenen Muskelgruppen werden dann an unterschiedlichen Trainingstagen belastet. Statt zwei- oder dreimaligem Training legst du nun mindestens vier Workout-Sessions pro Woche ein, damit jede Muskelgruppe mindestens zweimal in der Woche trainiert wird. Die Pläne in diesem Abschnitt werden in zwei getrennte Workouts aufgeteilt:

- Bei a trainierst du den Oberkörper (Brust, Rücken und Schultern).
- Bei b trainierst du Beine, Arme und Rumpf.

Die verschiedenen Muskelgruppen werden dann an unterschiedlichen Trainingstagen belastet. Bei vier Trainingseinheiten pro Woche absolvierst du an zwei Tagen, zum Beispiel Montag und Mittwoch jeweils die Übungen für den Oberkörper (Plan a) und an zwei weiteren Tagen, zum Beispiel Dienstag und Freitag, diejenigen für Beine, Arme und Rumpf (Plan b). Beginne dein Training dabei stets mit deiner individuell schwächsten Muskelgruppe, so kannst du diese konzentriert und motiviert auf das gewünschte Kraftniveau bringen.

Der Vorteil des Split-Trainings ist, dass man den einzelnen Bereichen mehr Aufmerksamkeit und Energie schenken kann – die Muskulatur wird intensiver gefordert – und pro Training weniger Zeit benötigt. Gleichzeitig sind längere Pausen für den Muskel bis zur nächsten Beanspruchung gegeben. Dadurch handelt es sich um eine ideale Methode für Fortgeschrittene, die eine weitere Leistungssteigerung wünschen. Damit der Körper nicht überlastet wird und möglichst kontinuierlich Fortschritte erzielt werden, empfiehlt es sich, nicht länger als sechs bis acht Wochen in einem bestimmten Schwerpunktbereich zu trainieren. Um deinen Körper neuen Reizen auszusetzen, empfehlen Sportwissenschaftler alle zwei bis drei Monate einen Wechsel zwischen den hier vorgestellten Trainingsphasen.

Zum Abschluss findest du in diesem Buch zusätzlich die idealen Workouts für die häufigsten Trainingsziele, wie zum Beispiel eine V-Form oder ein Sixpack. Dabei kannst du einzelne Körperpartien aus unterschiedlichen Winkeln vollständig austrainieren. Mit den 17 Workouts (ab Seite 88) hast du jeweils die besten Übungen für die unterschiedlichen Schwerpunkte parat.

Magst du bestimmte Übungen nicht oder willst du nach einiger Zeit variieren, nur zu! Für jede Übung gibt es ausreichend Alternativen. Wähle einfach eine für dich passendere Übung aus dem jeweiligen Muskelbereich (Kapitel 3, Seite 122) aus. Ansonsten gilt: Dein voller Einsatz ist in allen drei Phasen gefordert. Das Gewicht muss jeweils so schwer sein, dass du die angegebenen Wiederholungen gerade eben schaffst.

Trainingsprinzipien für maximalen Muskelaufbau

Egal, auf welchem Leistungsniveau du dich befindest, einige Trainingsprinzipien gelten für alle Sportler. Dabei spielt es keine Rolle, ob du dich auf deinen nächsten Marathon vorbereitest oder versuchst, deine persönliche Leistungsgrenze im Bankdrücken zu sprengen – die folgenden Grundprinzipien sind für alle gleich.

Bringe deine Muskeln aus dem Gleichgewicht

Dass einige Trainingsprinzipien für alle gelten, ist zurückzuführen auf den eigentlichen biologischen Motor des Trainings, das Gesetz der Homöostase. Es besagt, dass der Organismus sein Leistungsvermögen an die Anforderungen seiner Umwelt anpasst, um ein dynamisches Gleichgewicht beizubehalten. Dies bedeutet, dass der Körper auf erhöhte Belastung, etwa durch ein regelmäßiges Hanteltraining, prompt reagiert: Er erhöht die Leistungsfähigkeit der Muskeln (»Superkompensation«) – sie wachsen.

»Use it or lose it!«

Umgekehrt gilt: Beanspruchst du deine Muskeln nicht regelmäßig, werden sie abgebaut. Unfair? Wohl kaum, eher ökonomisch, denn dein Körper leistet immer nur das, was von ihm gefordert wird. Willst du deine Power weiter steigern, dann musst du deine Muskeln vor immer größere Herausforderungen stellen. Haben deine Muskelfasern erst einmal ein bestimmtes Niveau erreicht, dann reagieren sie nur auf höhere Trainingsreize mit Wachstum. Die Prinzipien, die dabei gelten, sind für alle Sportler gleich – egal, ob man an Olympischen Spielen oder Kreismeisterschaften teilnehmen will. Denn Trainingsprozesse verlaufen auf jedem Leistungsniveau stets nach denselben Zyklen von Belastung, Ermüdung, Erholung und Anpassung.

Nur durch Pausen wirst du stärker

Wer zu oft hintereinander trainiert, verringert seine Leistungsfähigkeit. Viele Einsteiger trainieren in der Anfangseuphorie zu oft und zu hart. Die übliche Folge ist, dass sie nach einigen Wochen das Training abbrechen. Kein Wunder, denn der Körper ist an die Anforderungen noch nicht gewöhnt und reagiert mit fehlender Motivation und kleineren Verletzungen. Die Richtlinie zu Beginn lautet daher: Maximal alle zwei Tage trainieren.

Routine ohne Langeweile

Bei optimaler Verteilung und Häufigkeit der Trainingseinheiten sind die Pausen weder zu lang noch zu kurz. Idealerweise erfolgt ein neuer Trainingsreiz auf dem Höhepunkt der Superkompensation. Versuche den neuen Trainingsreiz zu setzen, wenn sich dein Körper vollständig regeneriert hat und deine Muskeln weiter gewachsen sind. So entwickelt sich dein Trainingszustand bei allmählich steigender Belastung kontinuierlich nach oben.

Ideal für Einsteiger ist es, Einheiten in einem festen Rhythmus mit ausreichender Pause dazwischen auszuführen, also zum Beispiel montags, donnerstags und sonntags. Das Wichtigste für einen spürbaren Trainingseffekt ist jedoch die Regelmäßigkeit. Grundsätzlich gilt: Je besser du trainiert bist, desto früher kannst du auch wieder ans Eisen. Betrachte dein Training als ein hochwirksames Wundermittel: Zu wenig nützt nichts, zu viel schadet, nur die richtige Dosis führt zum Traumkörper.

Steigere deine Belastung allmählich

Zu Beginn des Krafttrainings wirst du mit schnellen Erfolgen belohnt, da bereits geringe Trainingsreize ausreichen, um deine Muskeln zu vergrößern. Anschließend nehmen die Steigerungsraten aber stetig ab. Folge deshalb dem Prinzip der allmählichen Belastungssteigerung, indem du deine Leistungsgrenze regelmäßig alle zwei Wochen in die Höhe treibst, um ein kontinuierliches Muskelwachstum zu erzielen. Das bedeutet aber nicht, zusätzliche Kilos zu stemmen. Bevor du deine Trainingsintensität durch zusätzliche Gewichte verschärfst, solltest du zuerst andere Maßnahmen vornehmen:

- Trainingshäufigkeit erhöhen: Trainiere besser drei- statt zweimal pro Woche.
- Trainingsumfang ausdehnen: Führe bei jeder Übung einen Satz mehr aus.
- Belastungsdauer erweitern: Erhöhe die Wiederholungszahl pro Satz.
- Belastungsdichte steigern: Verkürze die Pausen zwischen den Sätzen.
- Bewegungsgeschwindigkeit während eines Satzes reduzieren: Führe die einzelnen Übungen langsamer aus.

Wenn du anschließend die entsprechende Wiederholungszahl einer Übung ohne Probleme schaffst, erhöhe den Widerstand beim nächsten Training um ungefähr fünf bis zehn Prozent.

Eine Belastungssteigerung in kleinen Schritten hilft übrigens auch, um Überlastungserscheinungen des Bewegungsapparats vorzubeugen. Dein Bindegewebe und deine Sehnen können sich auf diese Weise den steigenden Trainingsanforderungen allmählich anpassen!

Sieben goldene Regeln für dein Workout

- **Saubere Leistung:** Achte als Einsteiger gleich zu Beginn deines Trainings auf eine perfekte Ausführung der Bewegung. Denn Fehler, die sich bereits am Anfang einschleichen, wird man nur schwer wieder los. Nimm generell zuerst die Position stabil ein, bevor der dynamische Übungsteil folgt.
- **Das Beste zum Schluss:** Beginne immer mit den Übungen, die du weniger gern magst und die dir schwerfallen. So kannst du möglichen Dysbalancen vorbeugen, also schwächere Muskeln zuerst stärken. Außerdem freust du dich auf die Übungen, die noch kommen, und hältst länger durch.
- **Der richtige Atemrhythmus:** Atme beim Überwinden des Widerstands ein und beim Nachlassen aus. Am besten ist die Kombination aus Brust- und Bauchatmung: Atme so tief wie möglich ein, bis du spürst, dass sich nicht nur die Brust, sondern auch der Bauch wölbt. Tipp: Führe einen Aufwärmsatz aus, um deine Atemtechnik zu kontrollieren.
- **Die Spannung halten:** Konzentriere dich bei jeder Wiederholung voll auf den Bewegungsablauf. Die Muskelspannung sollte während der gesamten Übung im überwindenden (konzentrischen) und nachgebenden (exzentrischen) Teil der Bewegung kontinuierlich aufrechterhalten werden. Du trainierst am schonendsten und effektivsten, wenn du immer eine leichte Beuge in den Gelenken, die gerade belastet werden, beibehältst. Nutze den gesamten Bewegungsradius, ohne das Gelenk – also zum Beispiel den Arm beim Bizeps-Curl – vollständig zu strecken. Stoppe die Bewegung kurz davor. So bleibt die Muskulatur immer angespannt.
- **Immer schön langsam:** Führe alle Übungen fließend, langsam und bewusst aus, niemals hektisch und ruckartig. Die Phase, in der du das Gewicht absenkst, sollte ebenso lang oder etwas länger dauern als die Phase, in der du es hebst. Als Grundregel gilt: Du solltest an jedem Punkt der Bewegung das Gewicht ohne Verzögerung bremsen können. Gehe bei der Übungstechnik keine Kompromisse ein, nur um ein höheres Gewicht bewegen zu können.

- **Den gesamten Bewegungsumfang nutzen:** Manche Übungen sind wirklich richtig anstrengend. Aber sie werden nicht wirklich leichter, wenn du die Bewegung nur teilweise ausführst. Beim Bankdrücken müssen die Hanteln schon runter, bis sie fast neben deiner Brust sind, und sollten nicht bereits auf halber Strecke wieder den Rückweg nach oben antreten. Um deine Muskeln vollständig auszutrainieren, solltest du die Übungen über die »full range of motion«, also den kompletten Bewegungsumfang, ausführen. Ist die Übung so zu schwer, verringere das Gewicht.
- **Die richtige Technik zählt:** Das Anheben von Hanteln, Scheiben oder anderen Gewichten vom Boden erfordert eine gute Hebetechnik, ansonsten kann es zu Rückenbeschwerden kommen. Und so einfach geht´s: Gehe immer zuerst in die Knie und hebe das Gewicht mit der Kraft der Beinmuskeln an. Halte den Rücken dabei stets gerade!

Powermethoden für Fortgeschrittene

Die folgenden Methoden wurden ursprünglich von Leistungssportlern entwickelt, um das Optimum aus den Muskeln herauszuholen. Taste dich ganz behutsam an diese Profitricks heran. Wegen der hohen Intensität sind sie nicht als Dauerprogramm geeignet. Übertrieben angewandt würden sie ihre Wirkung verlieren. Die Methoden einmal in zwei Wochen einzusetzen genügt, um deinen Muskeln den optimalen Kick zu geben.

- **Peak Contraction:** Schließe in der Endposition einer Übung, also in der Position der maximalen Anspannung, bei einigen Wiederholungen noch circa drei bis fünf Nachkontraktionen über einen minimalen Bewegungsradius an. Anschließend führst du den Satz im gewohnten Bewegungsfluss bis zum Ende aus. Bei Druck- und Streckbewegungen sind Endkontraktionen nicht möglich. In diesen Fällen können Teilbewegungen des Muskels (siehe unten) bei gebeugten Armen die Muskelaktivierung deutlich erhöhen.
- **Last Repetition:** Beende den Satz nicht, nachdem du die festgelegte Wiederholungszahl erreicht hast. Führe stattdessen so lange weitere Wiederholungen aus, bis du nicht mehr kannst. Wenn der Muskel bereits müde ist und du denkst, dass du jetzt wirklich nicht mehr kannst, gilt: noch drei Wiederholungen!
- **Teilbewegungen:** Wenn du nach dieser Methode trainierst, führst du nicht den vollen Bewegungsablauf einer Wiederholung durch, sondern begrenzt den Umfang auf den letzten Abschnitt einer Bewegung. Ein Beispiel: Nach dem zehnten Bizeps-Curl spürst du, dass dies die letzte mögliche korrekt ausgeführte Wiederholung war. Daher senkst du die Hantel nur noch so weit ab, dass sich deine Unterarme etwa parallel zum Boden befinden. Dann hebst du das Gewicht mit aller Kraft wieder hoch und spannst den Bizeps so stark wie möglich an. Der Vorteil: Der schwächste Punkt der Bewegung wird umgangen und du kannst aus eigener Kraft noch einige Teilwiederholungen anschließen. Achtung: Im Englischen heißt diese Methode nicht umsonst »Burns« – deine Muskeln werden brennen.

- **Drop-Sets:** Starte mit einem hohen Ausgangsgewicht und führe so viele Wiederholungen wie möglich aus. Dann reduzierst du das Gewicht so weit, dass wieder einige Wiederholungen möglich sind. Setze dies fort, bis der Muskel vollständig ermüdet ist.
- **Slow Motion:** Mit dieser Zeitlupenmethode kannst du deine Muskeln hervorragend ermüden. Lass dir bei jeder einzelnen Wiederholung einfach viel mehr Zeit, indem du während jeder Bewegungsphase bis zehn oder sogar bis zwölf zählst. Halte das Zeitmuster von der ersten bis zur letzten Wiederholung durch. Natürlich kannst du die Wiederholungszahl und das Gewicht entsprechend reduzieren. Entscheidend ist die korrekte Technik: Führe die Übungen ohne Schwung aus. Peile sechs bis acht Wiederholungen an.

Warm-up und Cool-down

Von null auf hundert durchzustarten, ist selbst für Profis nicht gut. Mit dem Aufwärmen bereitest du deinen Körper perfekt auf das bevorstehende Training vor. Genauso wichtig ist das abschließende Cool-down, bei dem sich die Körperfunktionen wieder normalisieren.

Wie du deinen Körper beim Warm-up optimal vorbereitest

Neben einer fehlerhaften Technik ist vor allem ungenügendes Aufwärmen die Hauptursache für Verletzungen beim Training. Das Warm-up stimmt die Muskulatur auf die folgende Belastung ein und beugt Verletzungen vor. Es dient als kurze Vorbereitung auf die eigentliche Übung, mobilisiert die Gelenke, fördert die Durchblutung und damit die Versorgung des Körpers mit den notwendigen Nährstoffen. Dein Herz-Kreislauf-System ist dann auf den Punkt leistungsbereit.

Bei dem folgenden für dich zusammengestellten dynamischen Aufwärmprogramm werden unter Einbeziehung verschiedener Körperpartien »schlafende Muskeln« geweckt und ihre Flexibilität und Elastizität nachhaltig verbessert. Dieses dynamische Flexibilitätstraining wird stets aus der Bewegung heraus vollzogen. Das wiederum gibt den Gelenken einen besseren Bewegungsspielraum und oft auch mehr Stabilität. Du verbesserst zusätzlich die Koordination der verschiedenen Muskelgruppen untereinander und die Systeme deines gesamten Bewegungsapparates werden optimaler aufeinander eingestellt. Zudem wird die Propriorezeption, also die Wahrnehmung von Lage und Bewegung deines Körpers im Raum, verbessert. Nicht zuletzt stimmst du dich auch mental auf das Training ein und erhöhst die Körperwahrnehmung. Du fühlst dich aktiver und bist bereit, voller Energie durchzustarten.

Zusätzlich kannst du zu Beginn jeder einzelnen Übung immer einen Aufwärmsatz mit 20 bis 25 Wiederholungen durchführen. 60 Prozent des normalen Widerstands der eigentlichen Trainingssätze reichen dafür aus.

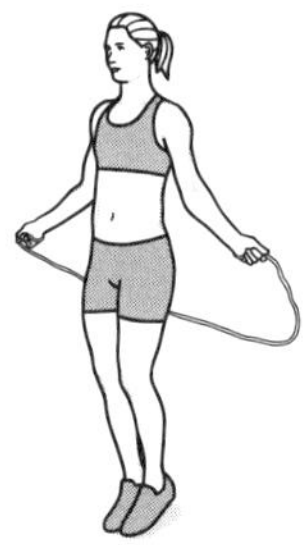

1

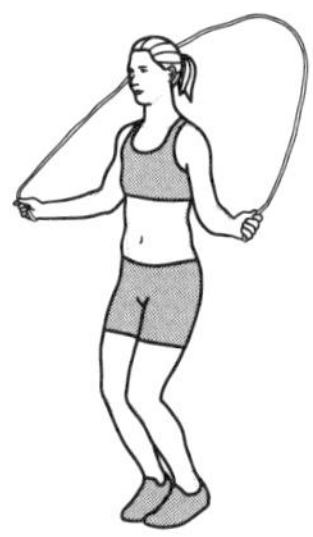

2

Seilspringen

1. Mit jeder Hand das Ende eines Sprungseils greifen. Einen aufrechten Stand mit hüftbreit geöffneten Füßen einnehmen. Die Arme mit gebeugten Ellbogen dicht am Körper halten, die Hände befinden sich auf Hüfthöhe. In aufrechter Haltung springen. Die Oberarme dabei weiterhin eng am Körper halten und das Seil locker aus den Handgelenken bewegen. Flach über dem Boden springen – gerade so hoch, dass das Seil unter den Füßen hindurchpasst.
2. Immer auf den Fußballen landen, damit die Waden die meiste Stoßenergie abfedern. Der Grundschwung kann mit und ohne Zwischenfedern geübt werden. Die Schultern beim Schwingen des Seils entspannt halten. 3 bis 5 Minuten lang springen.

Tipp: Das Sprungseil hat die perfekte Länge, wenn die Füße auf der Mitte des straffen Seils stehen und die Griffe bis zur Brustmitte reichen.

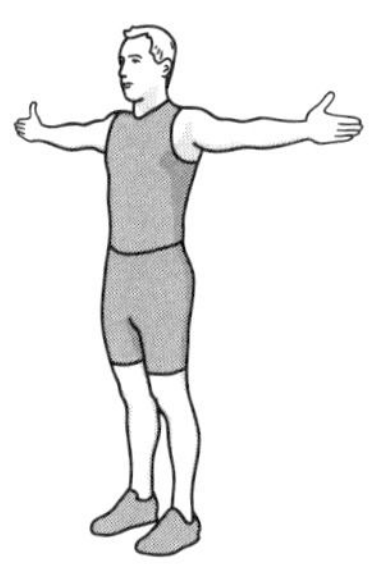

1

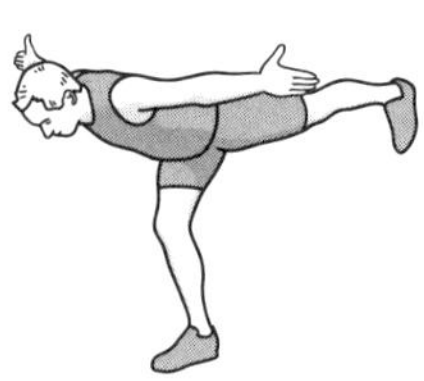

2

Standwaage

1. Einen aufrechten Stand mit hüftbreit geöffneten Füßen einnehmen und das Gewicht auf das rechte Bein verlagern. Die Bauchmuskulatur anspannen und die Schultern nach hinten und unten ziehen. Das Knie des rechten Standbeins ist leicht gebeugt. Die Arme zur Seite gestreckt bis auf Schulterhöhe anheben, sodass der Oberkörper mit den Armen ein T bildet.
2. Jetzt mit geradem Rücken den Oberkörper nach vorn absenken und gleichzeitig das gestreckte linke Bein nach hinten anheben. Die Hüfte ist waagrecht ausgerichtet und kippt nicht zur Seite. Der Körper bildet von Kopf bis Fuß eine gerade Linie. Kurz die Spannung halten. Dann das linke Bein wieder absenken und den Oberkörper aufrichten. Die Übung 1–2 Minuten lang wiederholen. Dann eine zweite Runde mit dem anderen Bein ausführen.

Bergsteiger

1. Eine Liegestützposition einnehmen. Das Körpergewicht ruht dabei auf den Händen. Zehen, Rücken und Beine sind gestreckt und die Hände schulterbreit voneinander entfernt positioniert. Den Kopf in Verlängerung der Wirbelsäule halten, den Blick zum Boden richten und die Rumpf- und Pomuskulatur fest anspannen.
2. Nun das linke Knie schnell und kontrolliert Richtung Brust ziehen und wieder zurückführen. Am Ende der Bewegung nur die Fußballen aufsetzen. Während der Ausführung nicht die Hüfte anheben. Im Anschluss das rechte Bein zur Brust ziehen und im ständigen Seitenwechsel 30 Sekunden lang zügig fortfahren. Insgesamt 3–4 Sätze mit jeweils 60 Sekunden Pause dazwischen ausführen.

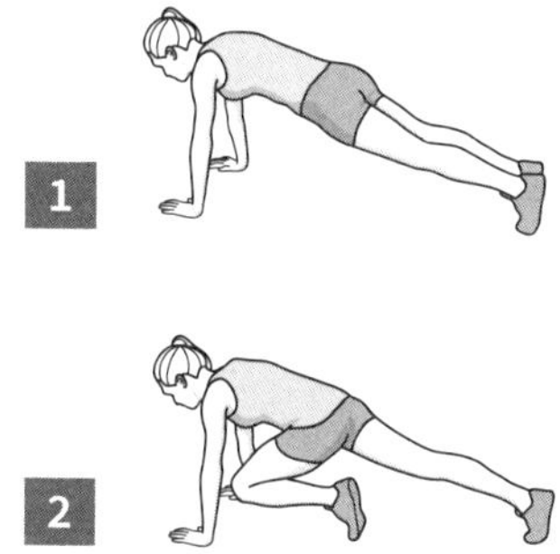

Burpee

1. Einen aufrechten Stand einnehmen. Der Blick geht geradeaus, die Füße sind schulterbreit aufgestellt. Die Arme hängen locker neben dem Körper.
2. Jetzt in die Hocke gehen und die Hände unter den Schultern auf dem Boden absetzen.
3. Mit beiden Beinen gleichzeitig nach hinten in eine Liegestützposition springen und mit Körperspannung landen. Der Körper bildet vom Kopf bis zu den Fersen eine Linie.
4. Den Oberkörper langsam absenken, bis die Brust fast den Boden berührt.
5. Anschließend mit maximaler Dynamik wieder nach oben in den Liegestütz drücken, ohne die Arme durchzustrecken. So schnell wie möglich die Beine anziehen und in die Hocke zurückkehren.
6. Mit beiden Füßen abdrücken, um sofort einen Strecksprung anzuschließen. Dazu beide Arme gestreckt nach oben führen. Sofort nach der Landung zur nächsten Wiederholung ansetzen. 3–4 Sätze à 60 Sekunden mit maximal 60 Sekunden Pause zwischen den Sätzen ausführen.

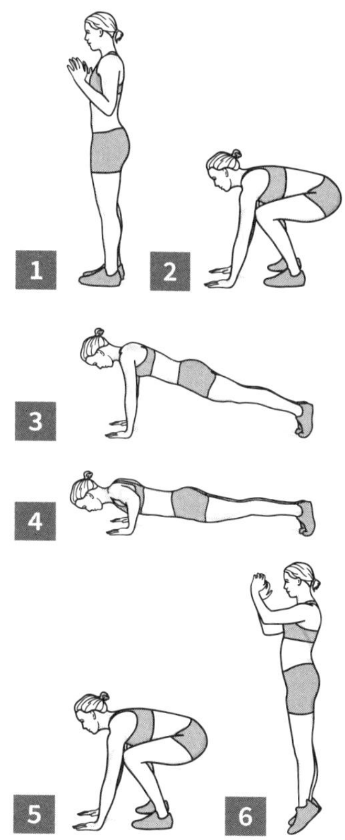

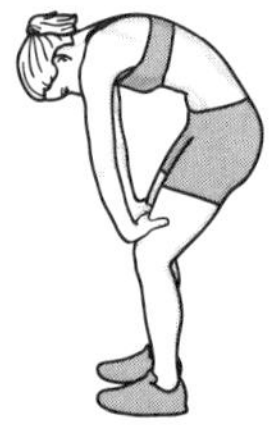

1

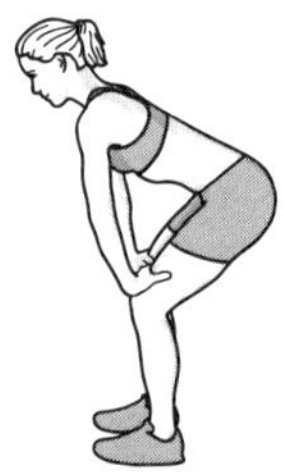

2

Mobilisation der Brustwirbelsäule im Stehen

1. Einen aufrechten Stand mit etwa schulterbreit geöffneten Füßen einnehmen. Die Knie leicht beugen und den Oberkörper mit geradem Rücken leicht nach vorn neigen. Die Hände jeweils oberhalb der Knie auf den Oberschenkeln ablegen, die Finger zeigen zueinander. Nun den Rücken Wirbel für Wirbel zu einem »Katzenbuckel« nach oben beugen und die Schulterblätter auseinanderziehen. Währenddessen ausatmen.
2. Bei der anschließenden Gegenbewegung den Brustkorb so weit wie möglich absenken und dabei einatmen. Dies im Wechsel ausführen, die Bewegungsabläufe sanft ineinander übergehen lassen und bewusst die veränderte Position jedes einzelnen Wirbels wahrnehmen. 2 bis 3 Sätze à 10 bis 15 konzentrierte Wiederholungen ausführen.

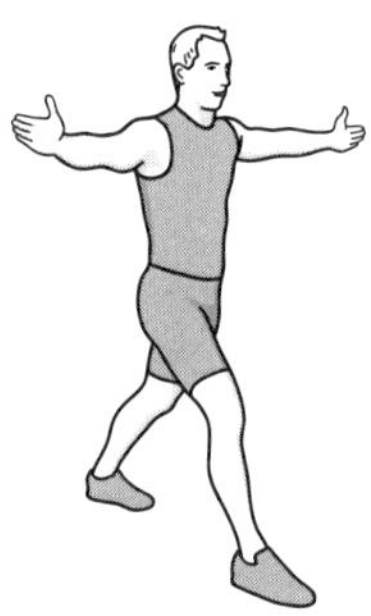

1

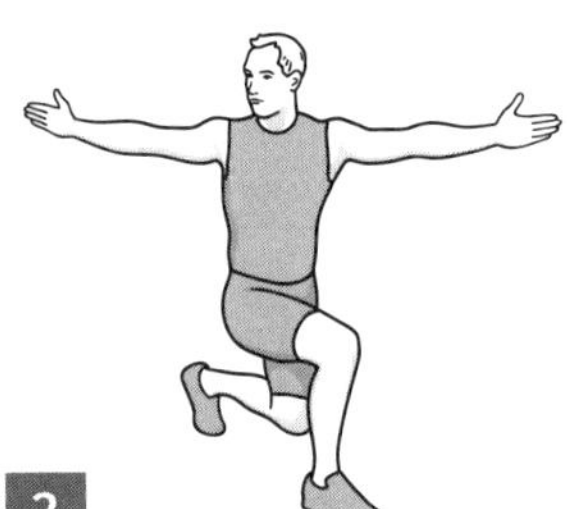

2

Ausfallschritt mit Rumpfrotation

1. Einen aufrechten Stand mit hüftbreit geöffneten Füßen einnehmen. Die Arme seitlich auf Schulterhöhe ausstrecken, die Handflächen zeigen nach vorn. Mit dem rechten Fuß einen weiten Schritt nach vorn ausführen, um in einen Ausfallschritt zu kommen. Den Brustkorb nach vorn oben aufrichten, den Kopf in Verlängerung der Wirbelsäule und das Kinn parallel zum Boden halten.
2. Jetzt den Körper im Ausfallschritt absenken, bis der rechte Oberschenkel parallel zum Boden steht. Gleichzeitig den Oberkörper aus der Hüfte mit dem Ausatmen so weit wie möglich nach rechts drehen. Den gestreckten rechten Arm dabei seitlich nach hinten führen, bis eine leichte Spannung im Brustkorb zu spüren ist. Kurz die Position halten, dann wieder in die Ausgangsposition aufrichten. 6–8 Wdh. ausführen, dann zur linken Seite wechseln.

Adler

1. Mit seitlich in Schulterhöhe ausgestreckten Armen auf den Rücken legen. Jetzt die Fußspitze des linken gestreckten Beins in einer dynamischen, aber kontrollierten Bewegung zur rechten Hand bringen. Das rechte Bein ist weiterhin gestreckt abgelegt und die Schulterblätter sollten auf dem Boden bleiben.
2. Zurück in die Ausgangsposition kommen und die gleich Bewegungsfolge spiegelverkehrt mit dem rechten Bein ausführen. 1–2 Sätze à 8 bis 12 Wiederholungen je Seite ausführen.

1

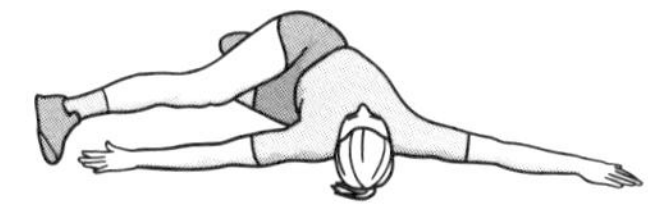

2

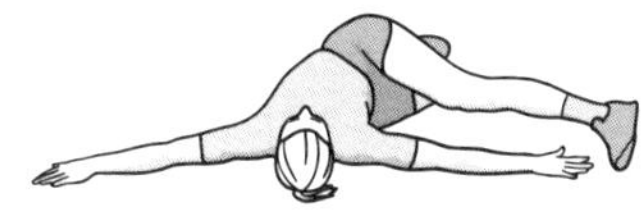

Wie du dein Training ideal beendest

In der Phase des Abwärmens sollen sich deine beschleunigten Körperfunktionen wieder weitgehend normalisieren. Nach einer kurzen Ausdauereinheit mit geringer Intensität werden angefallene Stoffwechselendprodukte abgebaut und die geleerten Energiespeicher wieder aufgefüllt. Das ist wichtig, denn auch zur Entspannung benötigen deine Muskeln Energie. Große Dehnbewegungen und den Körper öffnende Positionen richten dich nicht nur physisch, sondern auch psychisch wieder auf. Durch wiederholtes Dehnen erweiterst du zudem Schritt für Schritt deine Beweglichkeitsgrenze. Ein ausreichender Bewegungsspielraum und Stabilität sind wichtig, damit du alle Kräftigungsübungen stets sauber und sicher ausführen kannst. Mangelnde Beweglichkeit hingegen ist ein Trainingshindernis, sodass der Muskel nicht über den gesamten Bewegungsradius gestärkt werden kann. Mit einer Cool-down-Einheit rundest du dein Workout perfekt ab, erholst sich schneller und vollständiger und kannst das nächste Mal mit noch mehr Power trainieren!

Seitneige

1. Einen Stand mit hüftbreit geöffneten Füßen einnehmen und dabei die Knie leicht gebeugt lassen. Rumpf- und Gesäßmuskulatur bewusst anspannen und die Arme zur Decke strecken.
2. Das linke Handgelenk mit der rechten Hand umschließen und über den Kopf nach oben rechts ziehen. Den linken Fuß stabil auf dem Boden halten. Die linke Schulter und den oberen Rücken 3–4 ruhige Atemzüge lang sanft dehnen, dann die Seite wechseln.

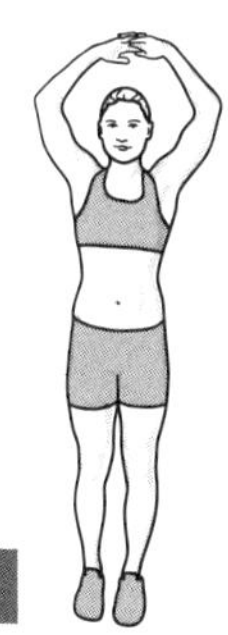

1

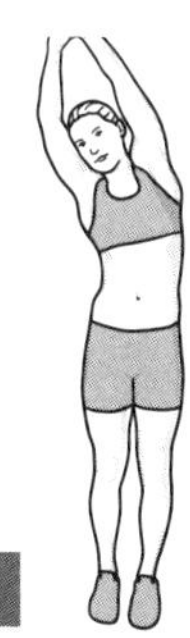

2

Nackendehnung

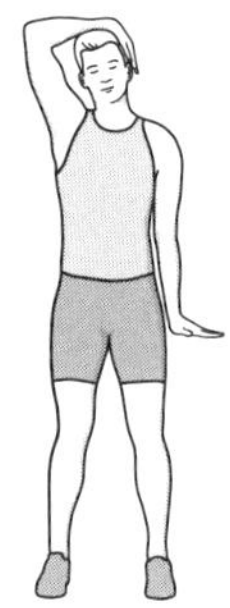
1

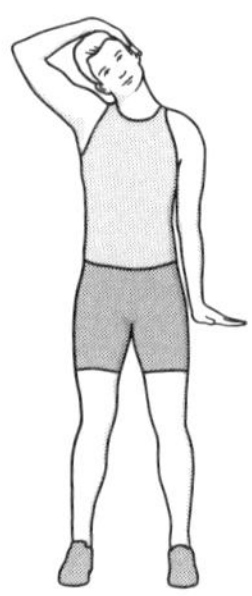
2

1. Mit leicht gebeugten Knien einen aufrechten hüftbreiten Stand einnehmen. Eine Hand über den Kopf zum gegenüberliegenden Ohr legen und den Kopf sanft in die Seitneige führen, bis ein leichter Zug in der Halsmuskulatur zu spüren ist. Um die Dehnung zu intensivieren, den gegenüberliegenden Arm mit angezogener Hand nah am Körper nach unten strecken. Achtung: Auf jeden Fall ruckartige oder schnelle Bewegungen vermeiden. 2 bis 3 ruhige Atemzüge lang die Spannung halten.
2. Zurückkommen in die Ausgangsposition und die Übung zur anderen Seite ausführen.

Oberer-Rücken-Stretch

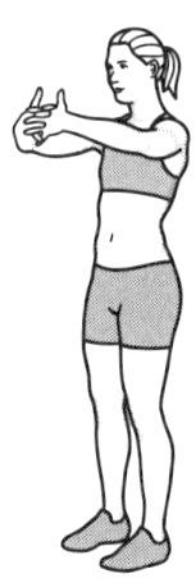
1

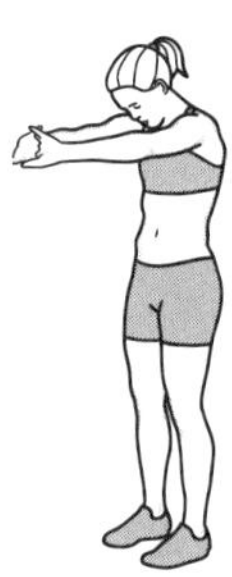
2

1. Einen aufrechten Stand mit hüftbreit geöffneten Füßen einnehmen, die Arme nach vorn auf Schulterhöhe ausstrecken und die Finger ineinander verschränken. Die Handflächen zeigen zum Körper.
2. Nun die Handflächen nach außen drehen und die Arme immer weiter nach vorn bringen, bis eine leichte Spannung in den Schultern und im oberen Rücken zu spüren ist. Dabei den Kopf nach unten in Richtung der gestreckten Arme senken und gleichzeitig die Schulterblätter so weit wie möglich auseinanderziehen. 2 bis 3 Atemzüge lang in dieser Position bleiben, diese dann langsam lösen und die Übung 3- bis 4-mal wiederholen.

Hüft- und Oberkörperdehnung

1. Einen aufrechten Stand einnehmen und mit dem linken Bein einen weiten Ausfallschritt ausführen. Die Arme seitlich neben dem vorderen Bein abstützen.
2. Jetzt den Oberkörper aufrichten und die Arme und Fingerspitzen nach oben über Kopf ausstrecken. Die Schulterblätter dabei aktiv nach hinten und unten ziehen, die Schultern nicht zu den Ohren anheben. Das vordere Knie bleibt senkrecht über dem Fuß positioniert. Nun den Brustraum mit jedem Atemzug aktiv weiten. Die Position 3–4 Atemzüge lang halten, dann die Arme und den Oberkörper wieder absenken. Die Übung anschließend mit dem rechten Bein im Ausfallschritt ausführen.

1

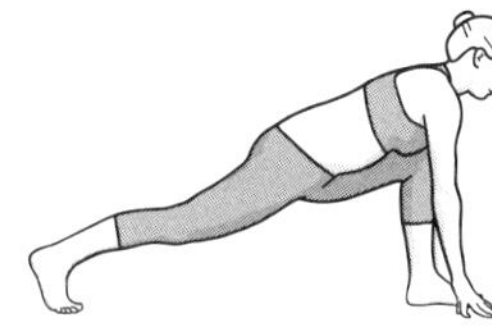

2

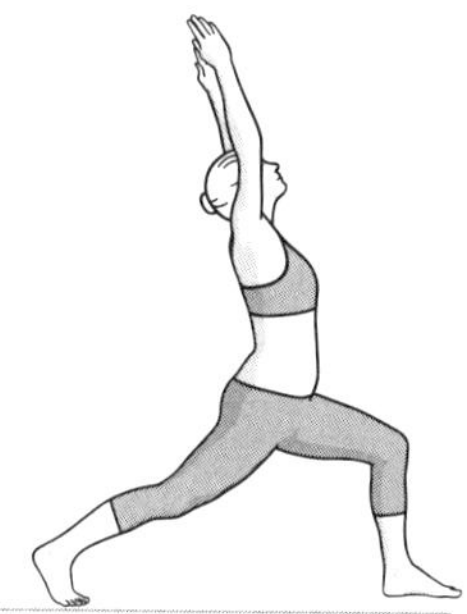

Gesäßdehnung im Drehsitz

Mit aufgerichtetem Rücken hinsetzen, die Beine sind lang nach vorn gestreckt. Das linke Bein anwinkeln und den linken Fuß neben der Außenseite des rechten Knies aufstellen. Den rechten Arm auf der Außenseite des linken Oberschenkels ablegen. Den linken Arm hinter dem Gesäß aufstützen. Den Oberkörper, die Schultern und zuletzt den Kopf langsam nach links drehen. Die Schultern bleiben dabei nach unten gezogen. Einige Atemzüge lang die Spannung in dieser Position halten. Kurz lockern und die Seite wechseln und die Übung je Seite 3- bis 4-mal wiederholen.

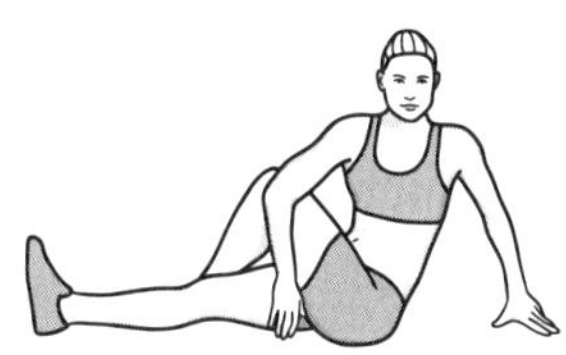

Atemübung

In Rückenlage auf den Boden legen, die Beine anwinkeln und die Füße aufstellen. Die Augen schließen und die Hände flach auf den Bauchnabel legen. Zunächst tief ausatmen. Dann langsam über die Nase einatmen. Den ersten Teil der Atemluft bewusst in den Bauch strömen lassen – dabei hebt sich die Bauchdecke an. Weiter einatmen, den Atem seitlich in die Flanken strömen lassen – dabei werden die Rippen sanft nach außen gedehnt. In der letzten Phase fließt die Luft weiter nach oben – der Brustkorb weitet sich. Nach dem vollständigen Einatmen die Luft locker entweichen lassen. Mit der Ausatmung die Luft in umgekehrter Reihenfolge entweichen lassen.

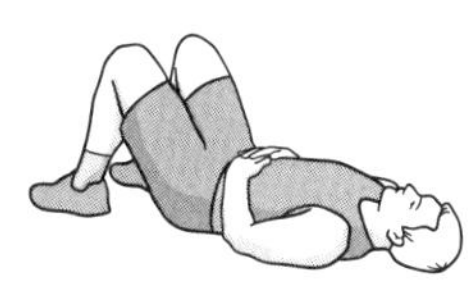

Die Workouts

2

1 Ganzkörperworkout für Einsteiger 1

Trainingsphase I
Bewegungstempo (in Sekunden): 3 hoch, 3–4 runter
Einheiten pro Woche: 2

1 2 3

	Übungen	Wiederholungen (Wdh.)/ Belastungszeit	Belastungspause in Sekunden	Sätze	Seite
1	Kurzhantel-Kniebeuge	20 Wdh.	60	2	142
2	Liegestütz	20 Wdh.	60	2	124
3	Fliegende Bewegung	20 Wdh.	60	2	126
4	Wechselseitiges vorgebeugtes Kurzhantel-Rudern	20 Wdh. je Seite	60	2	128
5	Superman	15–20 Wdh.	60	2	140
6	Gerader Crunch	min. 20 Wdh.	60	2	136

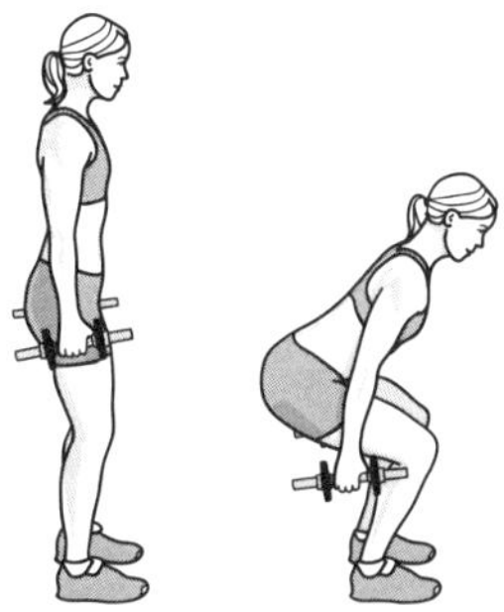

1 Kurzhantel-Kniebeuge

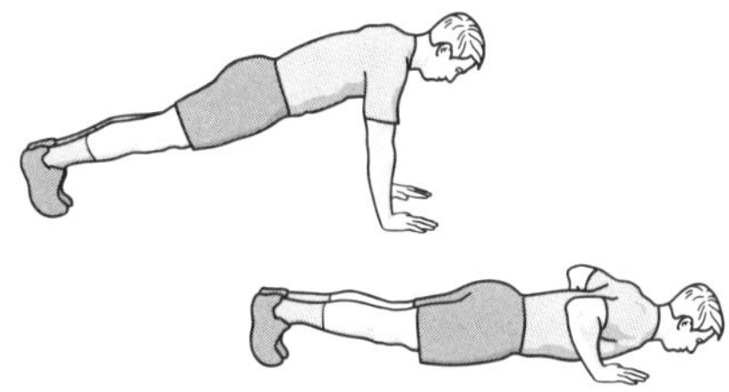

2 Liegestütz

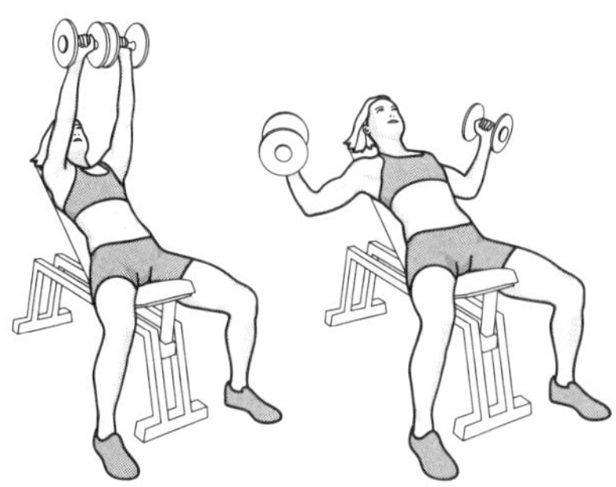

3 Fliegende Bewegung

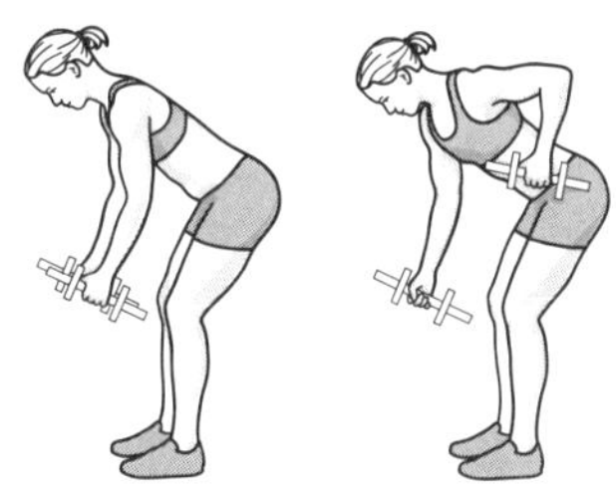

4 Wechselseitiges vorgebeugtes Kurzhantel-Rudern

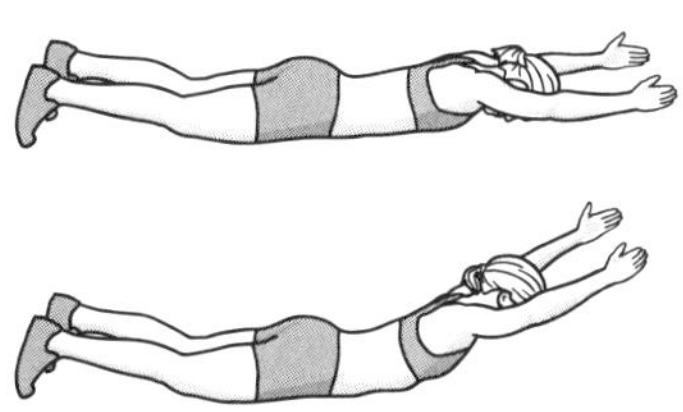

5 Superman

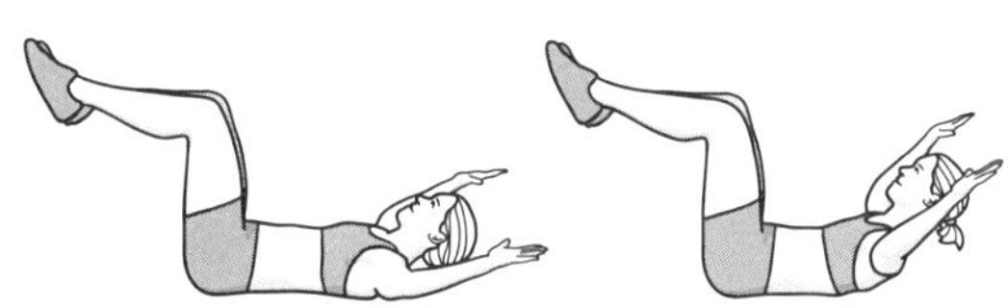

6 Gerader Crunch

2 Ganzkörperworkout für Einsteiger 2

Trainingsphase I
Bewegungstempo (in Sekunden): 3 hoch, 3–4 runter
Einheiten pro Woche: 2

1 2 3

	Übungen	Wiederholungen (Wdh.)/ Belastungszeit	Belastungspause in Sekunden	Sätze	Seite
1	Statischer Ausfallschritt mit Kurzhanteln	20 Wdh. je Seite	60	2	143
2	Vorgebeugtes Kurzhantel-Rudern	20 Wdh.	60	2	127
3	Wechselseitiges Kurzhantel-Schrägbankdrücken	20 Wdh. je Seite	60	2	125
4	Aufrechtes Kurzhantel-Rudern	20 Wdh.	60	2	131
5	Seitheben	15–20 Wdh.	60	2	131
6	Seitliche Rumpfstabilisation	8–10 Wdh. je Seite	60	2	139
7	Plank mit Arm- und Beinheben	6–8 Wdh. je Seite	60	2	138
8	Schräger Crunch	15–20 Wdh. je Seite	60	2	136

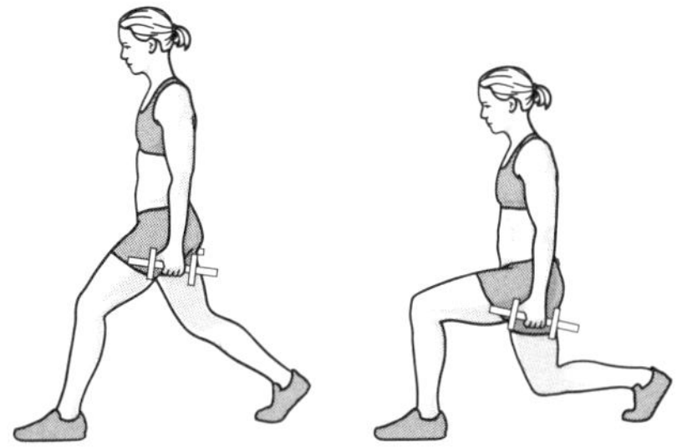

1 Statischer Ausfallschritt mit Kurzhanteln

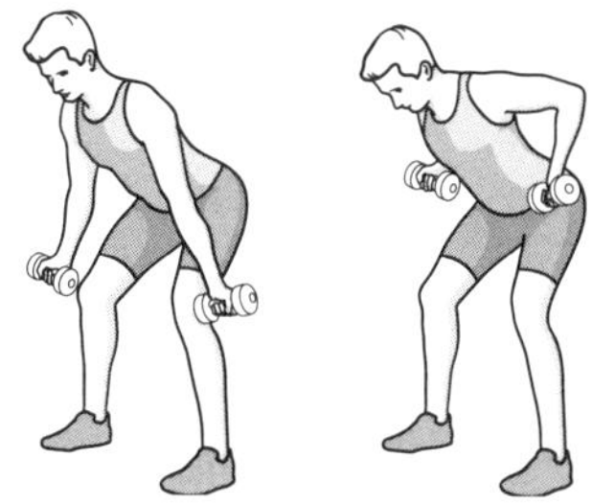

2 Vorgebeugtes Kurzhantel-Rudern

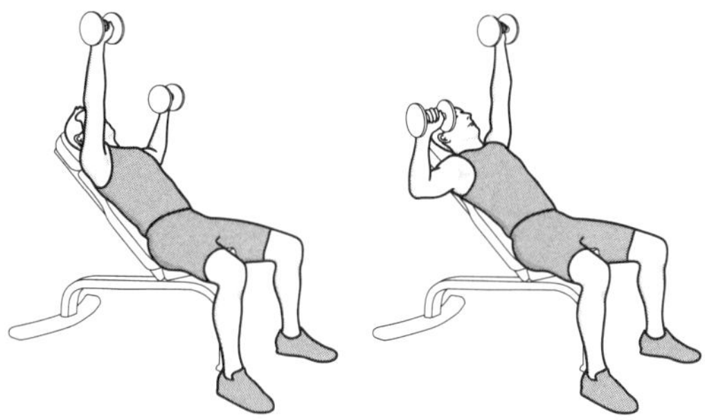

3 Wechselseitiges Kurzhantel-Schrägbankdrücken

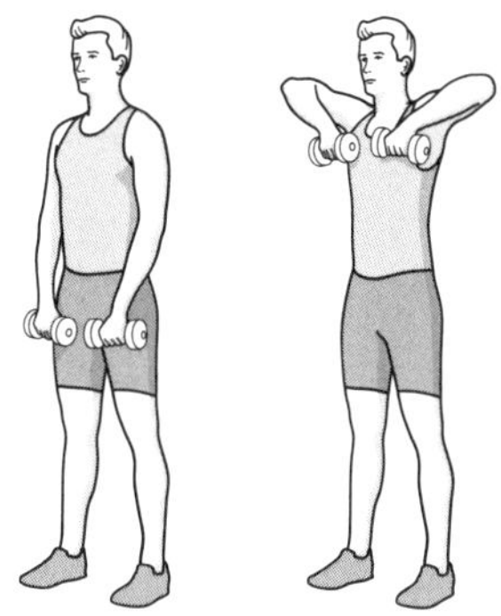

4 Aufrechtes Kurzhantel-Rudern

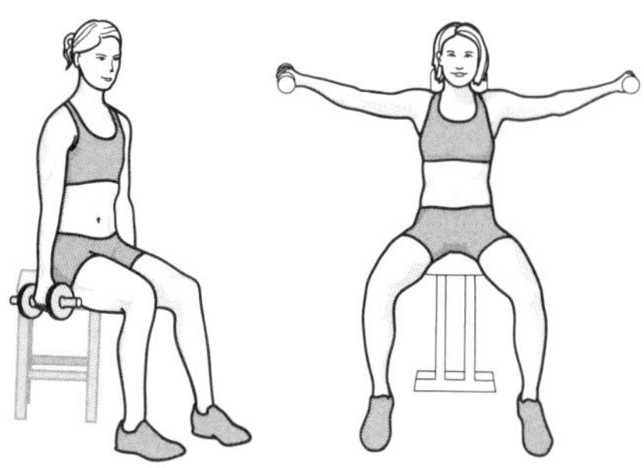

5 Seitheben

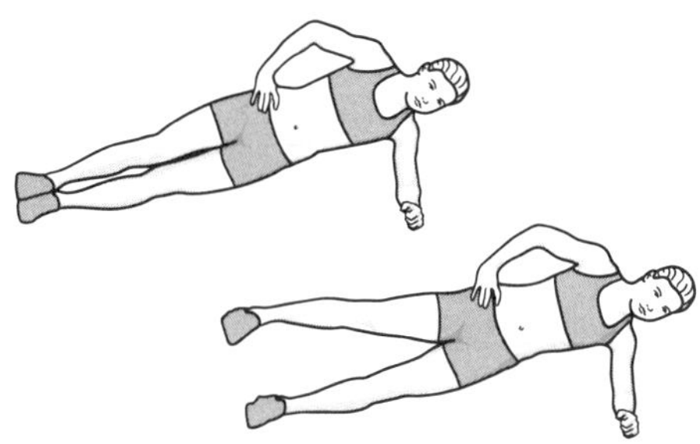

6 Seitliche Rumpfstabilisation

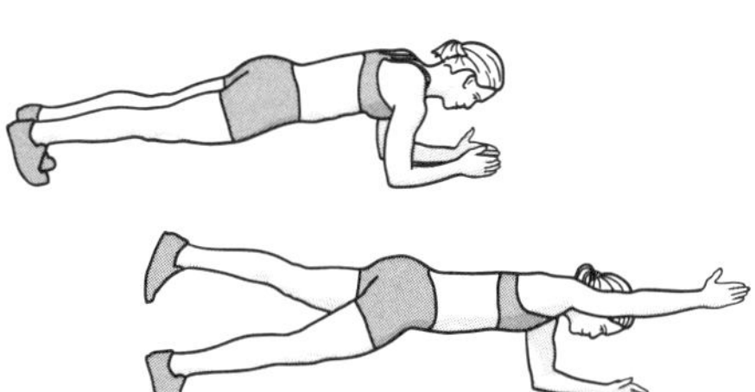

7 Plank mit Arm- und Beinheben

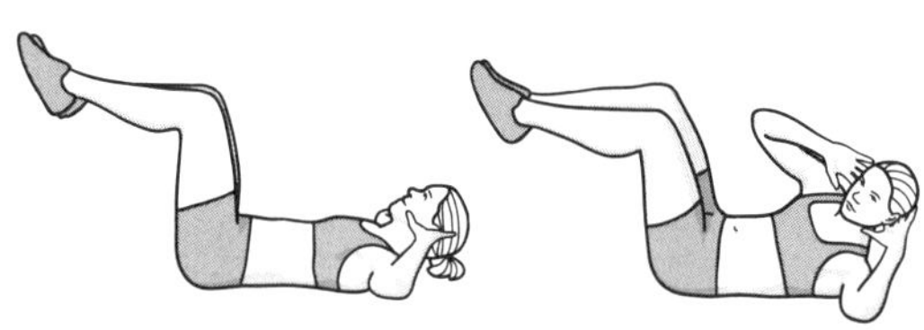

8 Schräger Crunch

3 Ganzkörperworkout für Einsteiger 3

Trainingsphase I
Bewegungstempo (in Sekunden): 3 hoch, 3–4 runter
Einheiten pro Woche: 2

1 2 3

	Übungen	Wiederholungen (Wdh.)/ Belastungszeit	Belastungspause in Sekunden	Sätze	Seite
1	Liegestütz mit erhöhten Füßen	20 Wdh.	60	2	126
2	Kurzhantel-Schrägbankdrücken	8–10 Wdh.	60	2	125
3	Frontheben	20 Wdh.	60	2	131
4	Seitheben	20 Wdh.	60	2	131
5	Lat-Rudern	8–10 Wdh.	60	2	127
6	Reverse Fliegende	6–8 Wdh.	60	2	128
7	Brücke mit erhöhten Füßen	20 Wdh.	60	2	142
8	Butterfly-Sit-ups	15–20 Wdh.	60	2	136

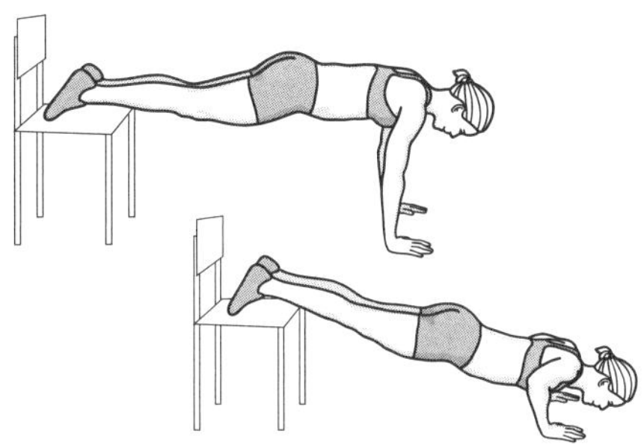

1 Liegestütz mit erhöhten Füßen

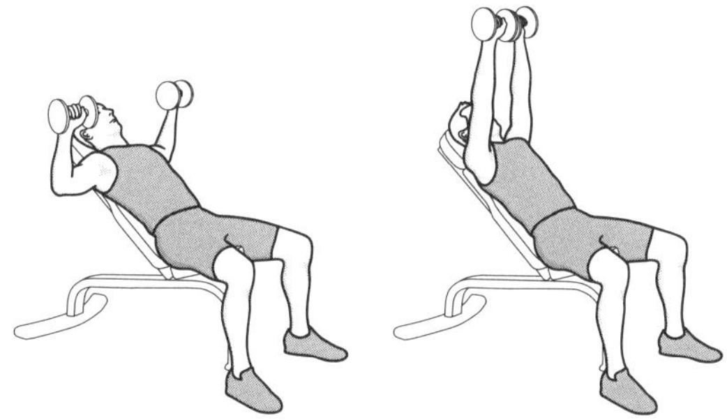

2 Kurzhantel-Schrägbankdrücken

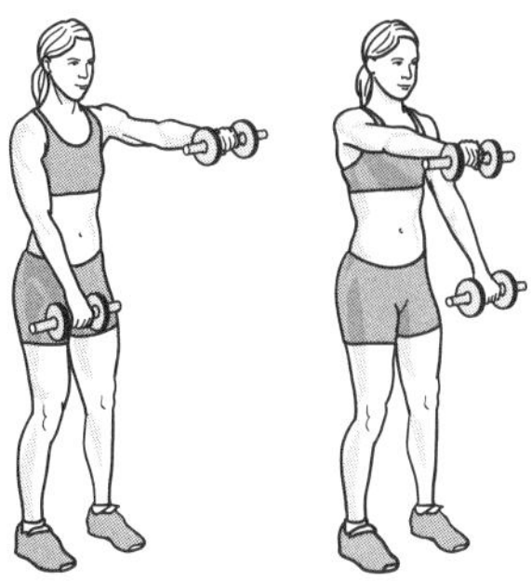

3 Frontheben

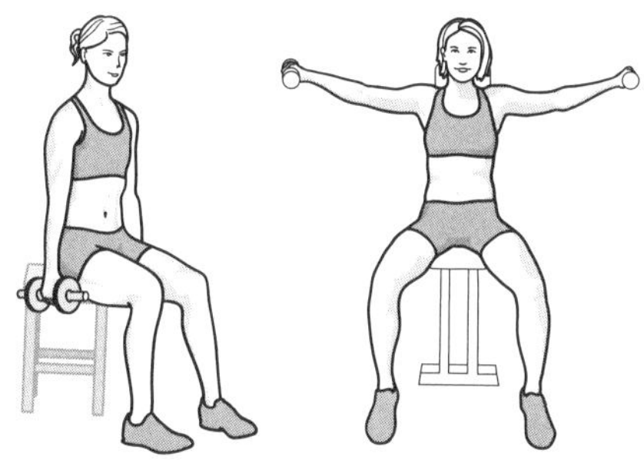

4 Seitheben

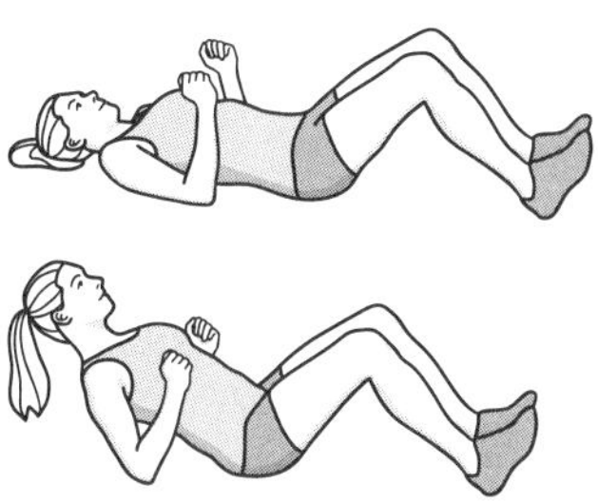

5 Lat-Rudern

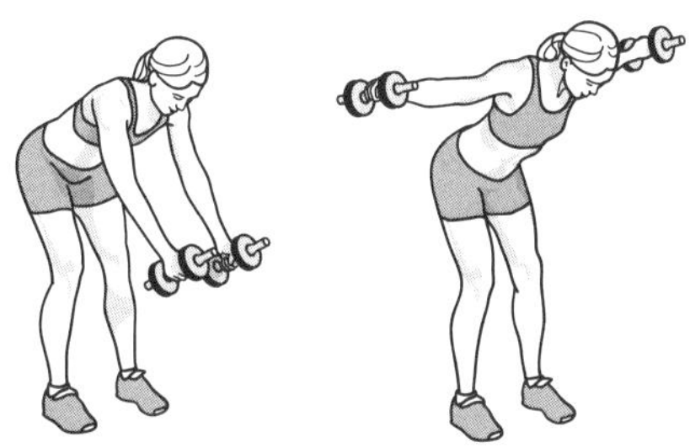

6 Reverse Fliegende

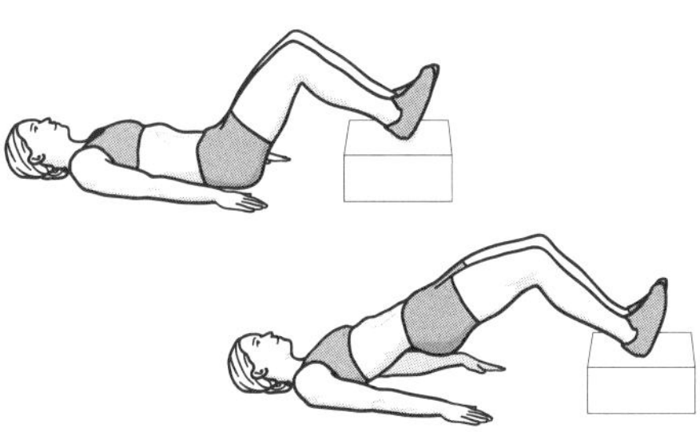

7 Brücke mit erhöhten Füßen

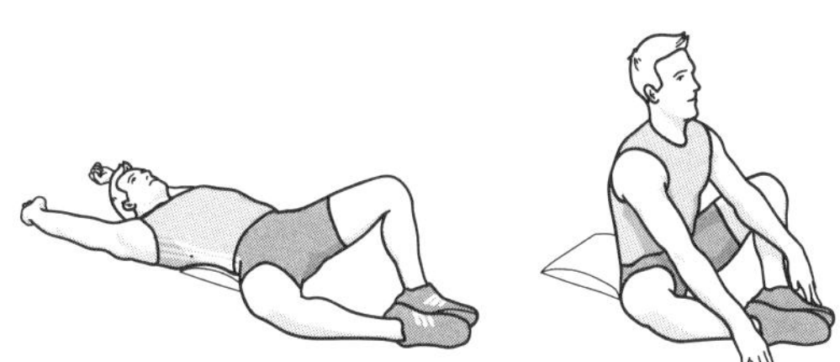

8 Butterfly-Sit-ups

4 Ganzkörperworkout für Einsteiger 4

Trainingsphase I
Bewegungstempo (in Sekunden): 3 hoch, 3–4 runter
Einheiten pro Woche: 2

1 2 3

	Übungen	Wiederholungen (Wdh.)/ Belastungszeit	Belastungspause in Sekunden	Sätze	Seite
1	Ausfallschritt mit Kurzhanteln	20 Wdh. je Seite	60	2	143
2	Lat-Rudern	so viele Wiederholungen wie möglich bis zur letzten korrekt ausführbaren Wiederholung	60	2	127
3	Vorgebeugtes Kurzhantel-Rudern	20 Wdh.	60	2	127
4	Fliegende Bewegung	20 Wdh.	60	2	126
5	Liegestütz	20 Wdh.	60	2	124
6	Seitheben	15–20 Wdh.	60	2	131
7	Schulterrotation im Liegen	15–20 Wdh. je Seite	60	2	132
8	Schräger Crunch	so viele Wiederholungen wie möglich bis zur letzten korrekt ausführbaren Wiederholung	60	2	136
9	Gerader Crunch	so viele Wiederholungen wie möglich bis zur letzten korrekt ausführbaren Wiederholung	60	2	xx

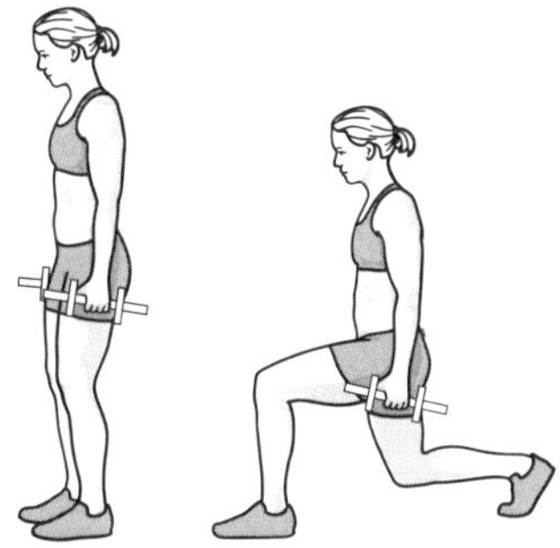

1 Ausfallschritt mit Kurzhanteln

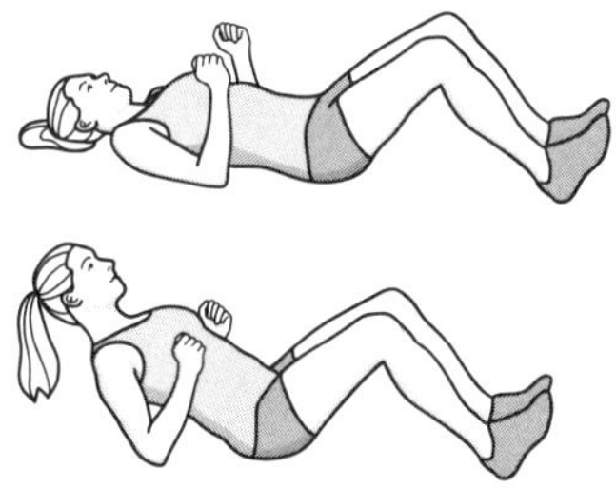

2 Lat-Rudern

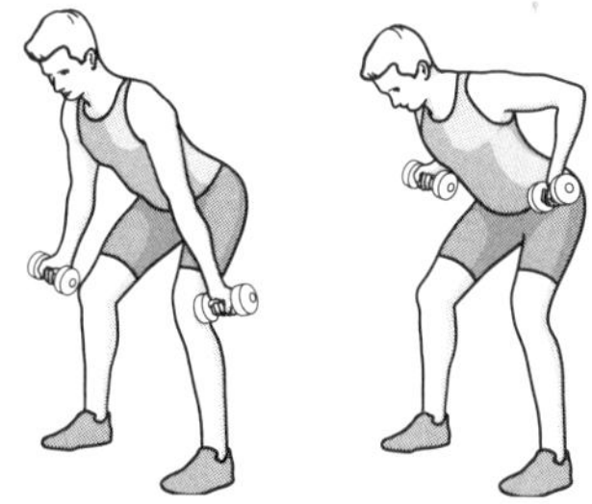

3 Vorgebeugtes Kurzhantel-Rudern

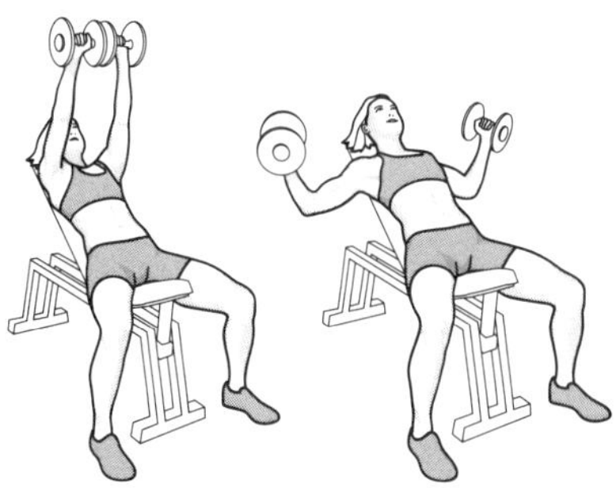

4 Fliegende Bewegung

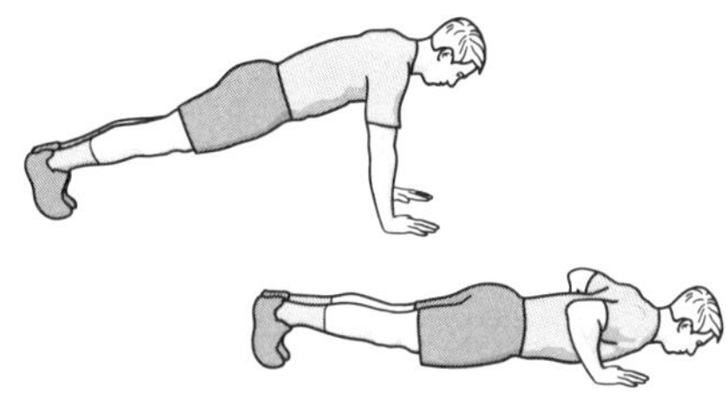

5 Liegestütz

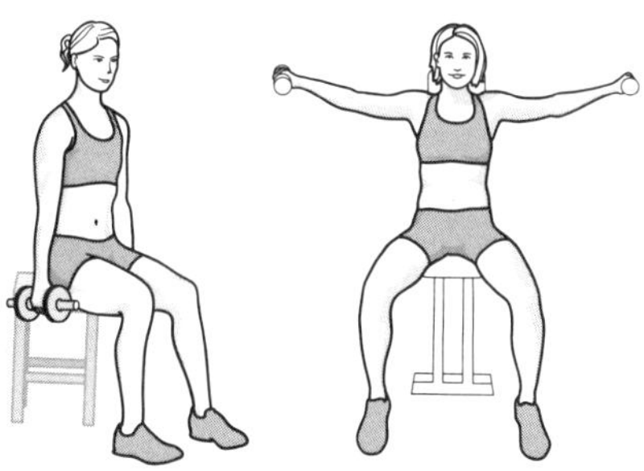

6 Seitheben

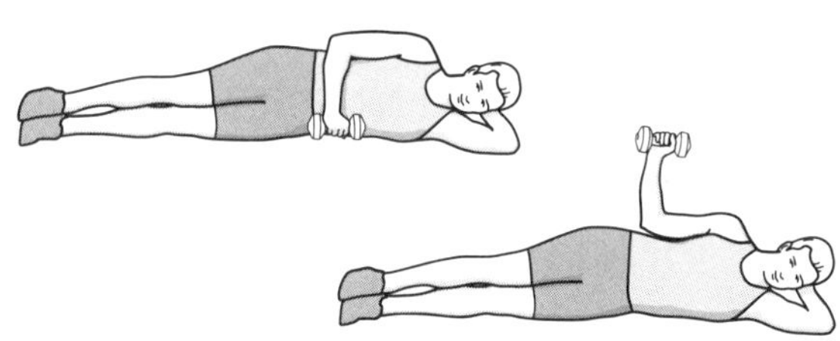

7 Schulterrotation im Liegen

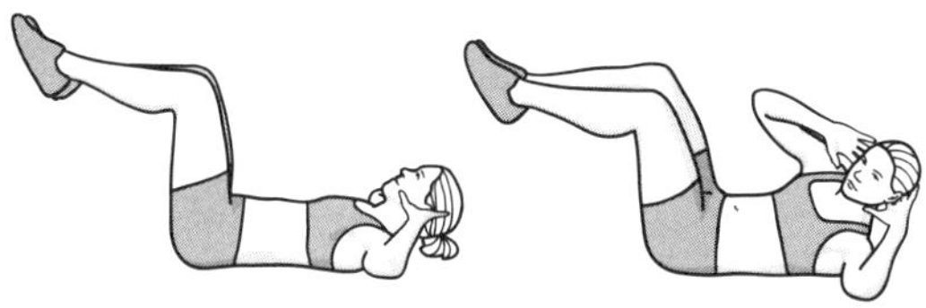

8 Schräger Crunch

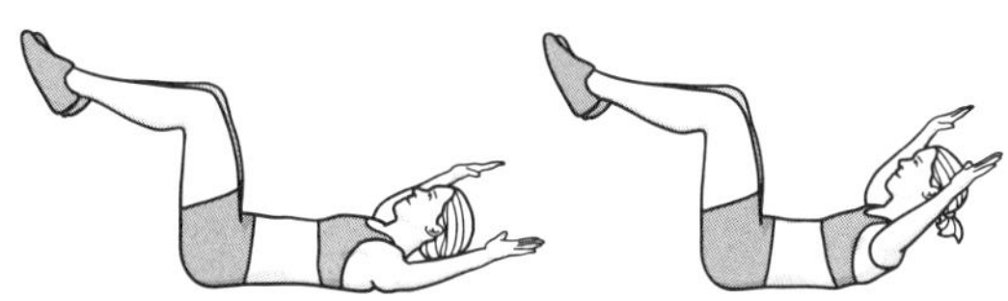

9 Gerader Crunch

5 Ganzkörperworkout für Einsteiger 5

Trainingsphase I
Bewegungstempo (in Sekunden): 3 hoch, 3–4 runter
Einheiten pro Woche: 2

1 2 3

	Übungen	Wiederholungen (Wdh.)/ Belastungszeit	Belastungspause in Sekunden	Sätze	Seite
1	Kurzhantel-Drücken	20 Wdh.	60	2	124
2	Kurzhantel-Schrägbankdrücken	20 Wdh.	60	2	125
3	Kurzhantel-Rudern auf der Schrägbank	20 Wdh.	60	2	127
4	Reverse Fliegende	20 Wdh.	60	2	128
5	Kurzhantel-Kniebeuge	20 Wdh.	60	2	142
6	Kurzhantel-Nackendrücken	20 Wdh.	60	2	130
7	Aufrechtes Kurzhantel-Rudern	20 Wdh.	60	2	131
8	Plank mit Arm- und Beinheben	3 Wdh. je Seite	60	2	138
9	Schräger Crunch mit überkreuzten Beinen	je Seite so viele Wiederholungen wie möglich bis zum Muskelversagen	60	2	137

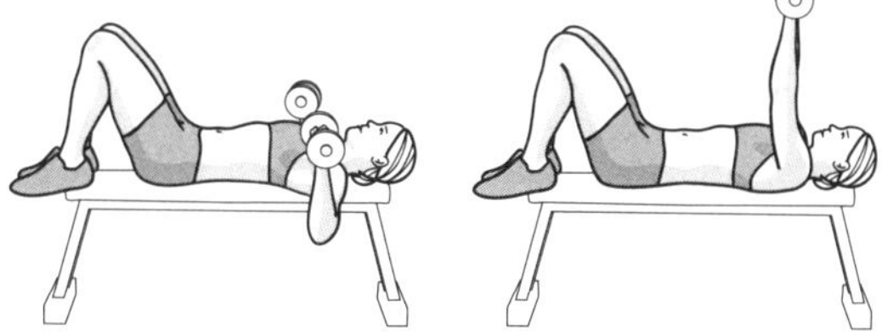

1 Kurzhantel-Drücken

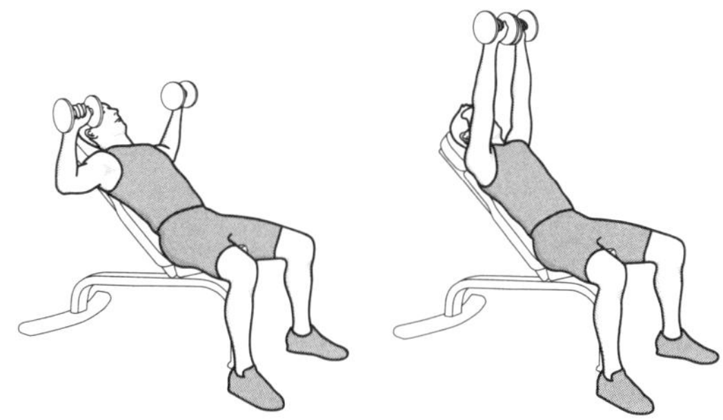

2 Kurzhantel-Schrägbankdrücken

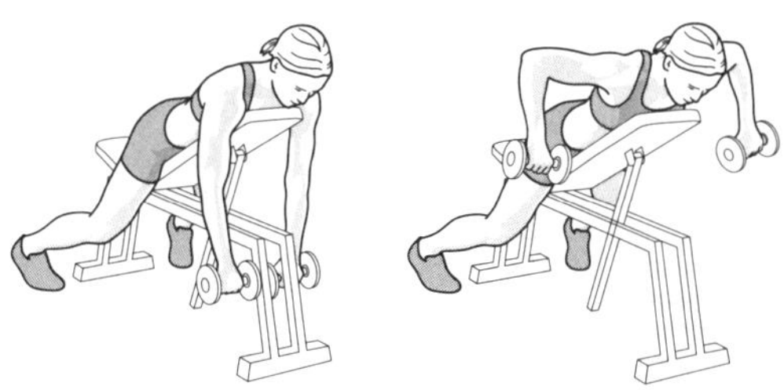

3 Kurzhantel-Rudern auf der Schrägbank

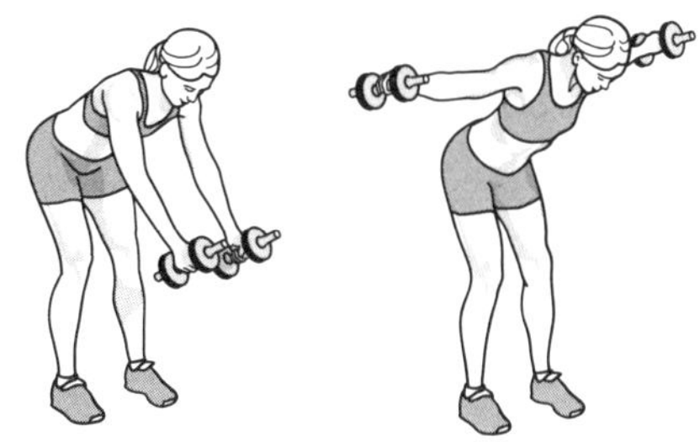

4 Reverse Fliegende

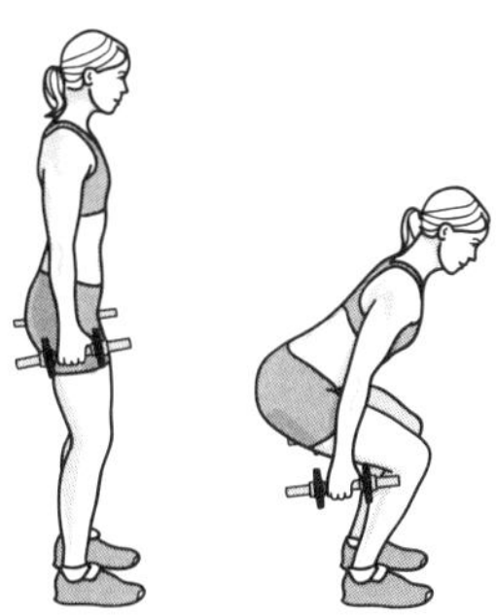

5 Kurzhantel-Kniebeuge

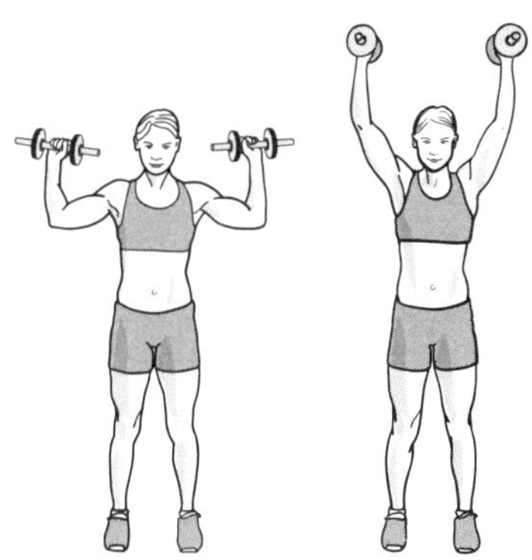

6 Kurzhantel-Nackendrücken

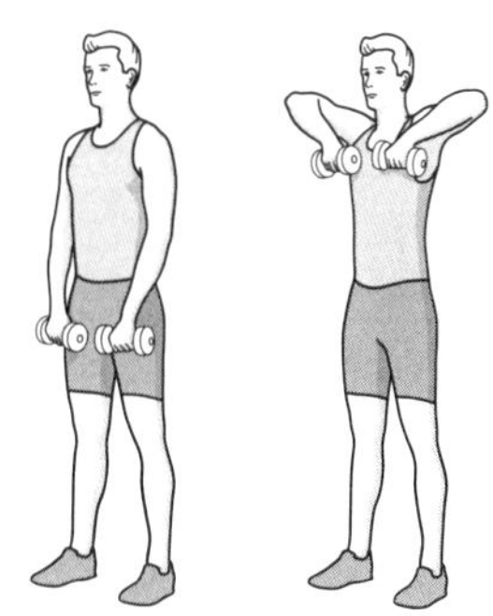

7 Aufrechtes Kurzhantel-Rudern

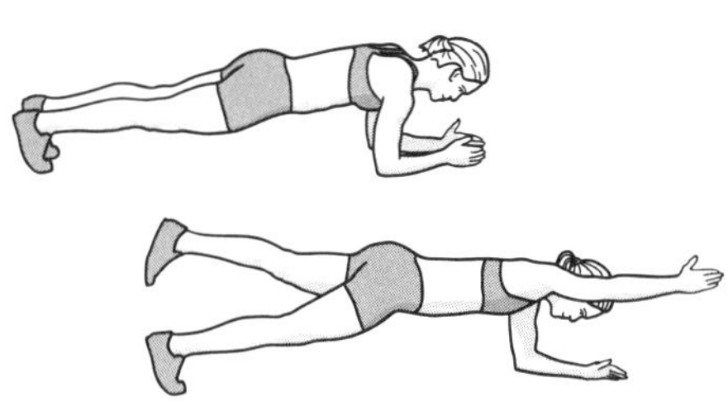

8 Plank mit Arm- und Beinheben

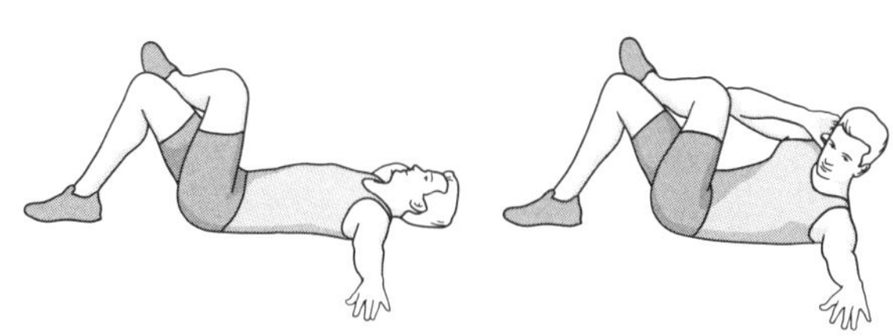

9 Schräger Crunch mit überkreuzten Beinen

6 Ganzkörperworkout für Einsteiger 6

Trainingsphase I
Bewegungstempo (in Sekunden): 3 hoch, 3–4 runter
Einheiten pro Woche: 2

1 2 3

	Übungen	Wiederholungen (Wdh.)/ Belastungszeit	Belastungspause in Sekunden	Sätze	Seite
1	Kurzhantel-Kniebeuge	20 Wdh.	60	2	142
2	Klimmzüge an der Tischkante	so viele Wiederholungen wie möglich bis zur letzten korrekt ausführbaren Wiederholung	60	2	129
3	Liegestütz mit erhöhten Füßen	15–20 Wdh.	60	2	126
4	Arnold-Press	20 Wdh.	60	2	130
5	Bizeps-Curl	20 Wdh.	60	2	133
6	Dips	20 Wdh.	60	2	134
7	Seitstütz mit Hüftheben	12–15 Wdh.	60	2	139
8	Reverse Crunch	so viele Wiederholungen wie möglich bis zum Muskelversagen	60	2	137
9	Gestreckter Crunch	so viele Wiederholungen wie möglich bis zum Muskelversagen	60	2	137

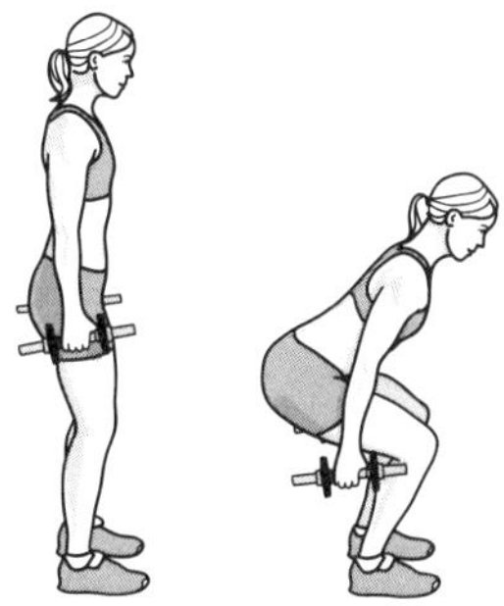

1 Kurzhantel-Kniebeuge

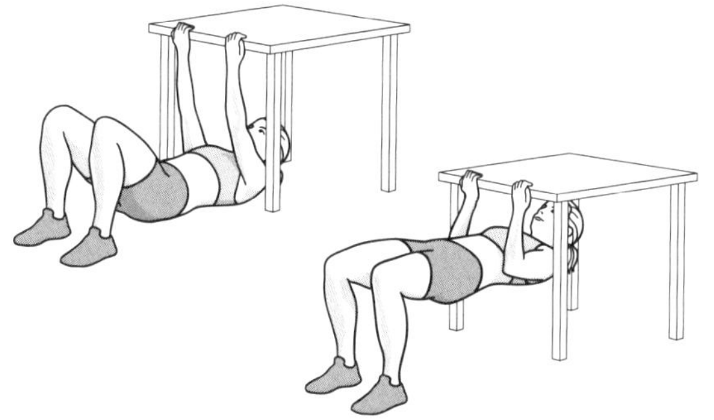

2 Klimmzüge an der Tischkante

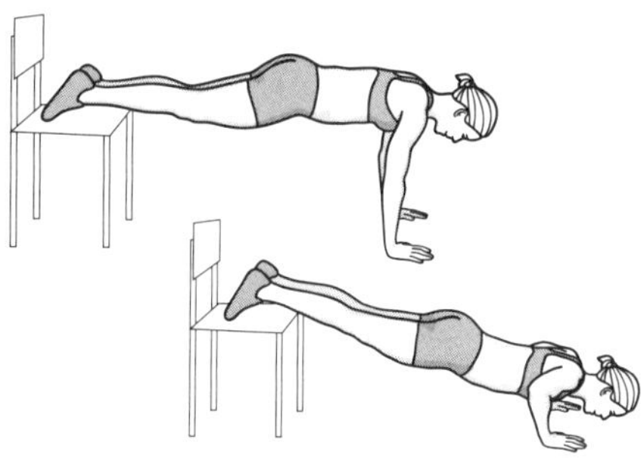

3 Liegestütz mit erhöhten Füßen

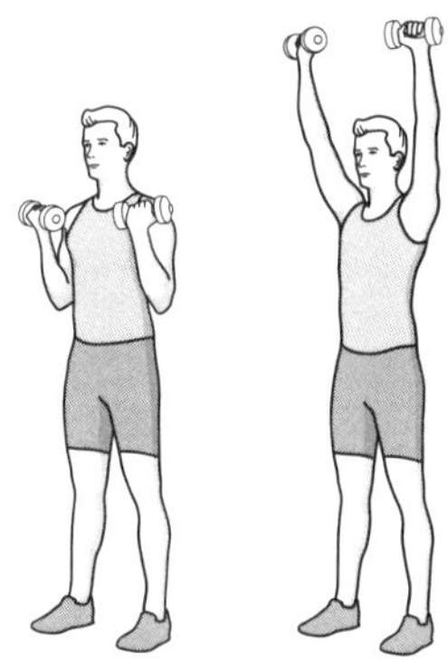

4 Arnold-Press

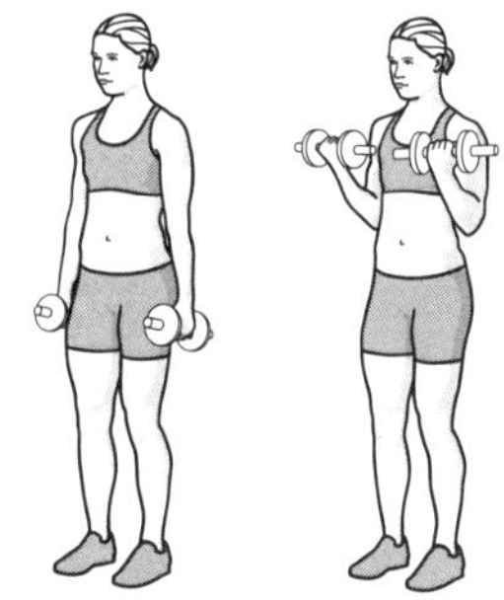

5 Bizeps-Curl

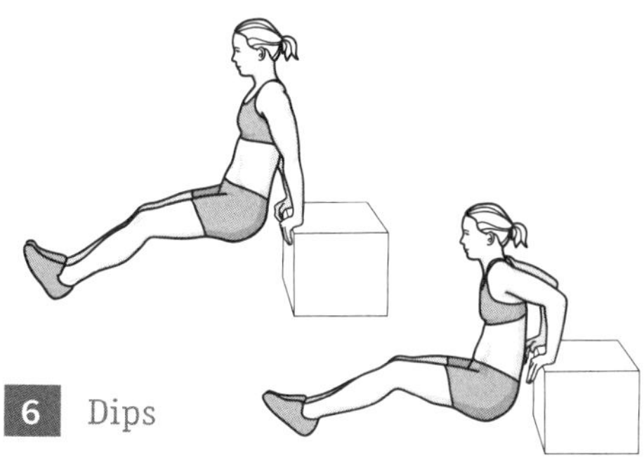

6 Dips

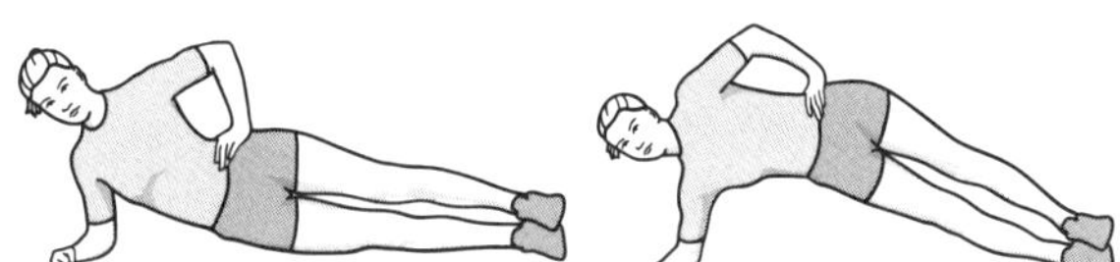

7 Seitstütz mit Hüftheben

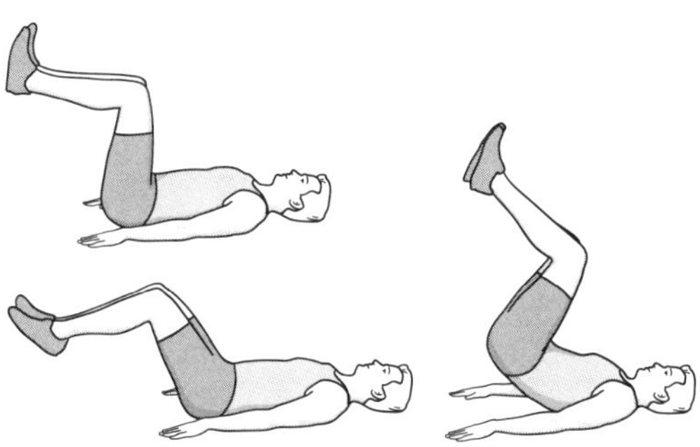

8 Reverse Crunch

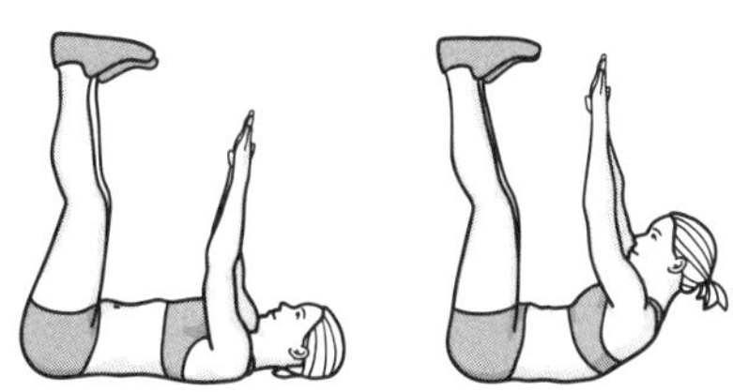

9 Gestreckter Crunch

7 Ganzkörperworkout für Einsteiger 7

Trainingsphase I
Bewegungstempo (in Sekunden): 3 hoch, 3–4 runter
Einheiten pro Woche: 2

1 2 3

	Übungen	Wiederholungen (Wdh.)/ Belastungszeit	Belastungspause in Sekunden	Sätze	Seite
1	Goblet-Squat	20 Wdh.	60	2	144
2	Statischer Ausfallschritt mit Kurzhanteln	20 Wdh. je Seite	60	2	143
3	Kurzhantel-Rudern auf der Schrägbank	20 Wdh.	60	2	127
4	Bird Dog	20 Wdh. je Seite	60	2	141
5	Wechselseitiges Kurzhantel-Schrägbankdrücken	20 Wdh. je Seite	60	2	125
6	Überzüge mit Kurzhanteln	20 Wdh.	60	2	126
7	Bizeps-Curl	20 Wdh.	60	2	133
8	Kickback mit Kurzhantel	20 Wdh. je Seite	60	2	135
9	Superman	15 Wdh.	60	2	140
10	Bicycle-Crunch	so viele Wiederholungen wie möglich bis zum Muskelversagen	60	2	138

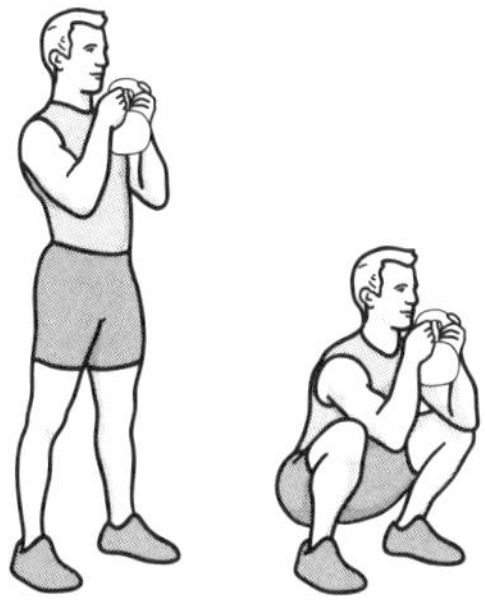

1 Goblet-Squat

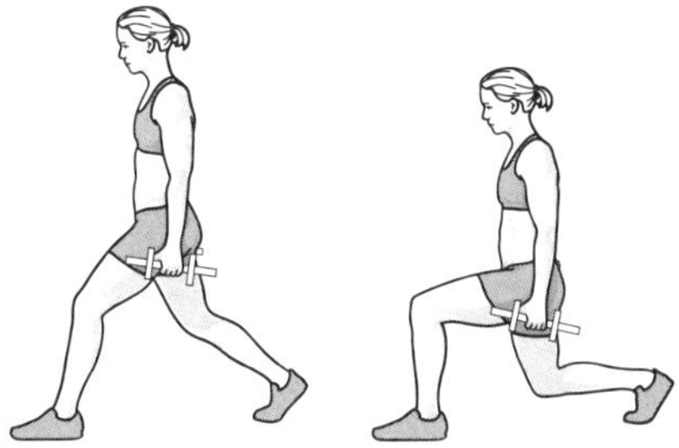

2 Statischer Ausfallschritt mit Kurzhanteln

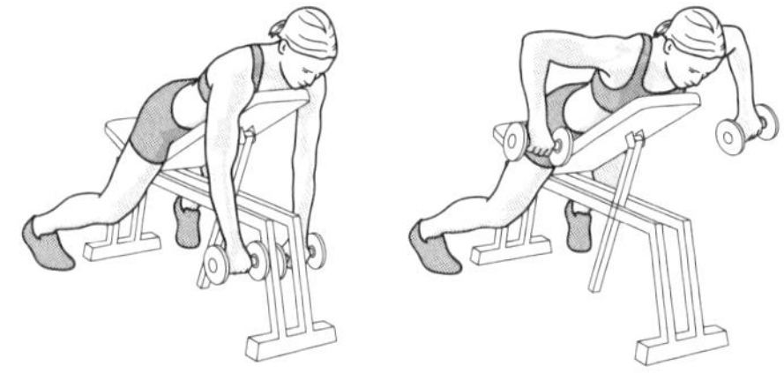

3 Kurzhantel-Rudern auf der Schrägbank

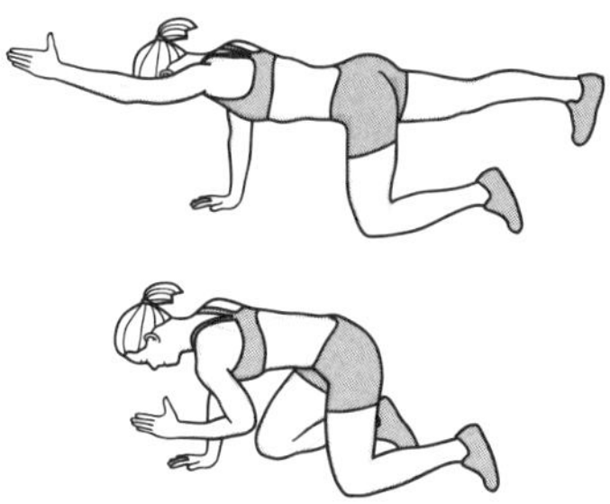

4 Bird Dog

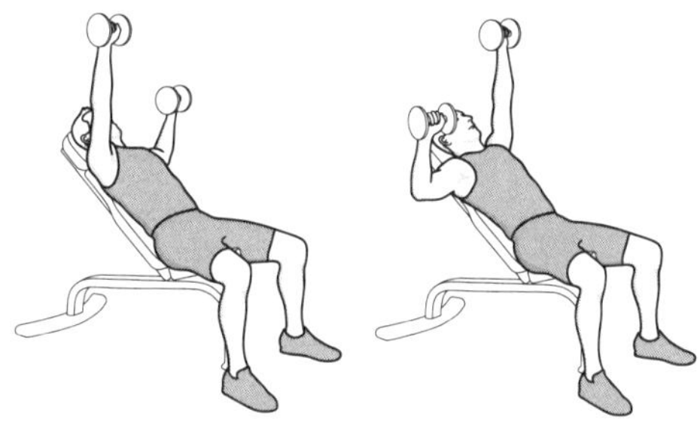

5 Wechselseitiges Kurzhantel-Schrägbankdrücken

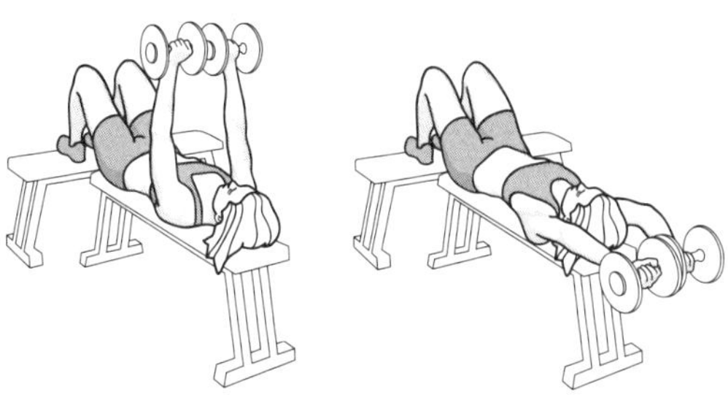

6 Überzüge mit Kurzhantel

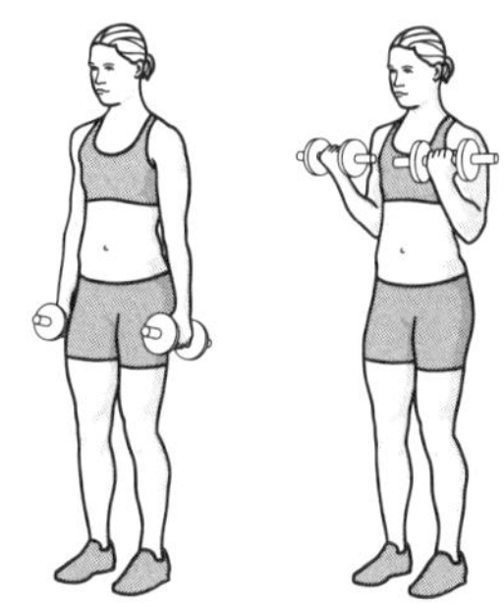

7 Bizeps-Curl

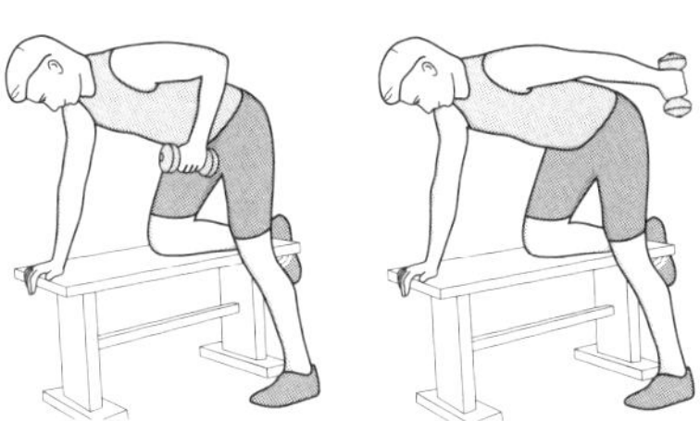

8 Kickback mit Kurzhantel

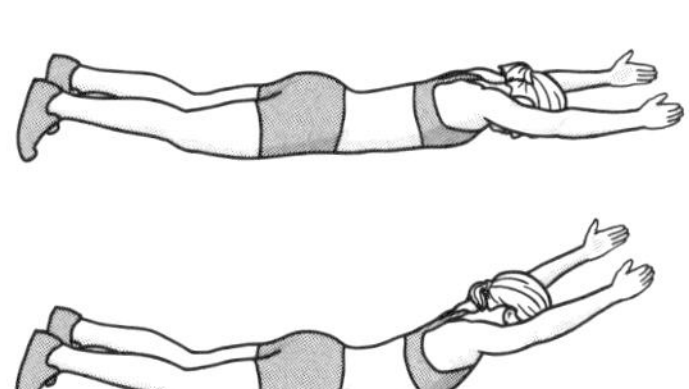

9 Superman

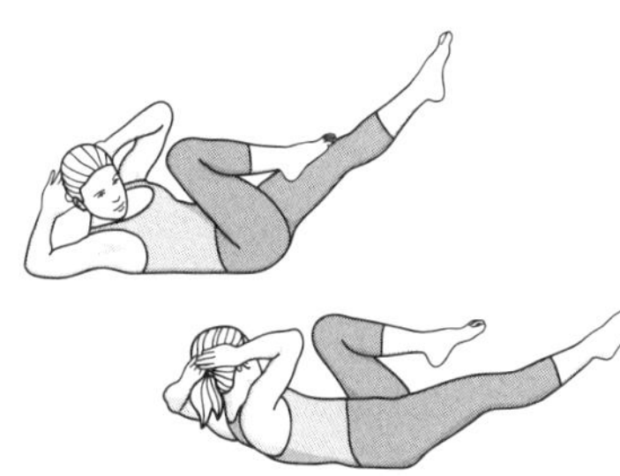

10 Bicycle-Crunch

8 Ganzkörperworkout für Einsteiger 8

Trainingsphase I
Bewegungstempo (in Sekunden): 3 hoch, 3–4 runter
Einheiten pro Woche: 2

1 2 3

	Übungen	Wiederholungen (Wdh.)/ Belastungszeit	Belastungspause in Sekunden	Sätze	Seite
1	Statischer Ausfallschritt mit Kurzhanteln	20 Wdh. je Seite	60	2	143
2	Kurzhantel-Schrägbankdrücken	20 Wdh.	60	2	125
3	Wechselseitiges vorgebeugtes Kurzhantel-Rudern	20 Wdh. je Seite	60	2	128
4	Schulterrotation im Liegen	15–20 Wdh. je Arm	60	2	132
5	Frontheben	20 Wdh.	60	2	131
6	Trizepsstrecken hinter dem Kopf	20 Wdh.	60	2	135
7	Hammer-Curl	20 Wdh.	60	2	133
8	Einbeiniger Hip-Thrust	3 Wdh. je Seite	60	2	142
9	Scheibenwischer	so viele Wiederholungen wie möglich bis zum Muskelversagen	60	2	137
10	Schräger Crunch	so viele Wiederholungen wie möglich bis zum Muskelversagen	60	2	136

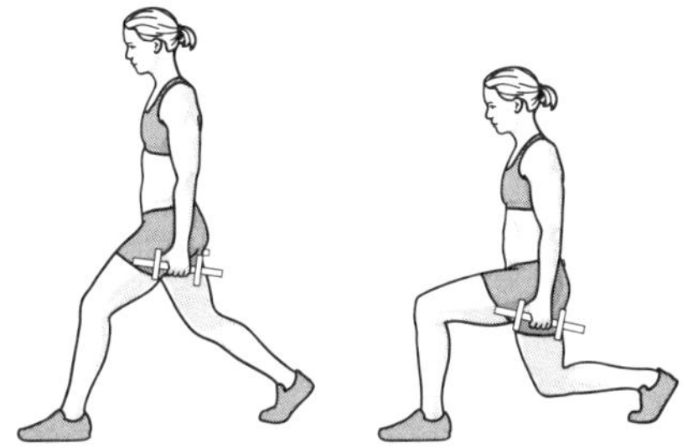

1 Statischer Ausfallschritt mit Kurzhanteln

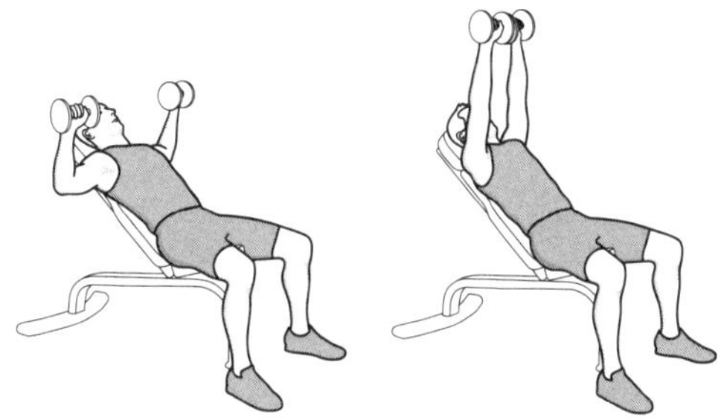

2 Kurzhantel-Schrägbankdrücken

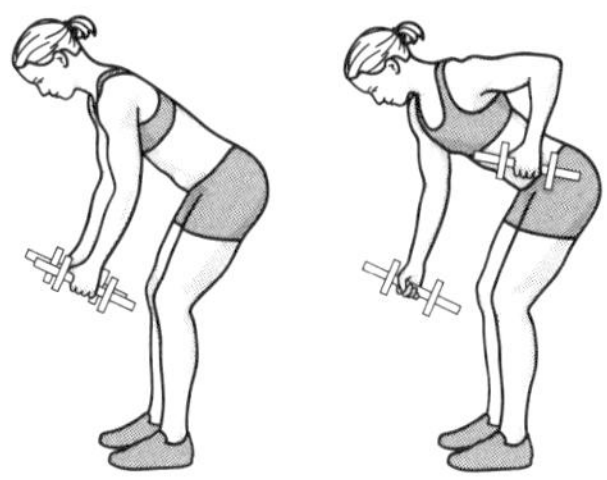

3 Wechselseitiges vorgebeugtes Kurzhantel-Rudern

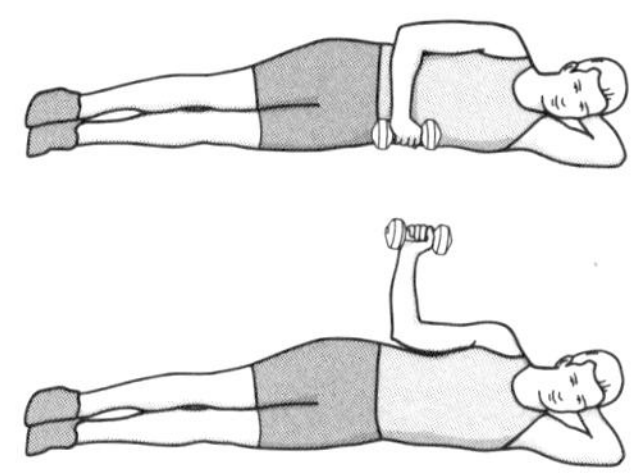

4 Schulterrotation im Liegen

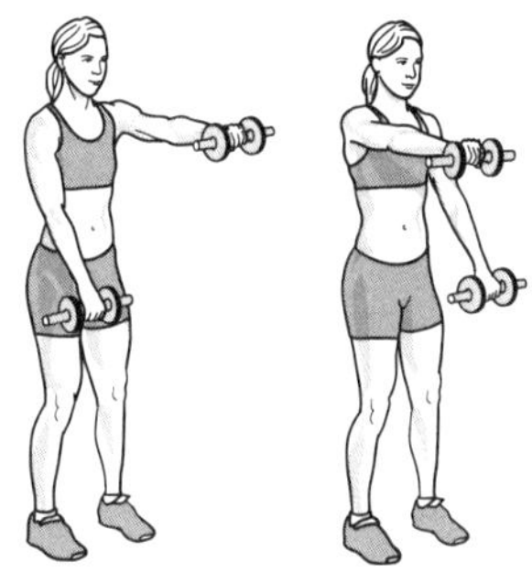

5 Frontheben

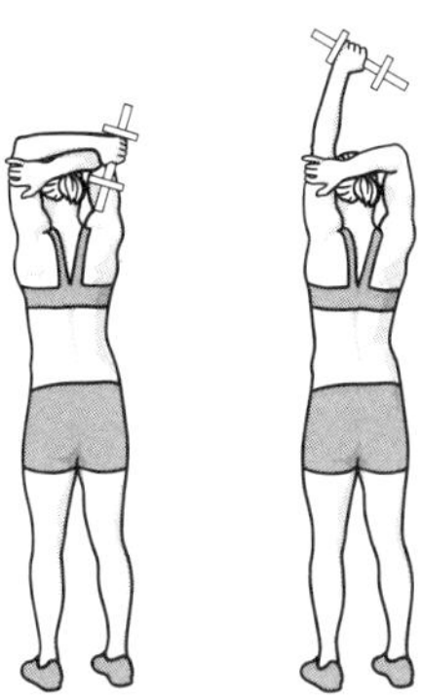

6 Trizepsstrecken hinter dem Kopf

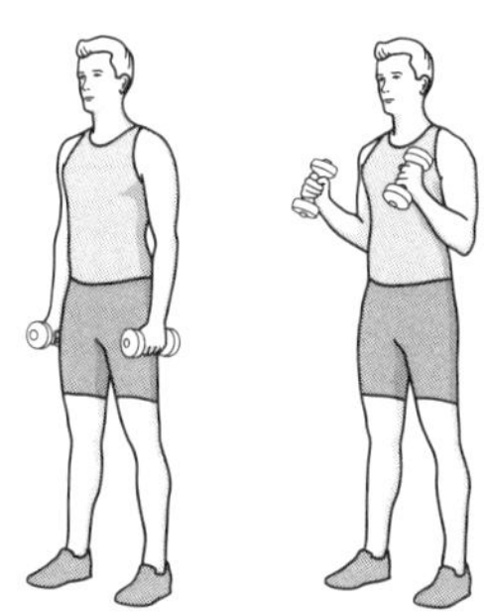

7 Hammer-Curl

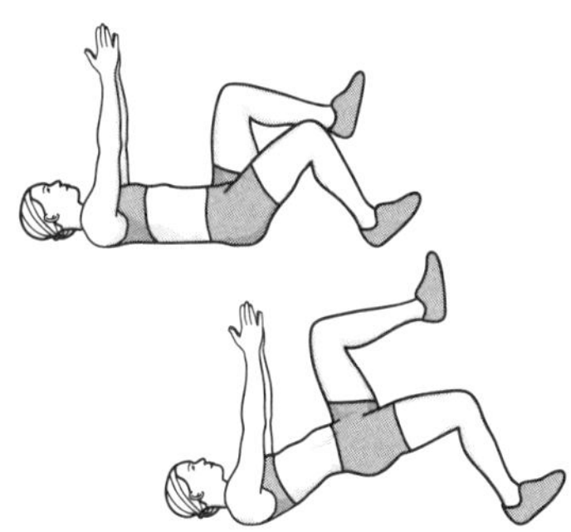

8 Einbeiniger Hip-Thrust

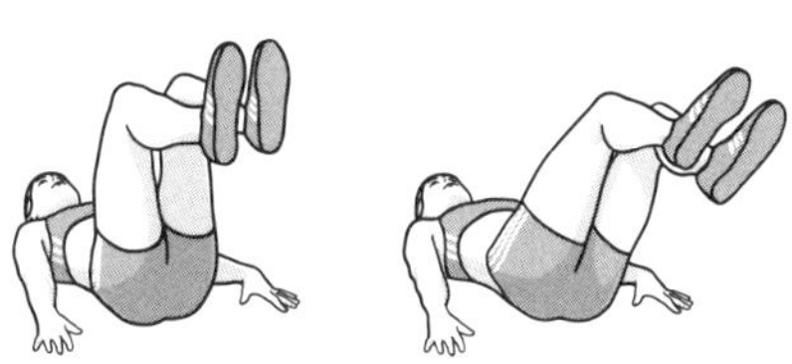

9 Scheibenwischer

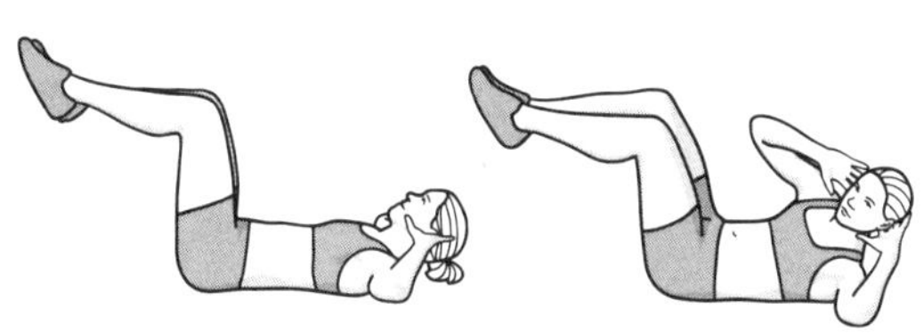

10 Schräger Crunch

9 Ganzkörperworkout für Einsteiger 9

Trainingsphase I
Bewegungstempo (in Sekunden): 3 hoch, 3–4 runter
Einheiten pro Woche: 2

1 2 3

	Übungen	Wiederholungen (Wdh.)/ Belastungszeit	Belastungspause in Sekunden	Sätze	Seite
1	Klimmzüge an der Tischkante	20 Wdh.	60	2	129
2	Kurzhantel-Drücken	20 Wdh.	60	2	124
3	Wechselseitiges vorgebeugtes Kurzhantel-Rudern	15–20 Wdh. je Seite	60	2	128
4	Überzüge mit Kurzhantel	20 Wdh.	60	2	126
5	Kurzhantel-Nackendrücken	20 Wdh.	60	2	130
6	Frontheben	15 Wdh.	60	2	131
7	Trizepsstrecken hinter dem Kopf	20 Wdh.	60	2	135
8	Bizeps-Curl	10–15 Wdh.	60	2	133
9	Reverse Crunch	so viele Wiederholungen wie möglich bis zum Muskelversagen	60	2	137
10	Butterfly-Sit-ups	so viele Wiederholungen wie möglich bis zum Muskelversagen	60	2	136

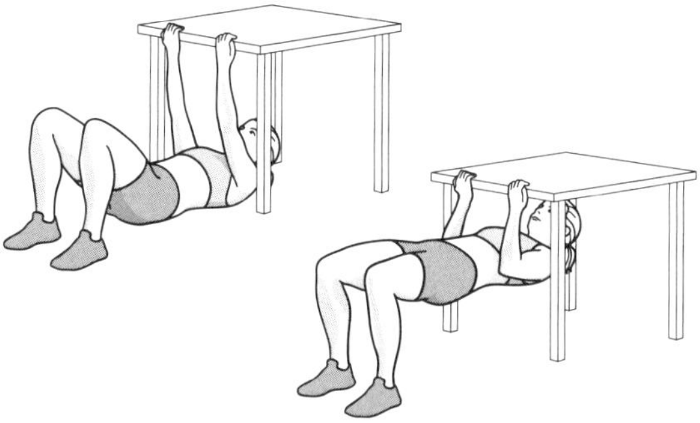

1 Klimmzüge an der Tischkante

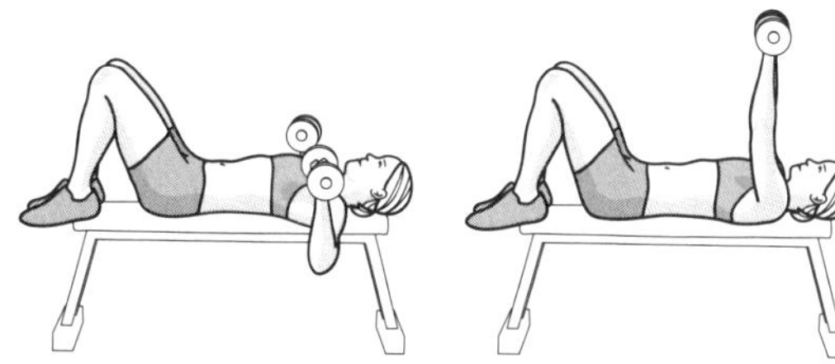

2 Kurzhantel-Drücken

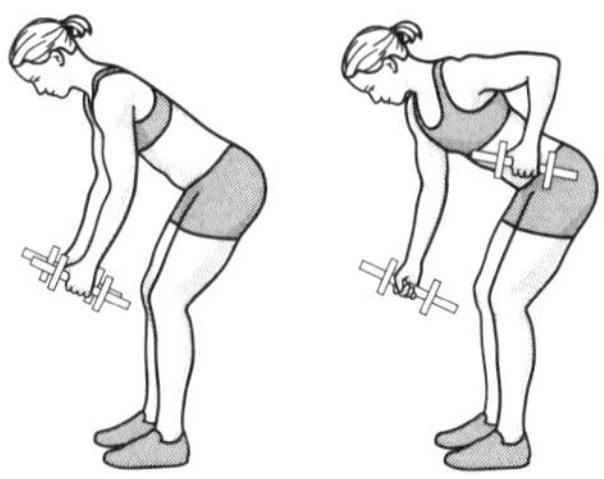

3 Wechselseitiges vorgebeugtes Kurzhantel-Rudern

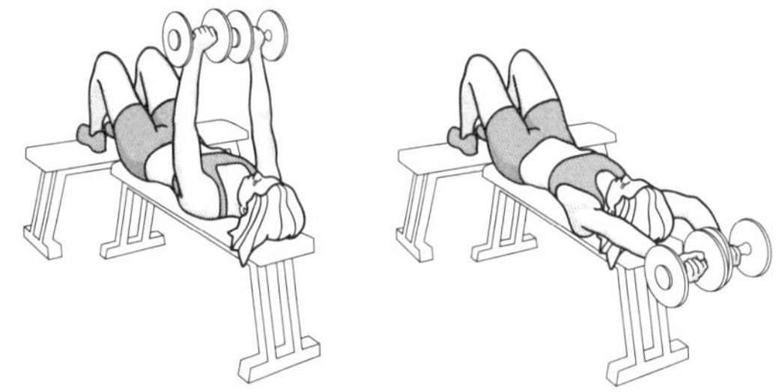

4 Überzüge mit Kurzhantel

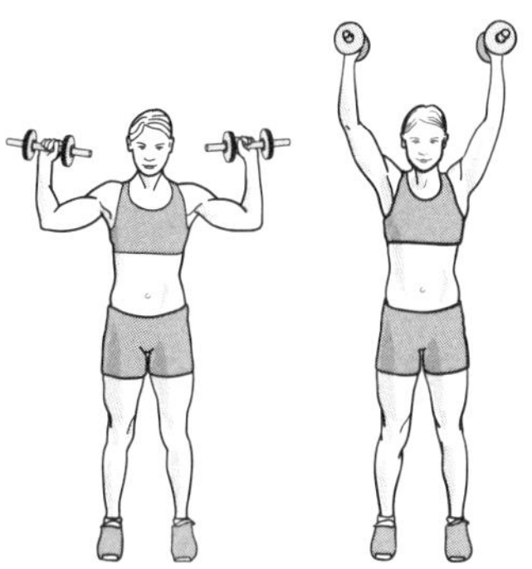

5 Kurzhantel-Nackendrücken

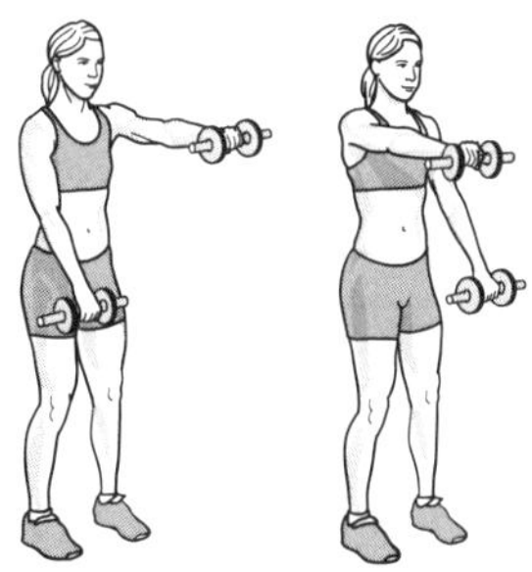

6 Frontheben

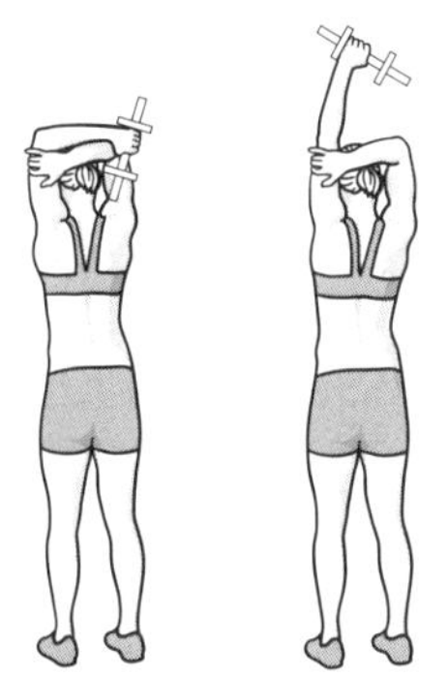

7 Trizepsstrecken hinter dem Kopf

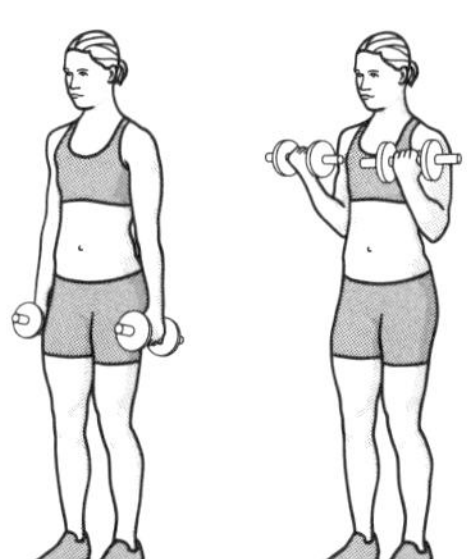

8 Bizeps-Curl

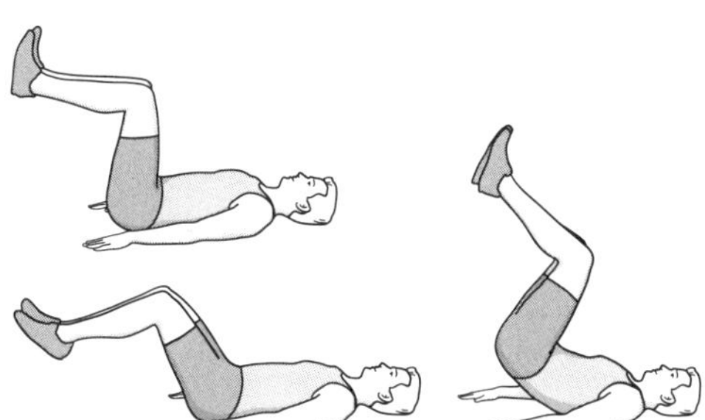

9 Reverse Crunch

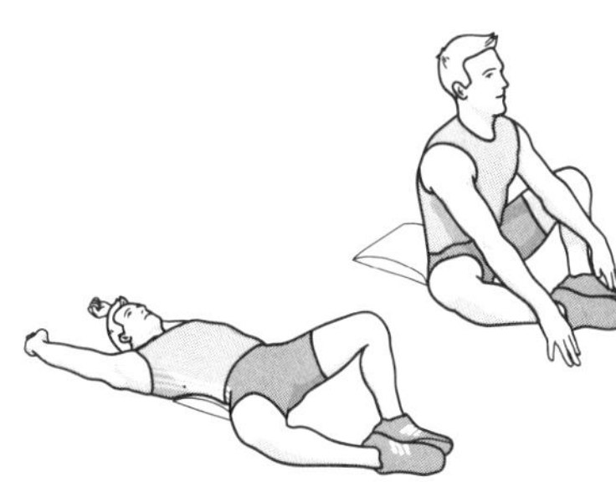

10 Butterfly-Sit-ups

10 Ganzkörperworkout für Einsteiger 10

Trainingsphase I
Bewegungstempo (in Sekunden): 3 hoch, 3–4 runter
Einheiten pro Woche: 2

1 2 3

	Übungen	Wiederholungen (Wdh.)/ Belastungszeit	Belastungspause in Sekunden	Sätze	Seite
1	Wechselseitiges Kurzhantel-Schrägbankdrücken	20 Wdh. je Seite	60	2	125
2	Überzüge mit Kurzhantel	20 Wdh.	60	2	126
3	Arnold-Press	15–20 Wdh.	60	2	130
4	Schulterheben	20 Wdh.	60	2	130
5	Statischer Ausfallschritt mit Kurzhanteln	20 Wdh. je Seite	60	2	143
6	Bird Dog	20 Wdh. je Seite	60	2	141
7	Kurzhantel-Rudern auf der Schrägbank	20 Wdh.	60	2	127
8	Superman	12–15 Wdh.	60	2	140
9	Seitstütz mit Hüftheben	je Seite so viele Wiederholungen wie möglich bis zur letzten korrekt ausführbaren Wiederholung	60	2	139
10	Gestreckter Crunch	15 Wdh.	60	2	137

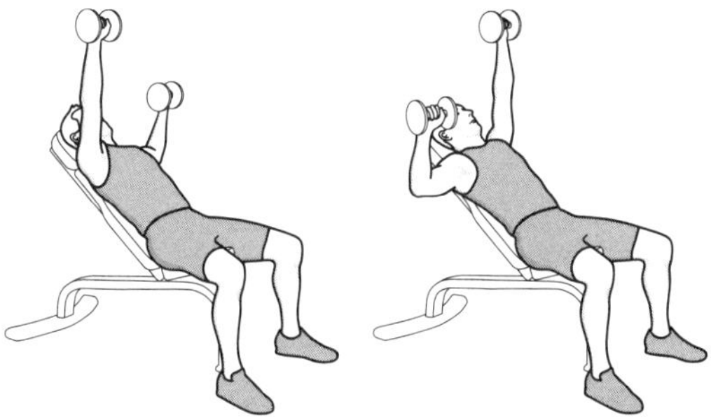

1 Wechselseitiges Kurzhantel-Schrägbankdrücken

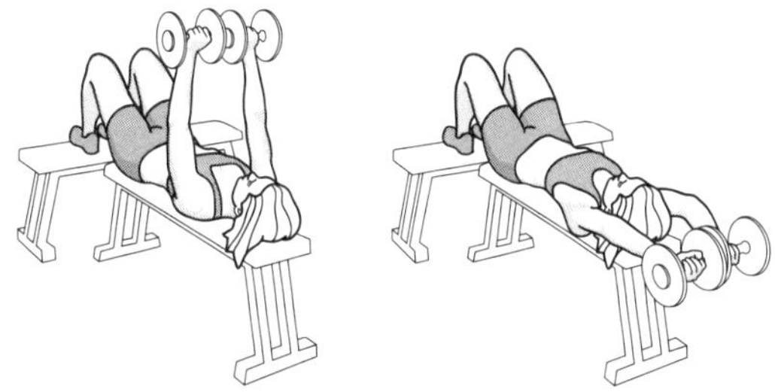

2 Überzüge mit Kurzhantel

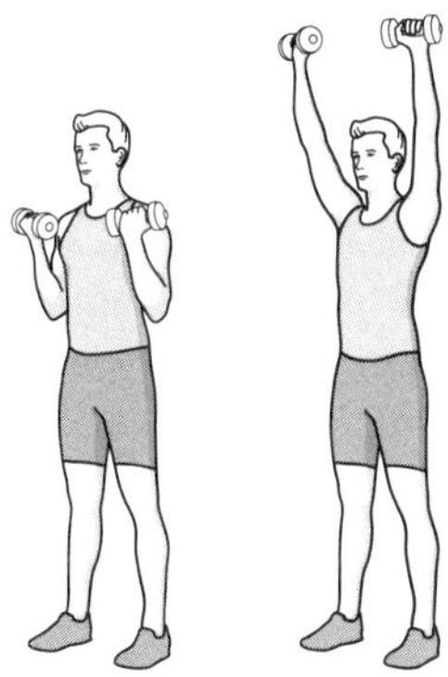

3 Arnold-Press

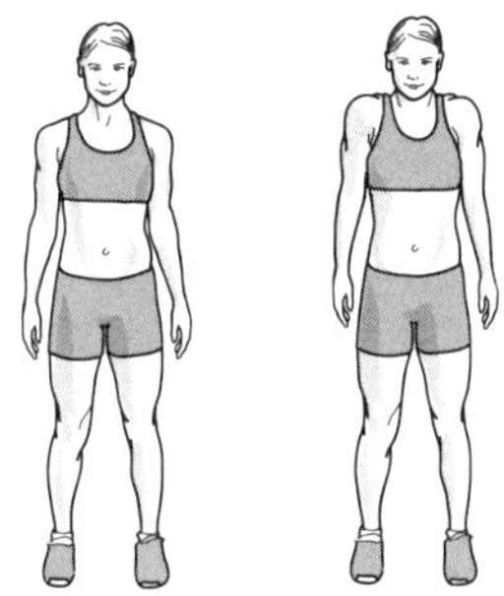

4 Schulterheben

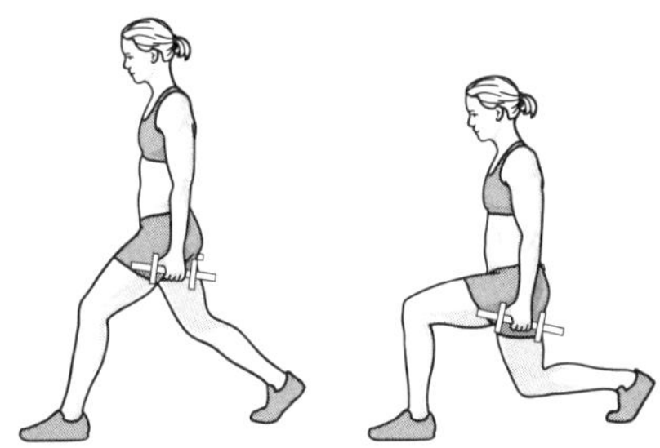

5 Statischer Ausfallschritt mit Kurzhanteln

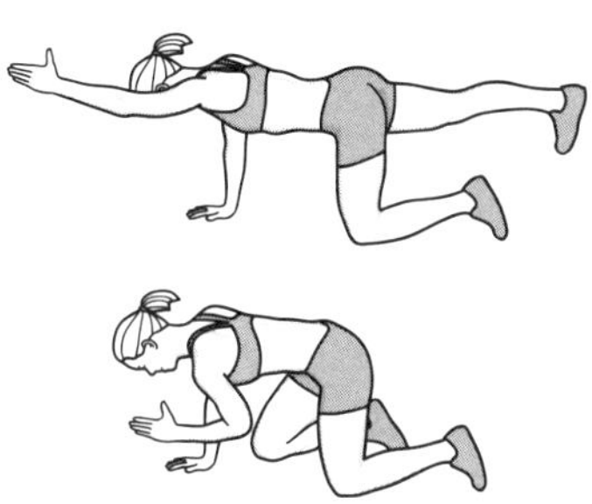

6 Bird Dog

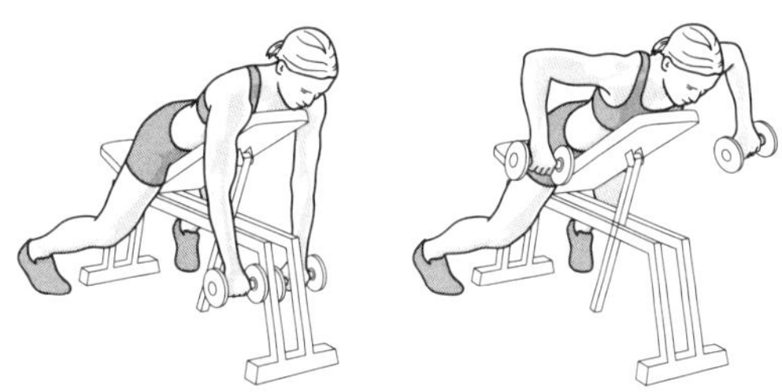

7 Kurzhantel-Rudern auf der Schrägbank

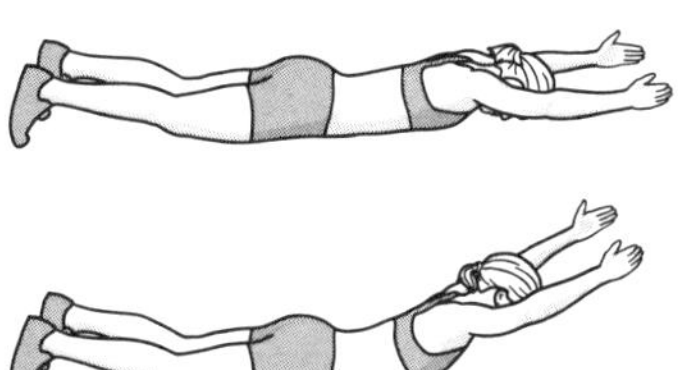

8 Superman

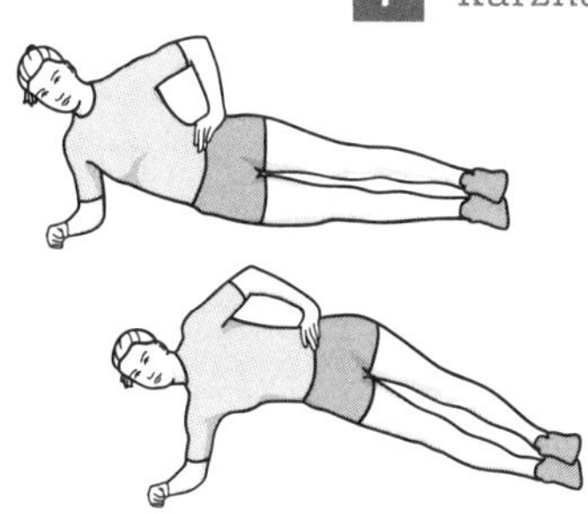

9 Seitstütz mit Hüftheben

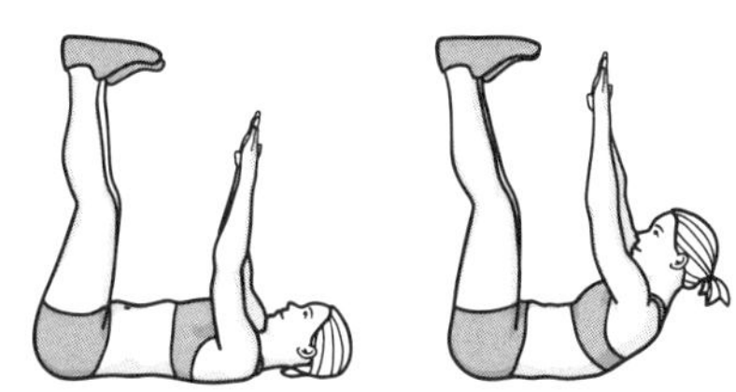

10 Gestreckter Crunch

11 Ganzkörperworkout für Fortgeschrittene 1

Trainingsphase II
Bewegungstempo (in Sekunden): 2 hoch, 3 runter
Einheiten pro Woche: 2–3

1 **2** 3

	Übungen	Wiederholungen (Wdh.)/ Belastungszeit	Belastungspause in Minuten	Sätze	Seite
1	Kurzhantel-Kreuzheben	10–12 Wdh.	2	3	141
2	Liegestütz-Rudern-Kombi	5–6 Wdh. je Seite	2	3	129
3	Reverse Fliegende	10–12 Wdh.	2	3	128
4	Squeeze-Press	10–12 Wdh.	2	3	125
5	Überzüge mit Kurzhantel	10–12 Wdh.	2	3	126
6	Thruster	10–12 Wdh.	2	3	132
7	Schulterrotation im Liegen	10–12 Wdh. je Seite	2	3	132
8	Konzentrations-Curl	10–12 Wdh.	2	3	134
9	Trizeps-Push	so viele Wiederholungen wie möglich bis zum Muskelversagen	2	3	135
10	Beinscheren-Crunch	8 Wdh. je Seite	2	3	139

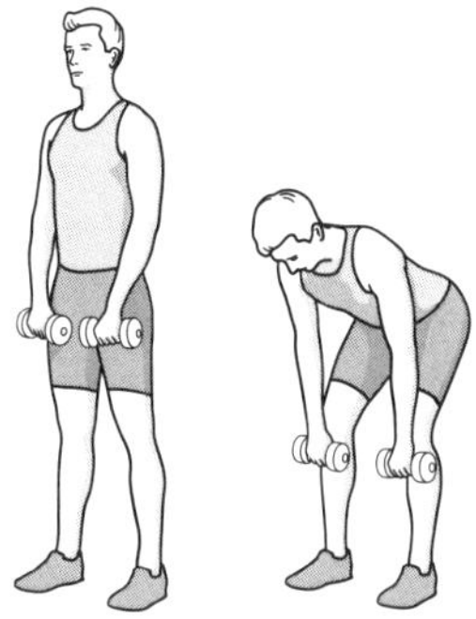

1 Kurzhantel-Kreuzheben

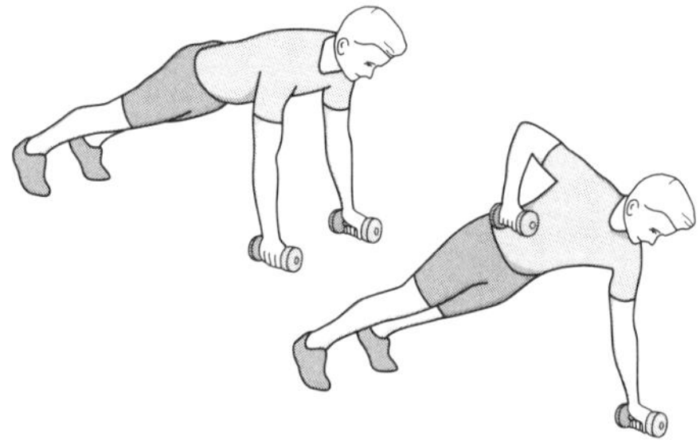

2 Liegestütz-Rudern-Kombi

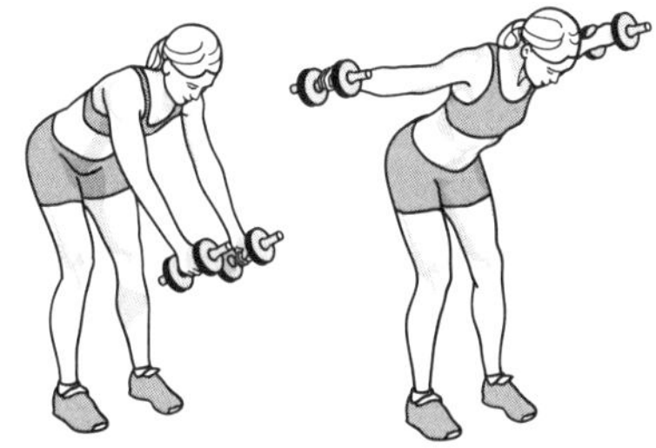

3 Reverse Fliegende

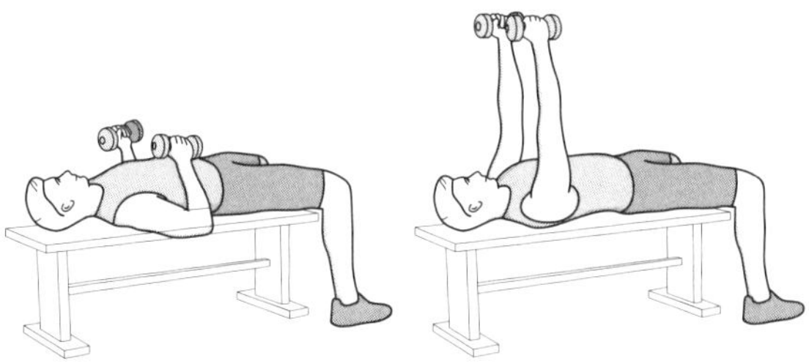

4 Squeeze-Press

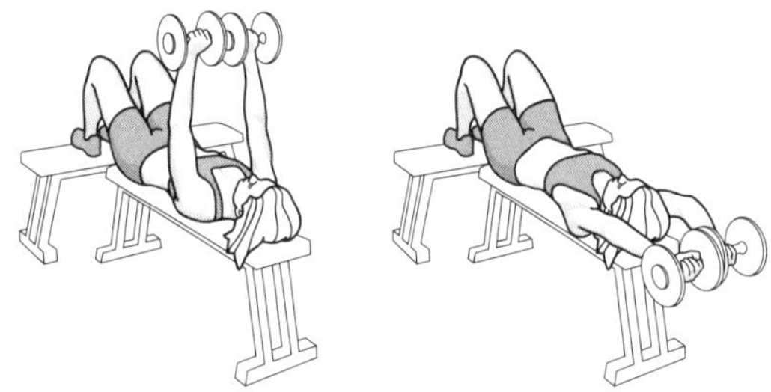

5 Überzüge mit Kurzhantel

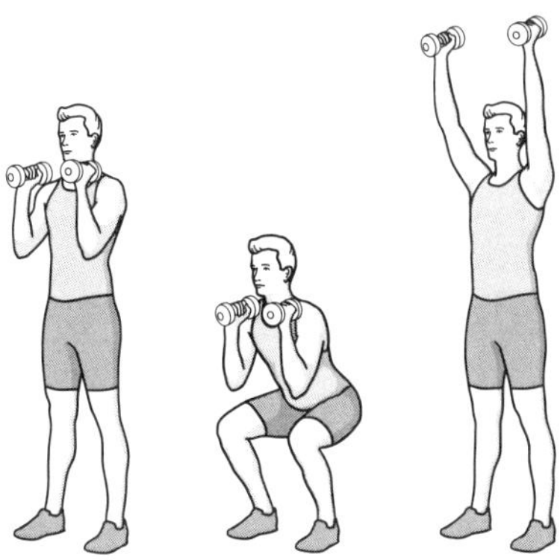

6 Thruster

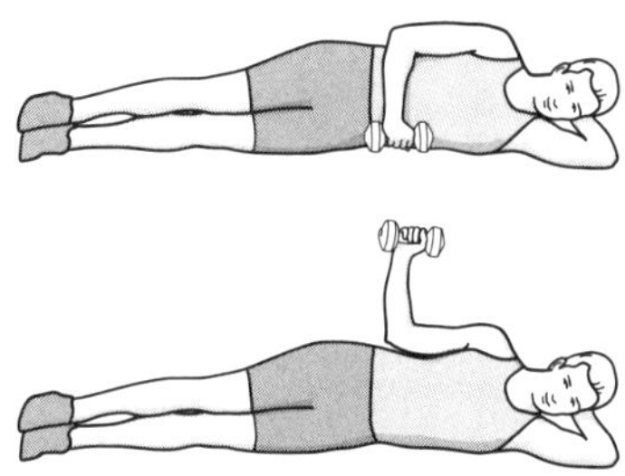

7 Schulterrotation im Liegen

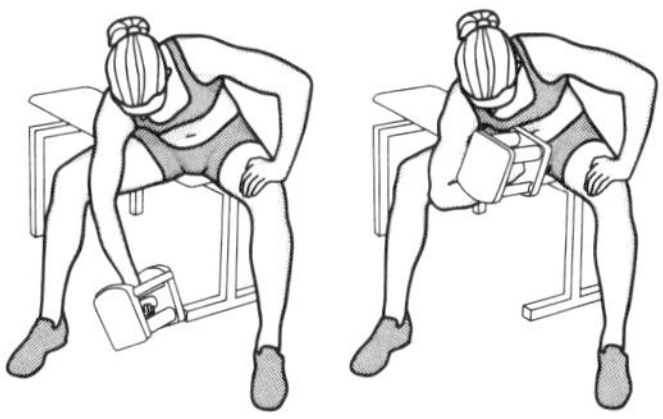

8 Konzentrations-Curl

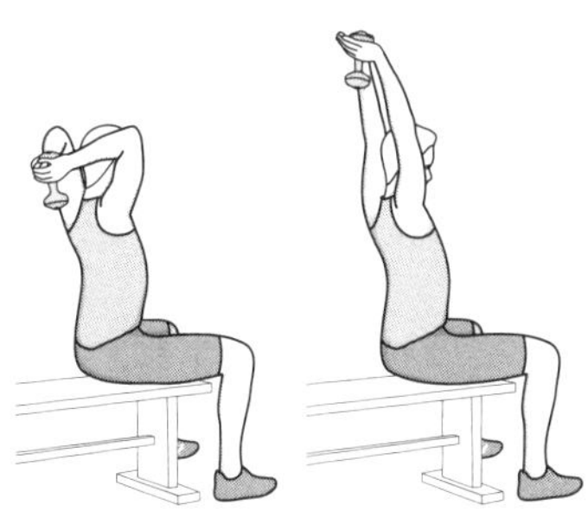

9 Trizeps-Push

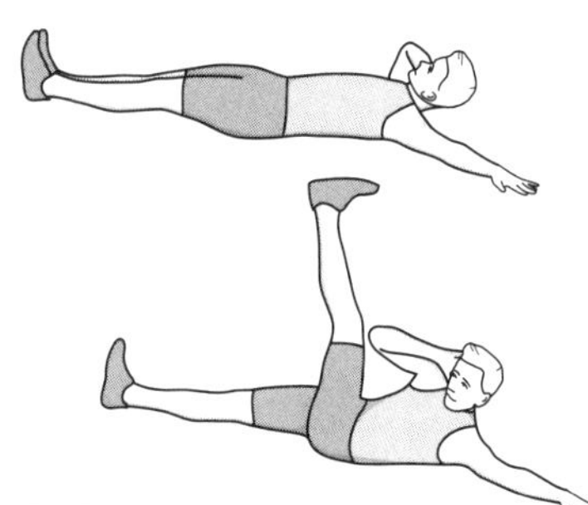

10 Beinscheren-Crunch

12 Ganzkörperworkout für Fortgeschrittene 2

Trainingsphase II
Bewegungstempo (in Sekunden): 2 hoch, 3 runter
Einheiten pro Woche: 2–3

1 **2** 3

	Übungen	Wiederholungen (Wdh.)/ Belastungszeit	Belastungspause in Minuten	Sätze	Seite
1	Reverse Lunge and Press	10–12 Wdh. je Seite	2	3	143
2	Brücke mit erhöhten Füßen	10–12 Wdh.	2	3	142
3	Überkopf-Schulterdrücken	10–12 Wdh.	2	3	132
4	Schulterheben	10–12 Wdh.	2	3	130
5	Wechselseitiges Kurzhantel-Schrägbankdrücken	10–12 Wdh. je Seite	2	3	125
6	Fliegende Bewegung	10–12 Wdh.	2	3	126
7	Kurzhantel-Rudern mit Rumpfdrehung	10–12 Wdh. je Seite	2	3	128
8	Lat-Rudern	12–15 Wdh.	2	3	127
9	Drehseitstütz	10–12 Wdh. je Seite	2	3	140
10	Gerader Crunch	so viele Wiederholungen wie möglich bis zum Muskelversagen	2	3	136

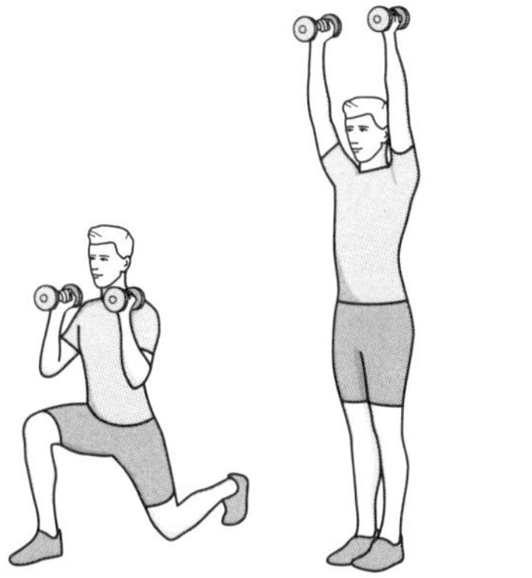

1 Reverse Lunge and Press

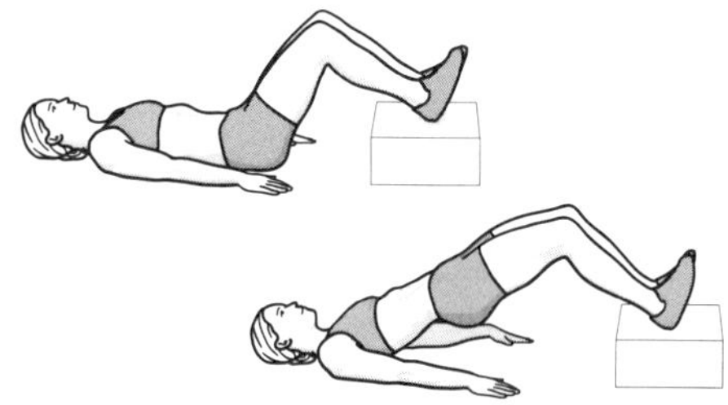

2 Brücke mit erhöhten Füßen

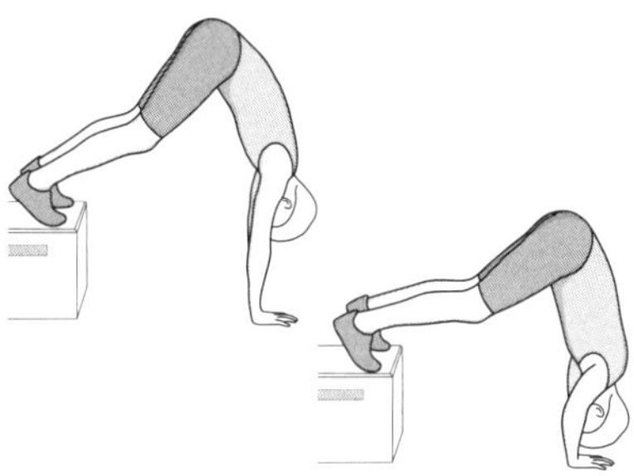

3 Überkopf-Schulterdrücken

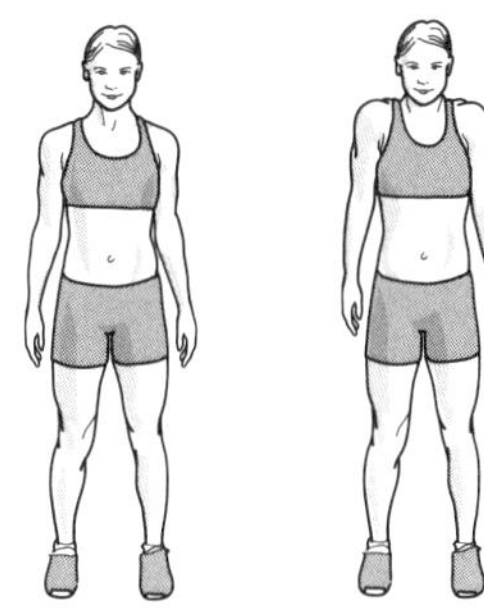

4 Schulterheben

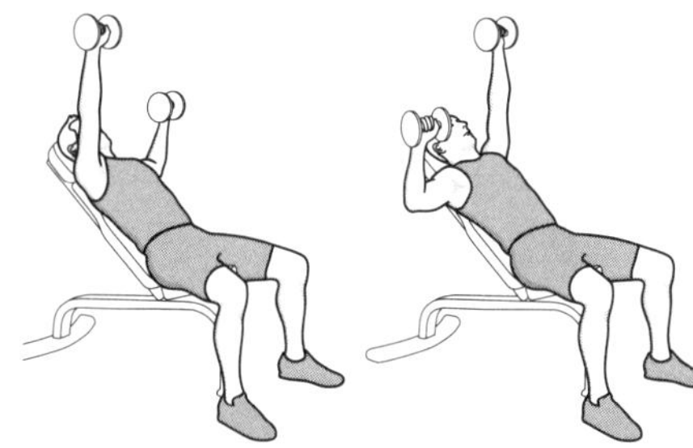

5 Wechselseitiges Kurzhantel-Schrägbankdrücken

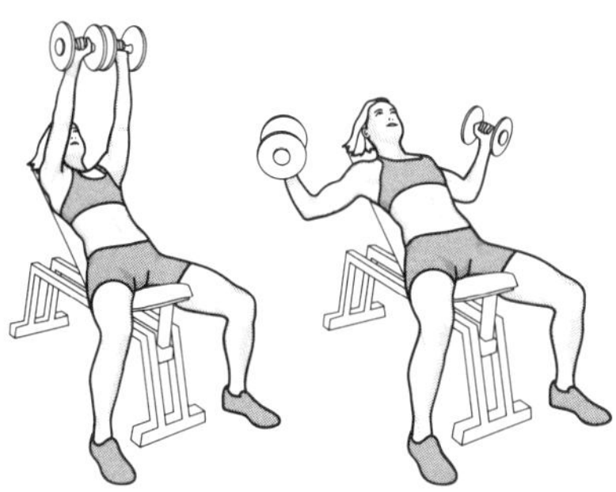

6 Fliegende Bewegung

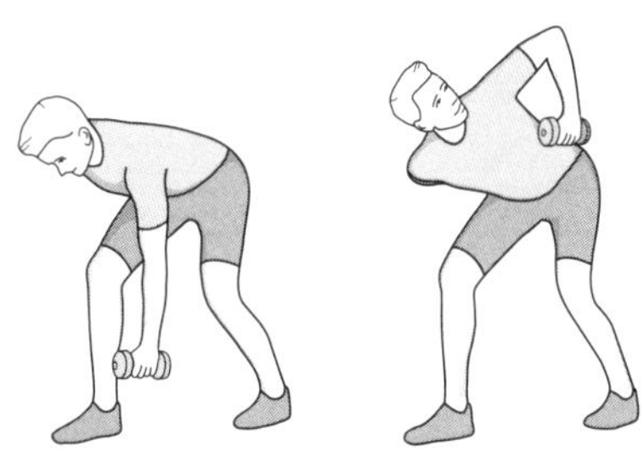

7 Kurzhantel-Rudern mit Rumpfdrehung

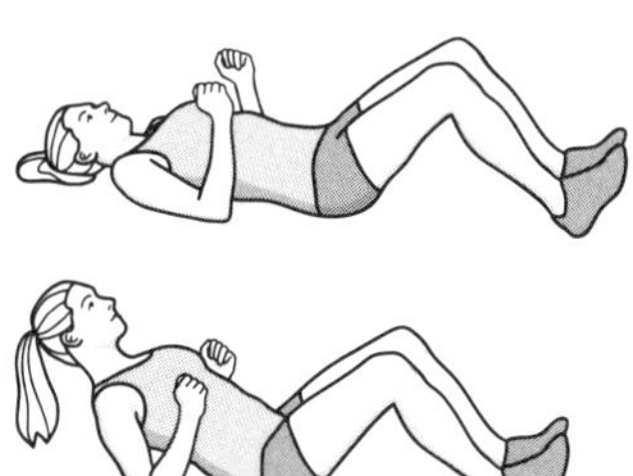

8 Lat-Rudern

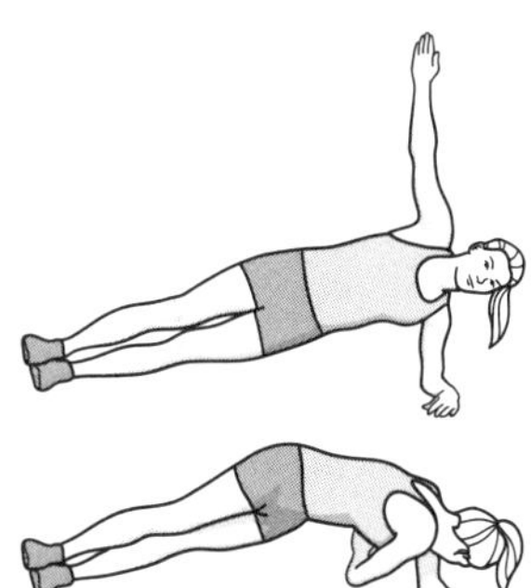

9 Drehseitstütz

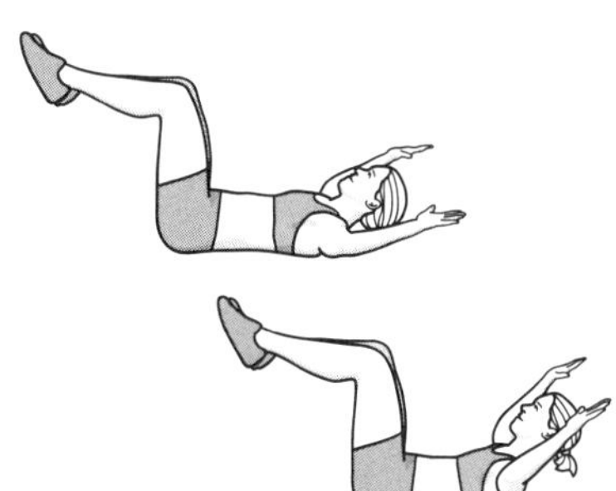

10 Gerader Crunch

13 Ganzkörperworkout für Fortgeschrittene 3

Trainingsphase II
Bewegungstempo (in Sekunden): 2 hoch, 3 runter
Einheiten pro Woche: 2–3

1 2 3

	Übungen	Wiederholungen (Wdh.)/ Belastungszeit	Belastungspause in Minuten	Sätze	Seite
1	Kurzhantel-Schrägbankdrücken	10–12 Wdh.	2	3	125
2	Spiderman-Liegestütz	5–6 Wdh. je Seite	2	3	124
3	Kreuzhebe-Kombi	5–6 Wdh. je Seite	2	3	129
4	Klimmzüge an der Tischkante	10–12 Wdh.	2	3	129
5	Reverse Lunge and Press	10–12 Wdh. je Seite	2	3	143
6	Schulterheben	10–12 Wdh.		3	130
7	Konzentrations-Curl	10–12 Wdh.	2	3	134
8	Trizepsstrecken im Liegen	10–12 Wdh.	2	3	135
9	Klappmesser-Crunch	so viele Wiederholungen wie möglich bis zum Muskelversagen	2	3	139
10	Seitstütz mit Hüftheben	15 Wdh. je Seite	2	3	139

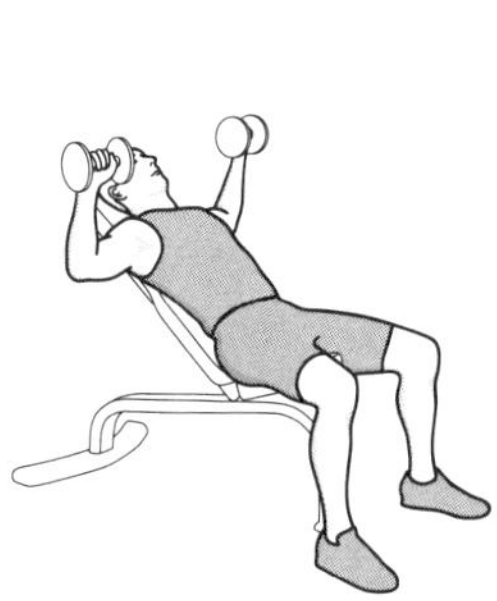

1 Kurzhantel-Schrägbankdrücken

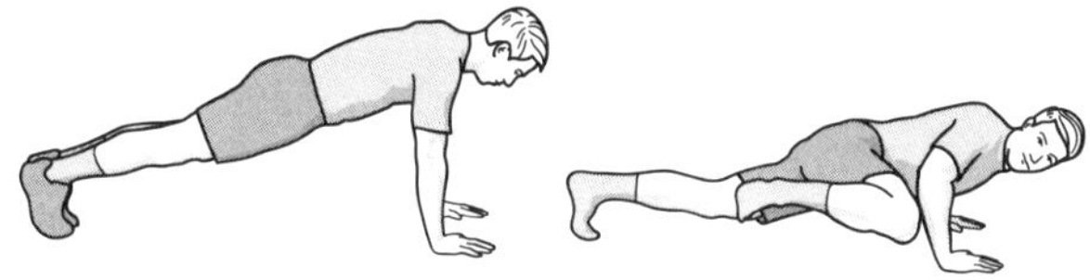

2 Spiderman-Liegestütz

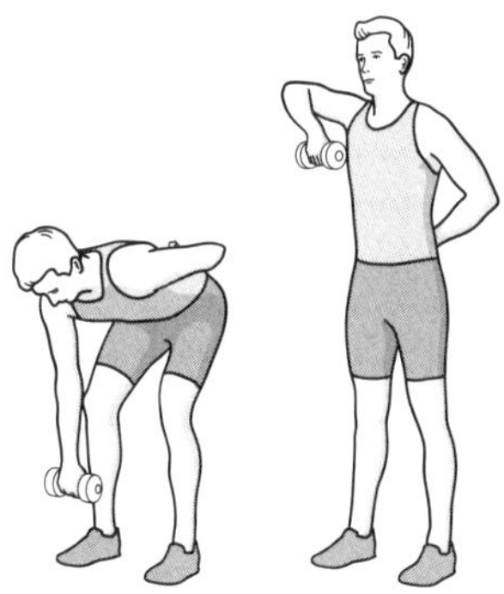

3 Kreuzhebe-Kombi

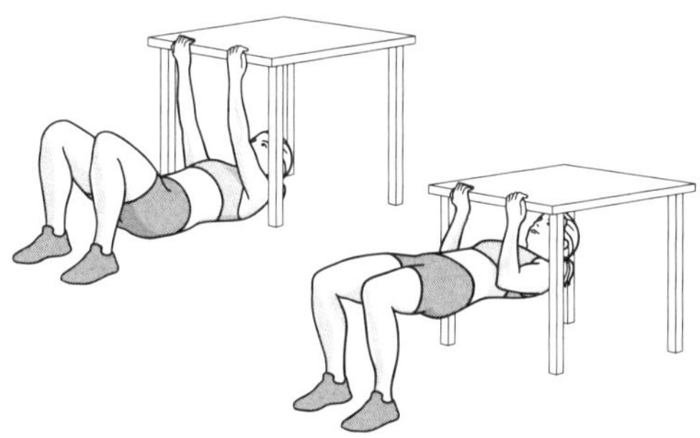

4 Klimmzüge an der Tischkante

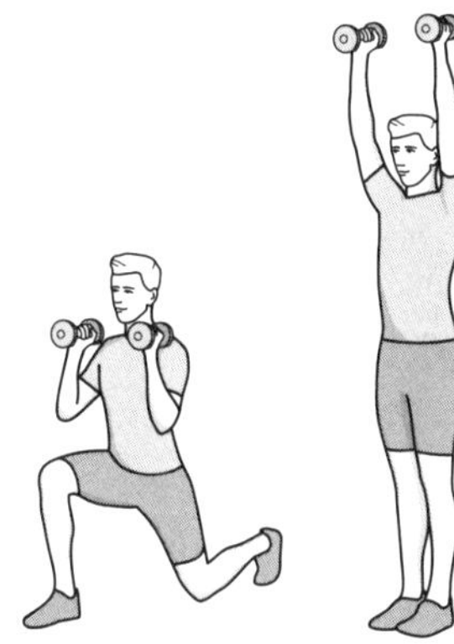

5 Reverse Lunge and Press

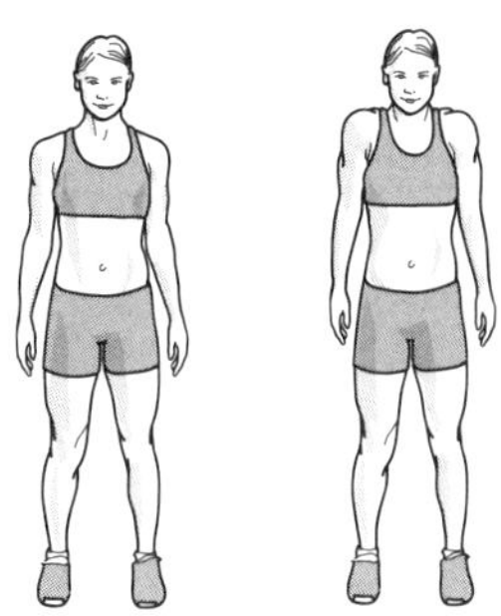

6 Schulterheben

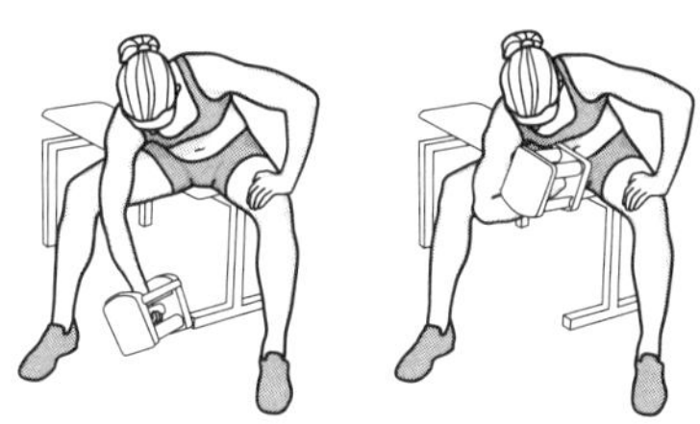

7 Konzentrations-Curl

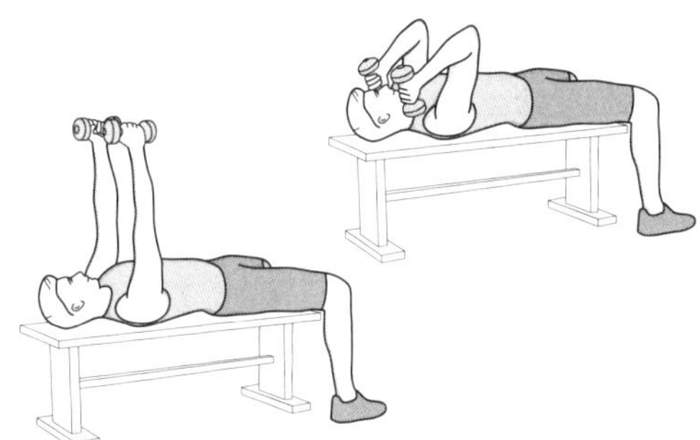

8 Trizepsstrecken im Liegen

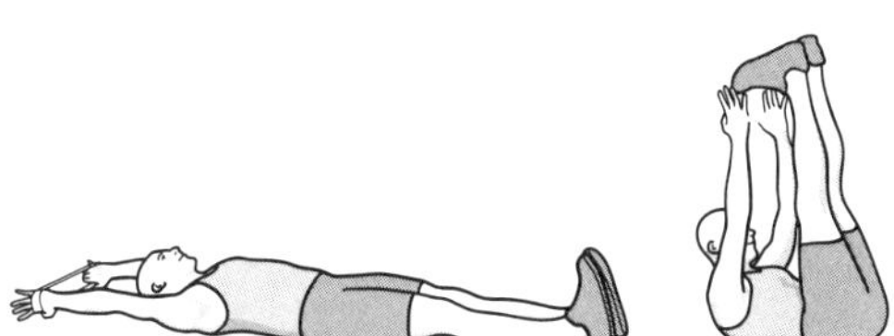

9 Klappmesser-Crunch

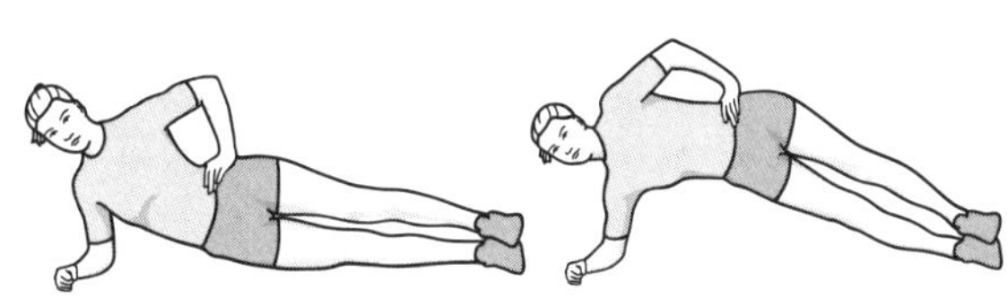

10 Seitstütz mit Hüftheben

14 Ganzkörperworkout für Fortgeschrittene 4

Trainingsphase II
Bewegungstempo (in Sekunden): 2 hoch, 3 runter
Einheiten pro Woche: 2–3

1 **2** 3

	Übungen	Wiederholungen (Wdh.)/ Belastungszeit	Belastungspause in Minuten	Sätze	Seite
1	Kombi-Step-up mit Kurzhanteln	10–12 Wdh. je Seite	2	3	144
2	Statischer Ausfallschritt mit Kurzhanteln	10–12 Wdh. je Seite	2	3	143
3	Vorgebeugtes Kurzhantel-Rudern	10–12 Wdh.	2	3	127
4	Bird Dog	10–12 Wdh. je Seite	2	3	141
5	Kurzhantel-Drücken	10–12 Wdh.	2	3	124
6	Liegestütz mit erhöhten Füßen	10–12 Wdh.	2	3	126
7	Thruster	10–12 Wdh.	2	3	132
8	Schulterrotation stehend	12–15 Wdh.	2	3	132
9	Verschärfter Seitstütz mit Hüftheben	10–12 Wdh. je Seite	2	3	140
10	Bicycle-Crunch	so viele Wiederholungen wie möglich bis zum Muskelversagen	2	3	138

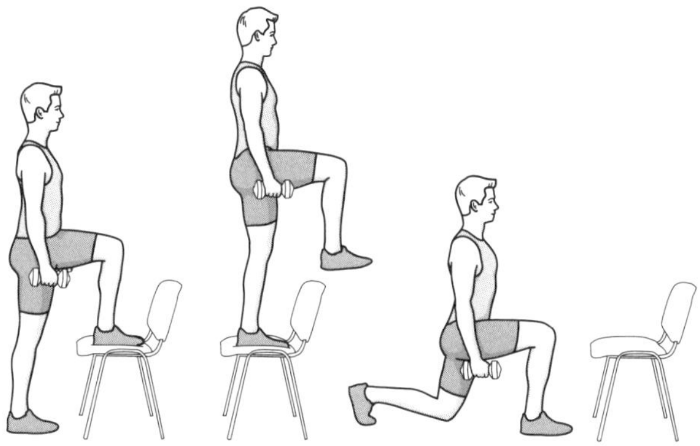

1 Kombi-Step-up mit Kurzhanteln

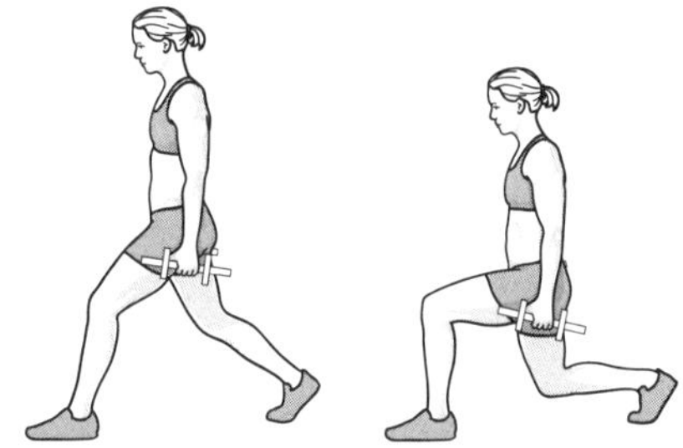

2 Statischer Ausfallschritt mit Kurzhanteln

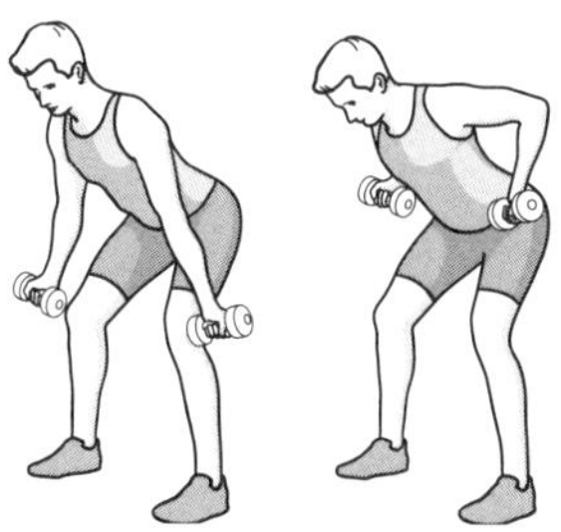

3 Vorgebeugtes Kurzhantel-Rudern

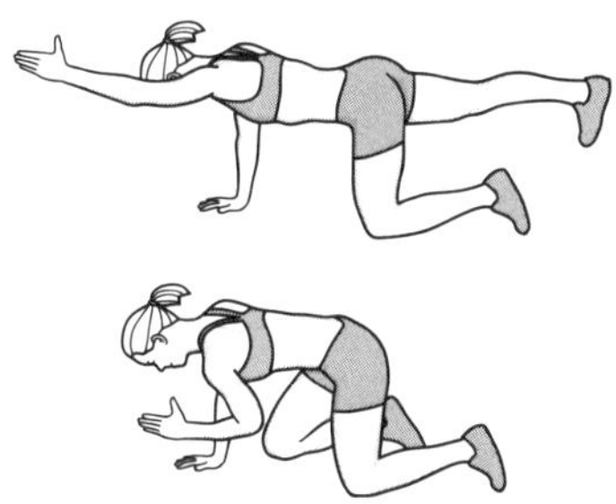

4 Bird Dog

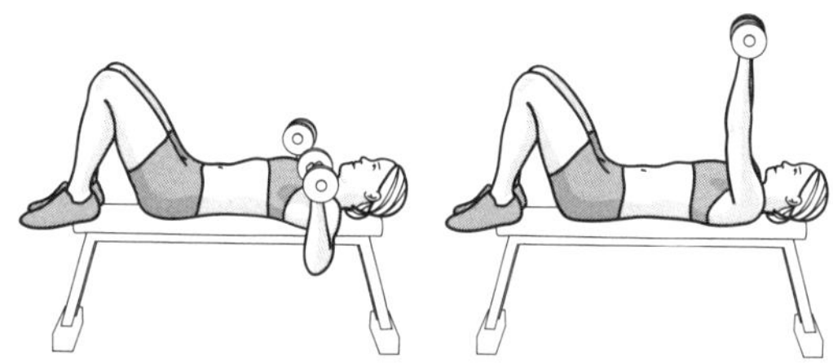

5 Kurzhantel-Drücken

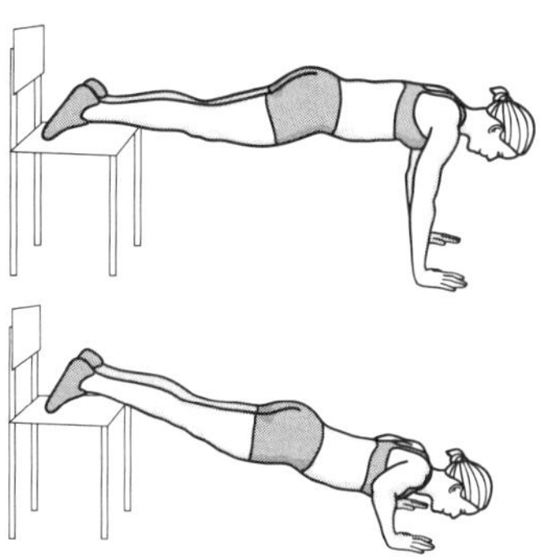

6 Liegestütz mit erhöhten Füßen

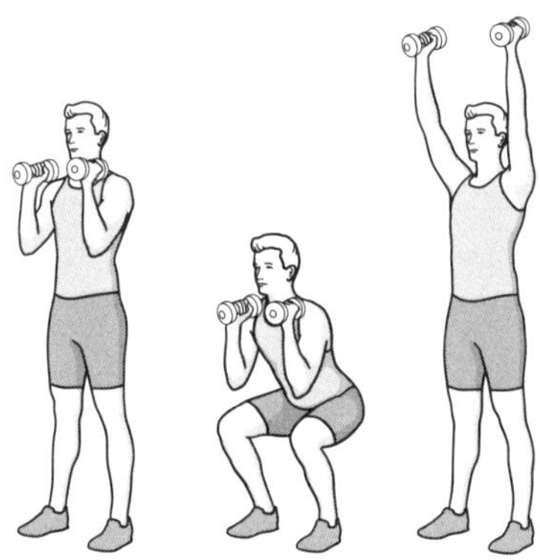

7 Thruster

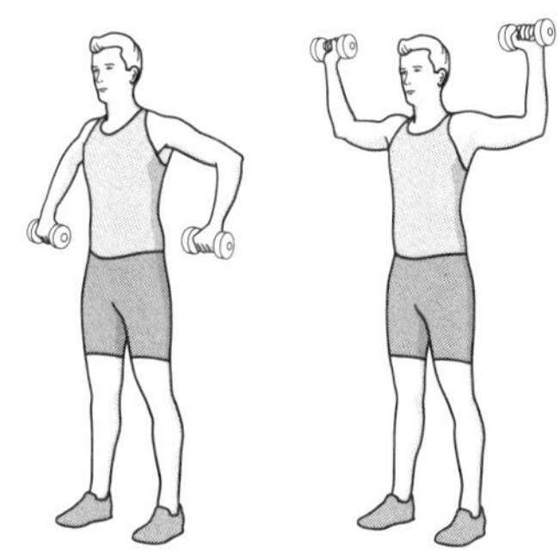

8 Schulterrotation stehend

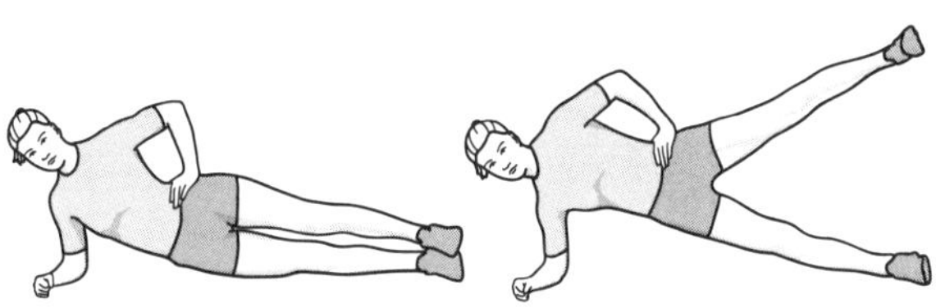

9 Verschärfter Seitstütz mit Hüftheben

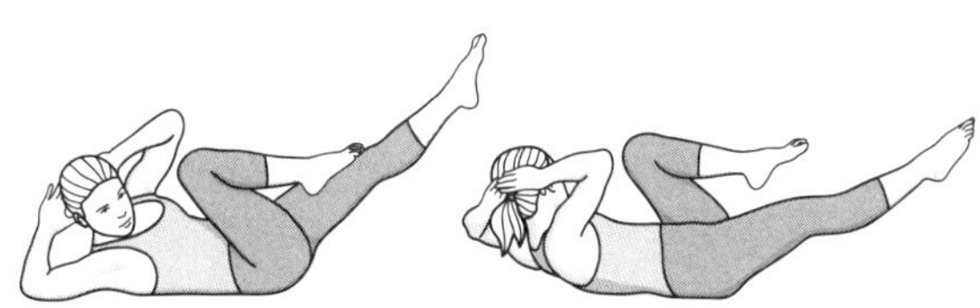

10 Bicycle-Crunch

15 Ganzkörperworkout für Fortgeschrittene 5

Trainingsphase II
Bewegungstempo (in Sekunden): 2 hoch, 3 runter
Einheiten pro Woche: 2–3

1 **2** 3

	Übungen	Wiederholungen (Wdh.)/ Belastungszeit	Belastungspause in Minuten	Sätze	Seite
1	Squeeze-Press	10–12 Wdh.	2	3	125
2	Spiderman-Liegestütz	5–6 Wdh. je Seite	2	3	124
3	Wechselseitiges vorgebeugtes Kurzhantel-Rudern	10–12 Wdh. je Seite	2	3	128
4	Lat-Rudern	10–12 Wdh.	2	3	127
5	Schulterrotation stehend	10–12 Wdh.	2	3	132
6	Aufrechtes Kurzhantel-Rudern	10–12 Wdh.	2	3	131
7	Goblet-Squat	10–12 Wdh.	2	3	144
8	Dips	12–15 Wdh.	2	3	134
9	Russian Twist	10–12 Wdh. je Seite	2	3	141
10	Schräger Crunch mit überkreuzten Beinen	je Seite so viele Wiederholungen wie möglich bis zum Muskelversagen	2	3	137

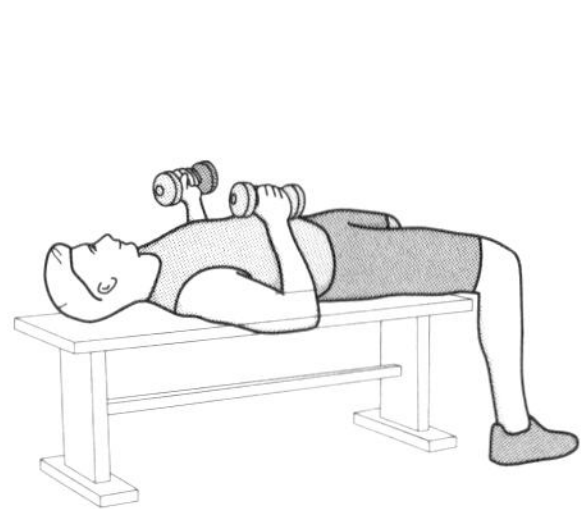

1 Squeeze-Press

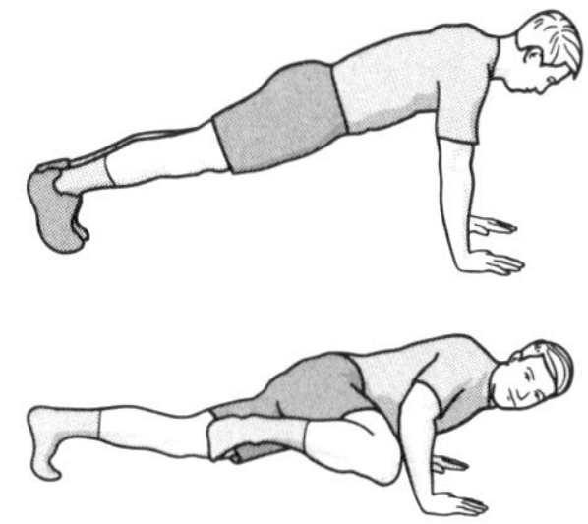

2 Spiderman-Liegestütz

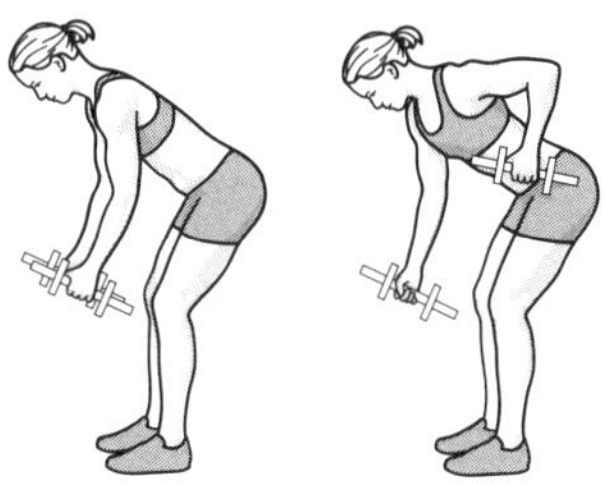

3 Wechselseitiges vorgebeugtes Kurzhantel-Rudern

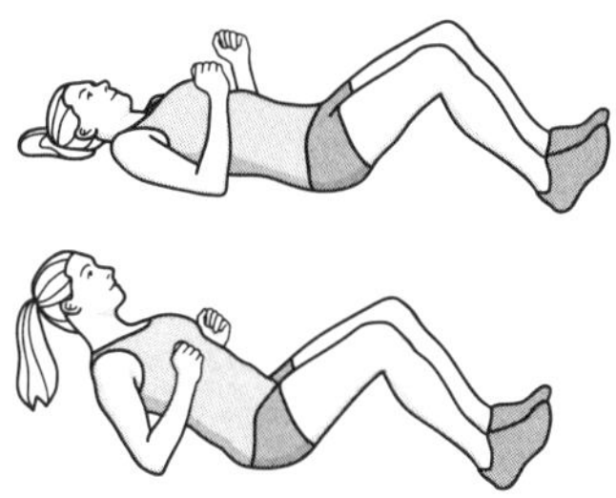

4 Lat-Rudern

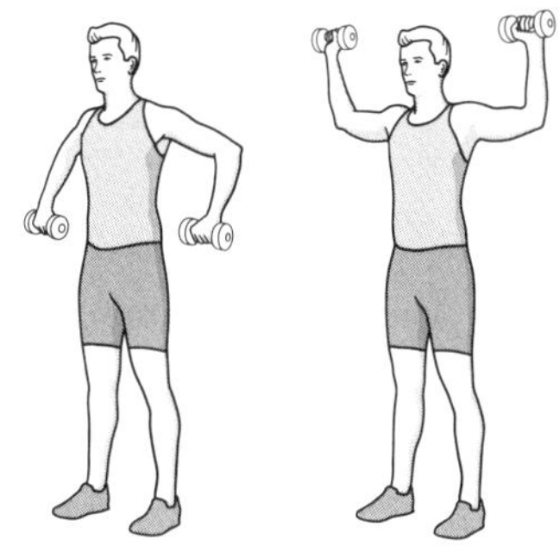

5 Schulterrotation stehend

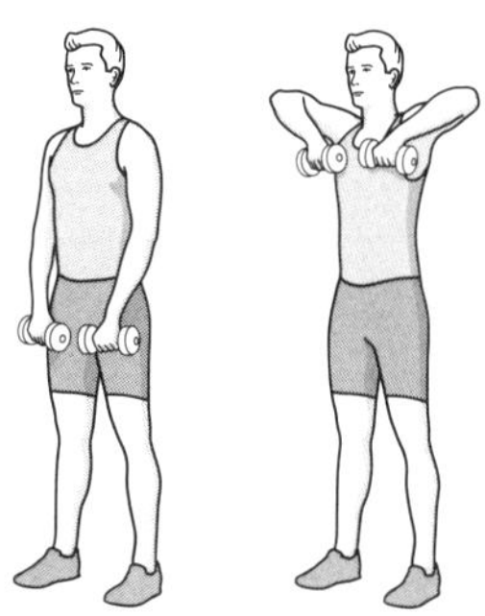

6 Aufrechtes Kurzhantel-Rudern

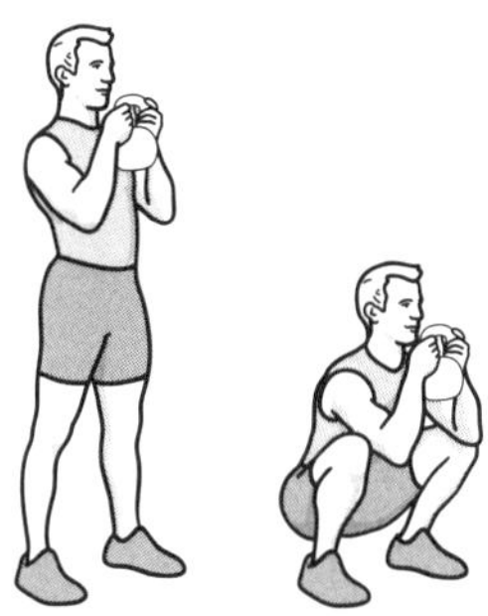

7 Goblet-Squat

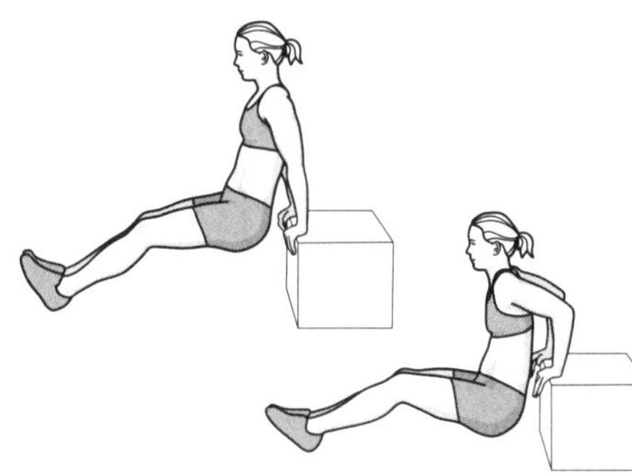

8 Dips

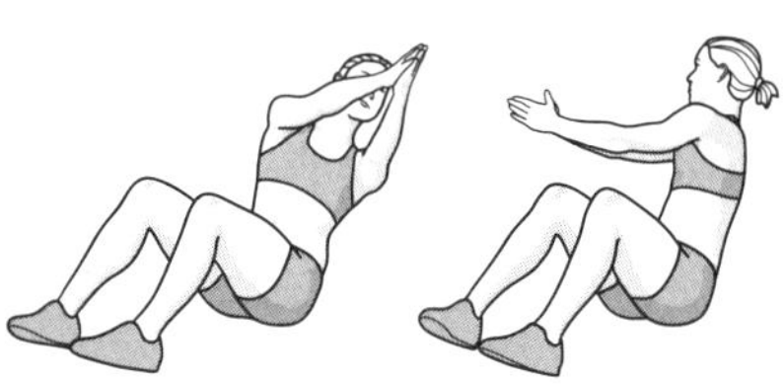

9 Russian Twist

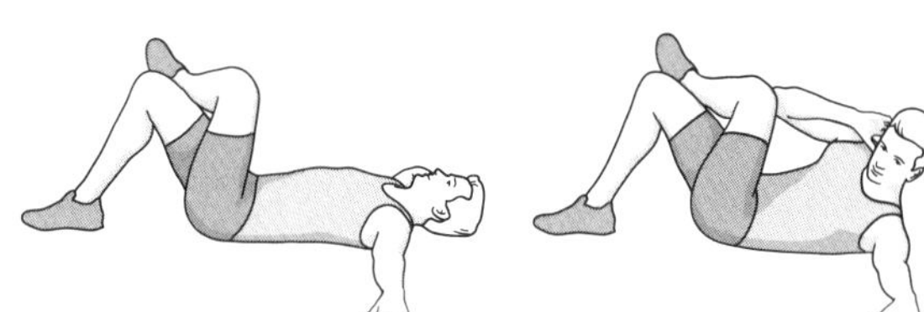

10 Schräger Crunch mit überkreuzten Beinen

16 Ganzkörperworkout für Fortgeschrittene 6

Trainingsphase II
Bewegungstempo (in Sekunden): 2 hoch, 3 runter
Einheiten pro Woche: 2–3

1 **2** 3

	Übungen	**Wiederholungen (Wdh.)/ Belastungszeit**	**Belastungspause in Minuten**	**Sätze**	**Seite**
1	Liegestütz mit erhöhten Füßen	10–12 Wdh.	2	3	126
2	Kurzhantel-Drücken	10–12 Wdh.	2	3	124
3	Überzüge mit Kurzhantel	10–12 Wdh.	2	3	126
4	Kreuzhebe-Kombi	5–6 Wdh. je Seite	2	3	129
5	Schulterrotation im Liegen	10–12 Wdh. je Seite	2	3	132
6	Aufrechtes Kurzhantel-Rudern	10–12 Wdh.	2	3	131
7	Dips	10–12 Wdh.	2	3	134
8	Spider-Curl	10–12 Wdh.	2	3	133
9	Verschärfter Seitstütz mit Hüftheben	12–15 Wdh. je Seite	2	3	140
10	Reverse Crunch	12–15 Wdh.	2	3	137

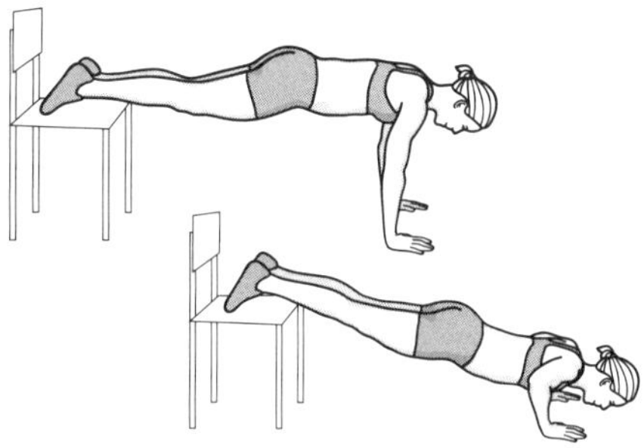

1 Liegestütz mit erhöhten Füßen

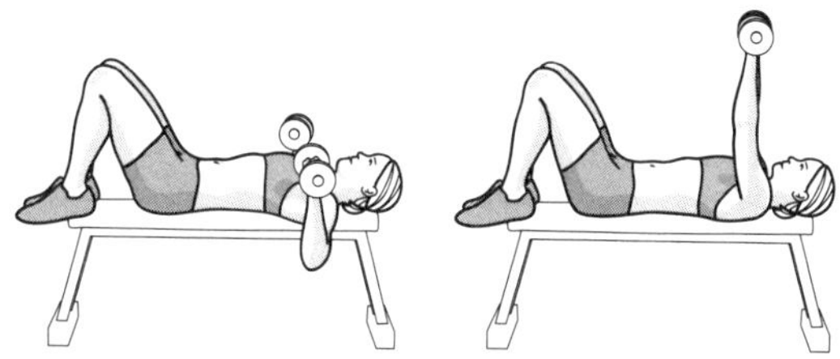

2 Kurzhantel-Drücken

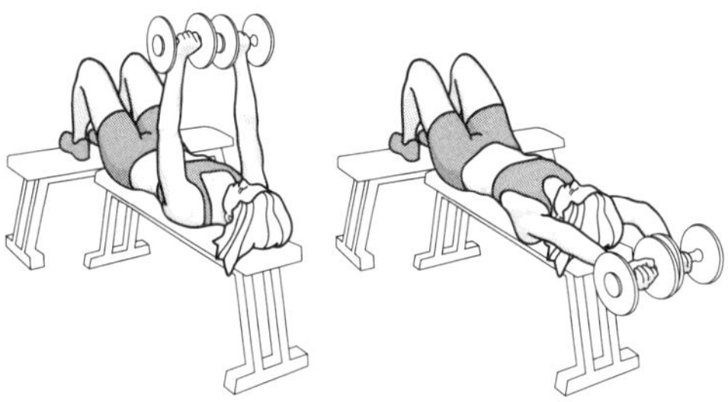

3 Überzüge mit Kurzhantel

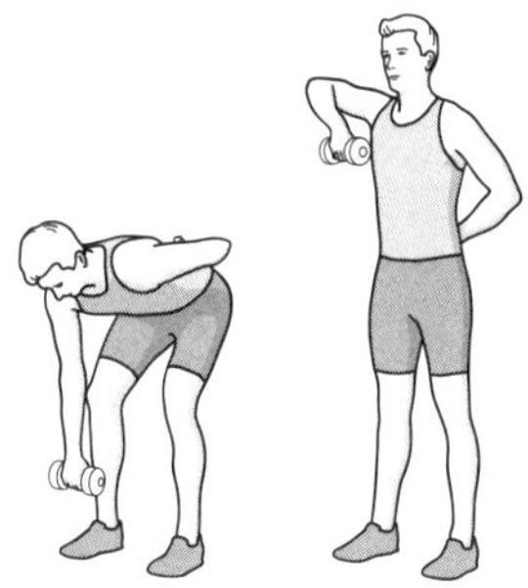

4 Kreuzhebe-Kombi

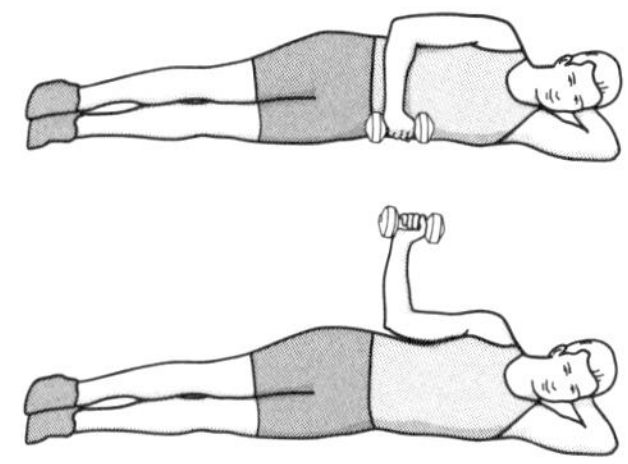

5 Schulterrotation im Liegen

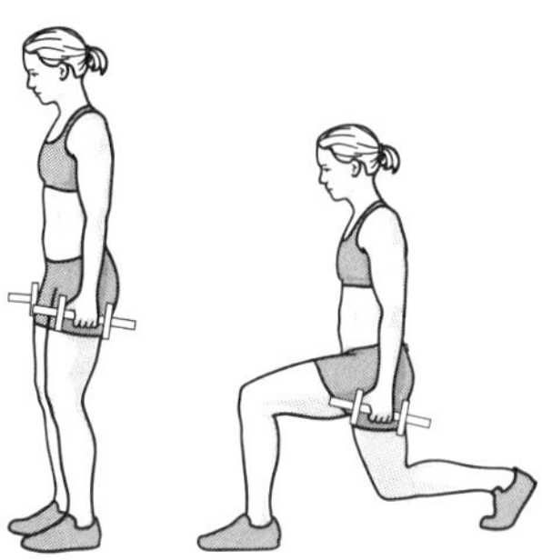

6 Aufrechtes Kurzhantel-Rudern

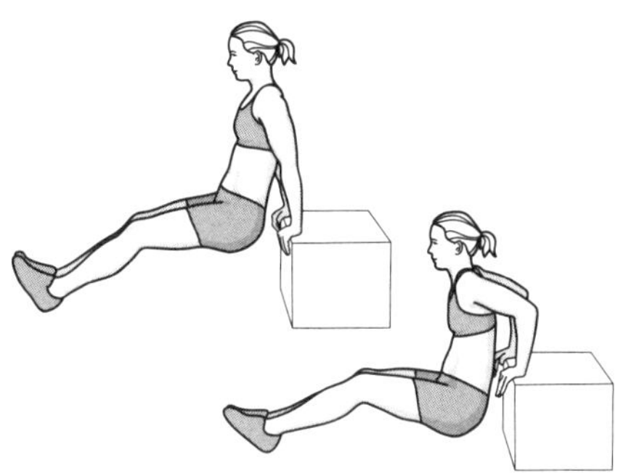

7 Dips

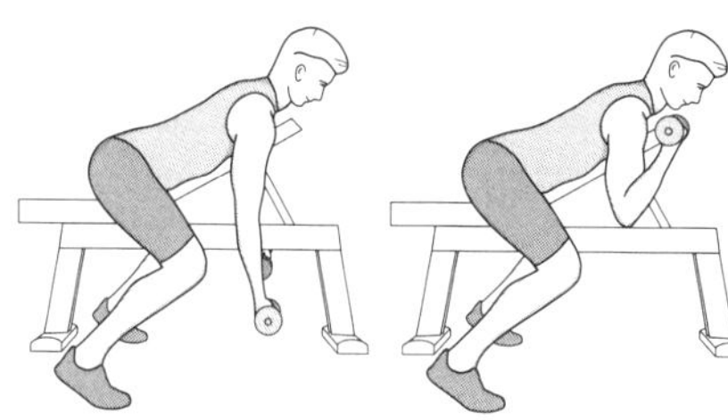

8 Spider-Curl

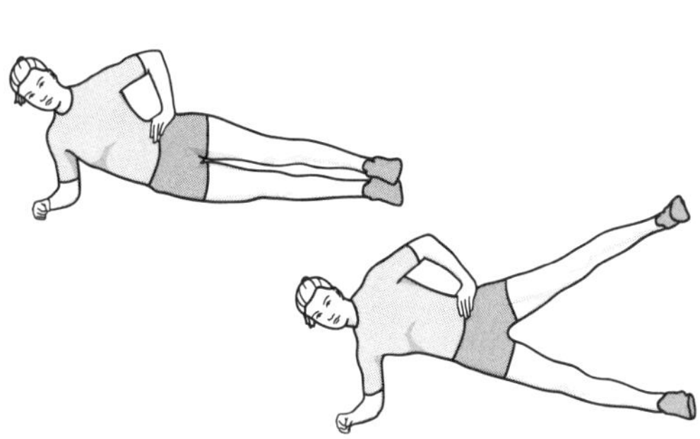

9 Verschärfter Seitstütz mit Hüftheben

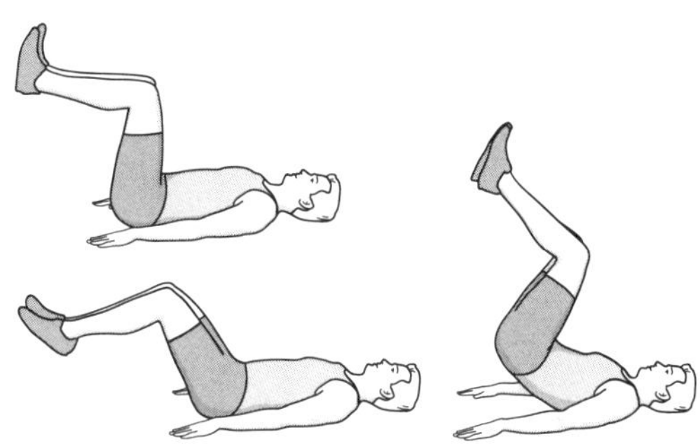

10 Reverse Crunch

17 Ganzkörperworkout für Fortgeschrittene 7

Trainingsphase II
Bewegungstempo (in Sekunden): 2 hoch, 3 runter
Einheiten pro Woche: 2–3

1 **2** 3

	Übungen	Wiederholungen (Wdh.)/ Belastungszeit	Belastungspause in Minuten	Sätze	Seite
1	Kombi-Step-up mit Kurzhanteln	10–12 Wdh. je Seite	2	3	144
2	Einbeiniger Hip-Thrust	10–15 Wdh. je Seite	2	3	142
3	Wechselseitiges Kurzhantel-Schrägbankdrücken	10–12 Wdh. je Seite	2	3	125
4	Liegestütz-Rudern-Kombi	5–6 Wdh. je Seite	2	3	129
5	Kreuzhebe-Kombi	5–6 Wdh. je Seite	2	3	129
6	Lat-Rudern	10–12 Wdh.	2	3	127
7	Arnold-Press	10–12 Wdh.	2	3	130
8	Hammer-Curl	10–12 Wdh.	2	3	133
9	Trizeps-Push	10–12 Wdh.	2	3	135
10	Schräger Crunch	so viele Wiederholungen wie möglich bis zum Muskelversagen	2	3	136

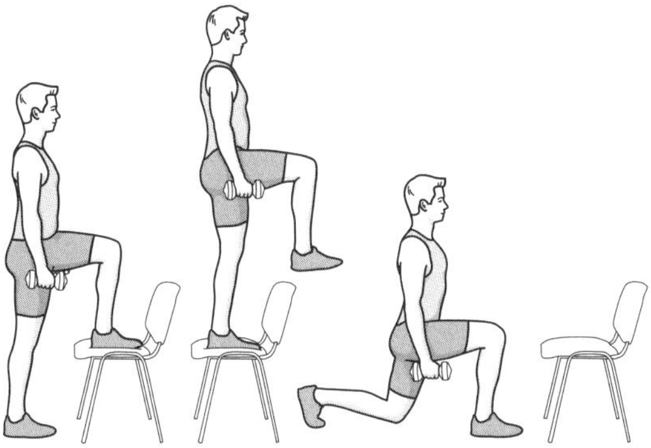

1 Kombi-Step-up mit Kurzhanteln

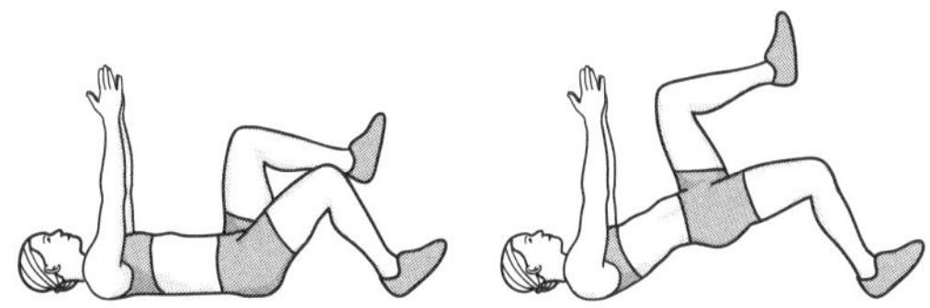

2 Einbeiniger Hip-Thrust

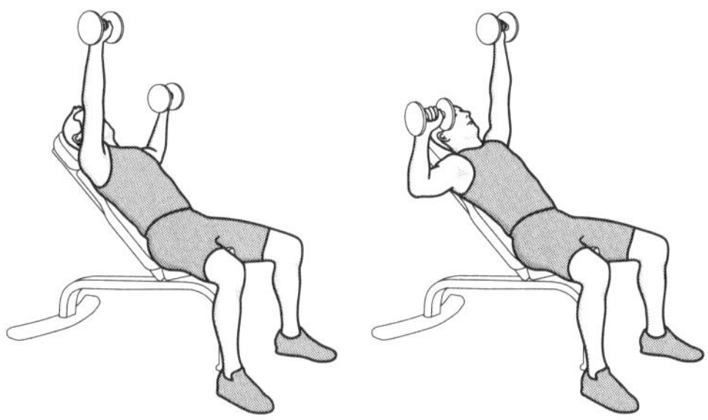

3 Wechselseitiges Kurzhantel-Schrägbankdrücken

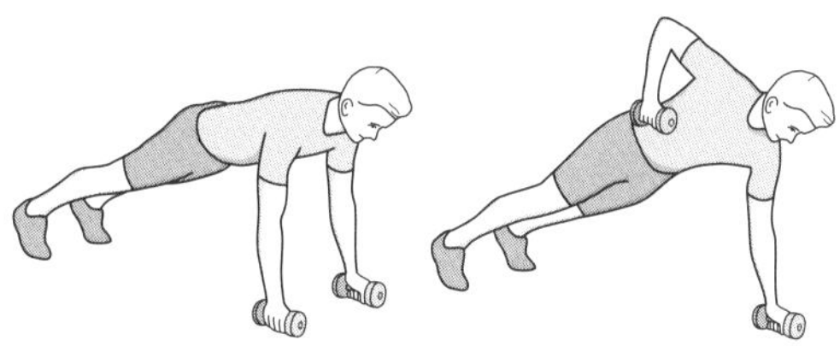

4 Liegestütz-Rudern-Kombi

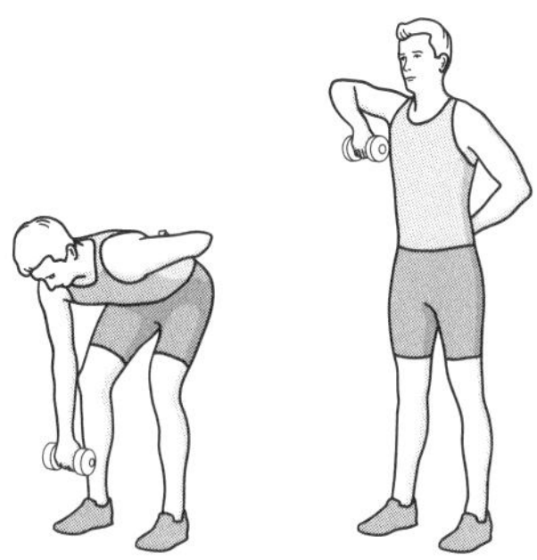

5 Kreuzhebe-Kombi

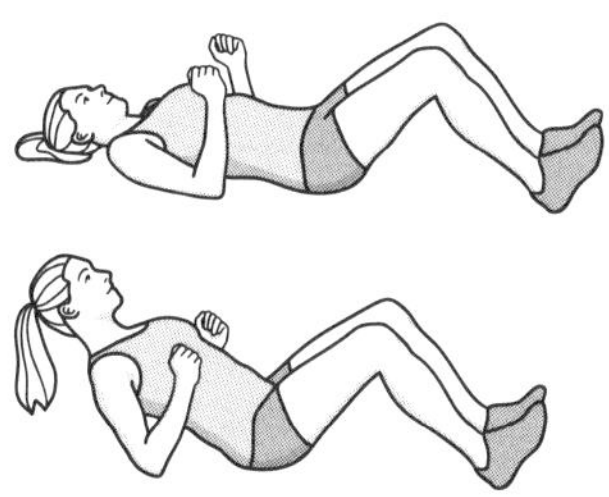

6 Lat-Rudern

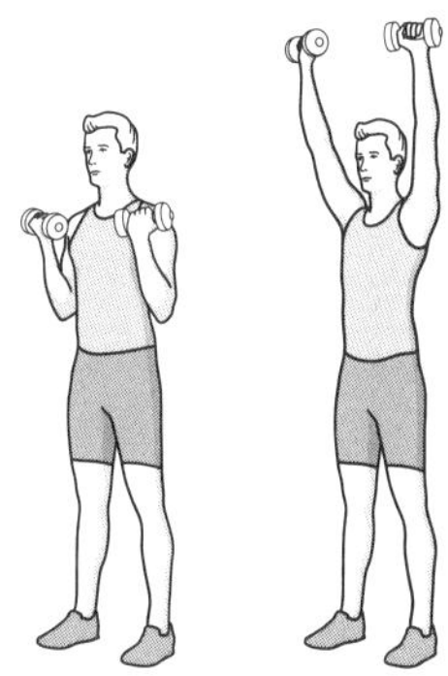

7 Arnold-Press

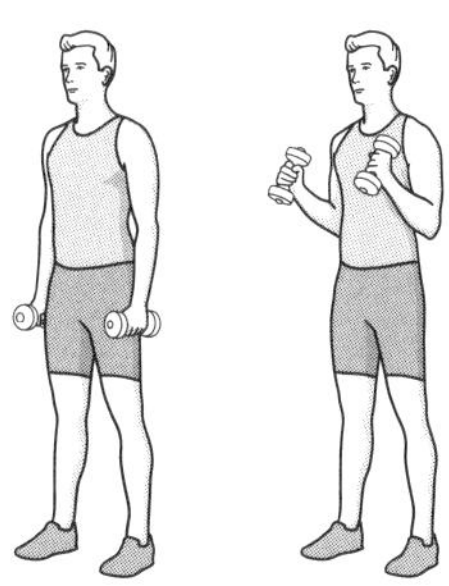

8 Hammer-Curl

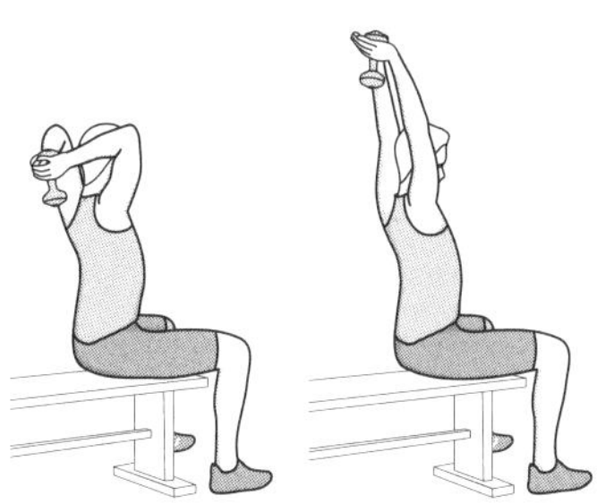

9 Trizeps-Push

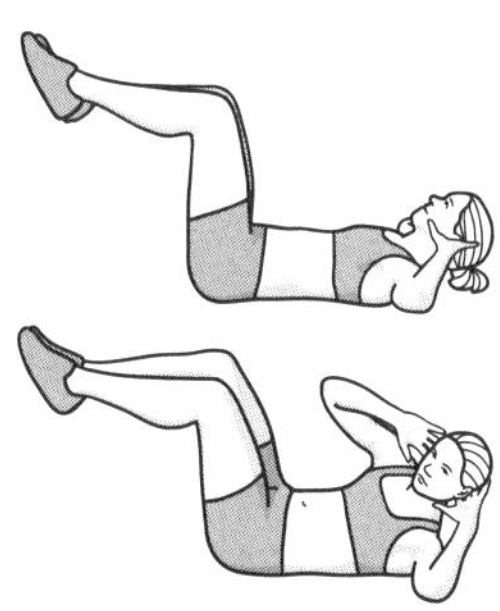

10 Schräger Crunch

18 Ganzkörperworkout für Fortgeschrittene 8

Trainingsphase II
Bewegungstempo (in Sekunden): 2 hoch, 3 runter
Einheiten pro Woche: 2–3

1 2 3

	Übungen	Wiederholungen (Wdh.)/ Belastungszeit	Belastungspause in Minuten	Sätze	Seite
1	Spiderman-Liegestütz	8–10 Wdh. je Seite	2	3	124
2	Fliegende Bewegung	12–15 Wdh.	2	3	126
3	Überkopf-Schulterdrücken	10–12 Wdh.	2	3	132
4	Wechselseitiges vorgebeugtes Kurzhantel-Rudern	10–12 Wdh. je Seite	2	3	128
5	Reverse Fliegende	10–12 Wdh.	2	3	128
6	Spider-Curl	10–12 Wdh.	2	3	133
7	Trizepsstrecken hinter dem Kopf	10–12 Wdh.	2	3	135
8	Verschärfter Seitstütz mit Hüftheben	12–15 Wdh. je Seite	2	3	140
9	Reverse Profi-Crunch	10–12 Wdh. je Seite	2	3	138
10	Schräger Crunch	so viele Wiederholungen wie möglich bis zum Muskelversagen	2	3	136

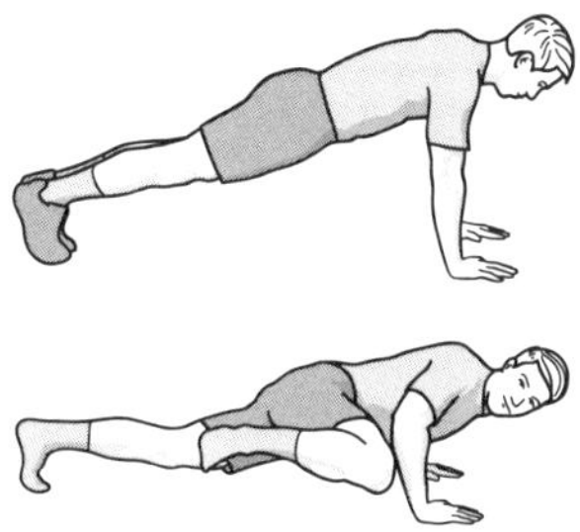

1 Spiderman-Liegestütz

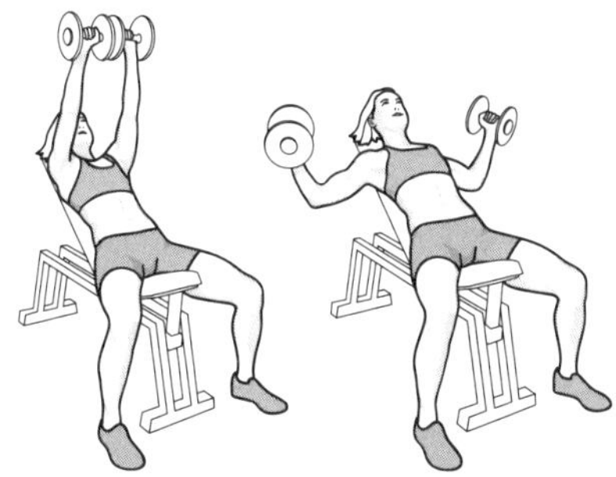

2 Fliegende Bewegung

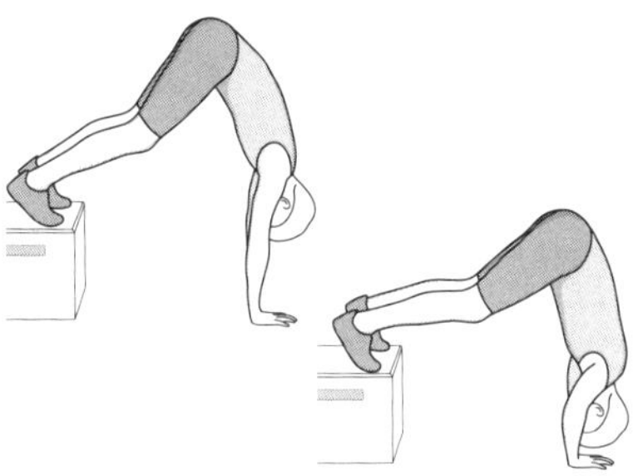

3 Überkopf-Schulterdrücken

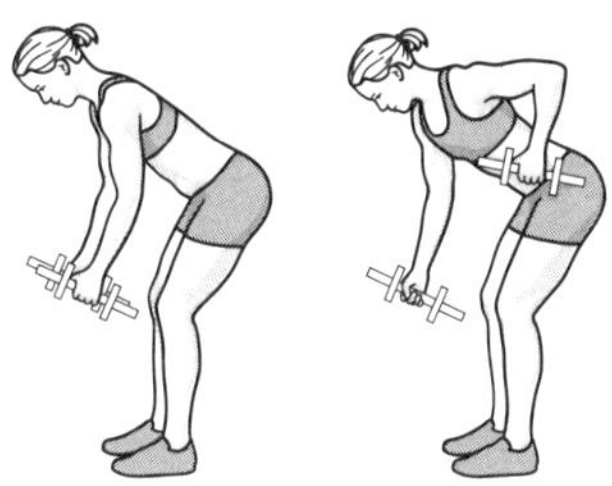

4 Wechselseitiges vorgebeugtes Kurzhantel-Rudern

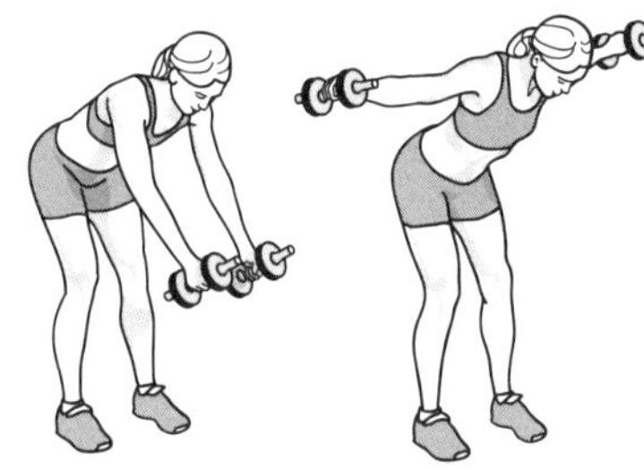

5 Reverse Fliegende

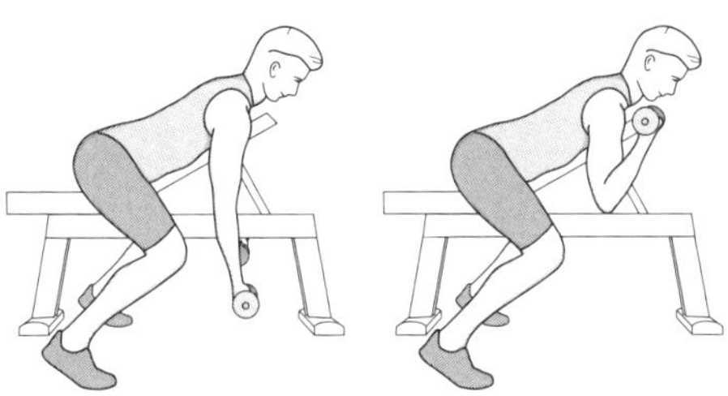

6 Spider-Curl

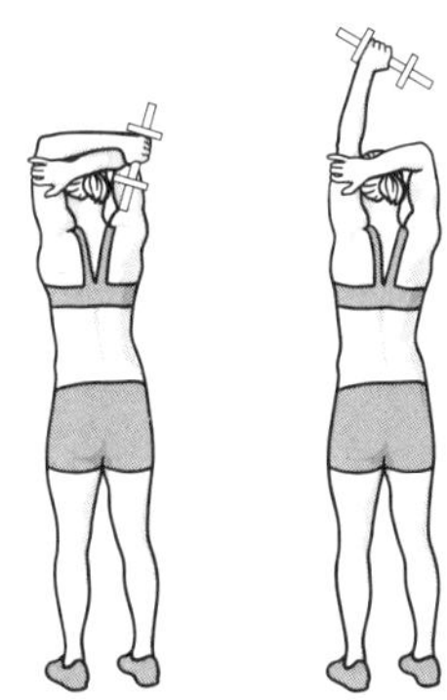

7 Trizepsstrecken hinter dem Kopf

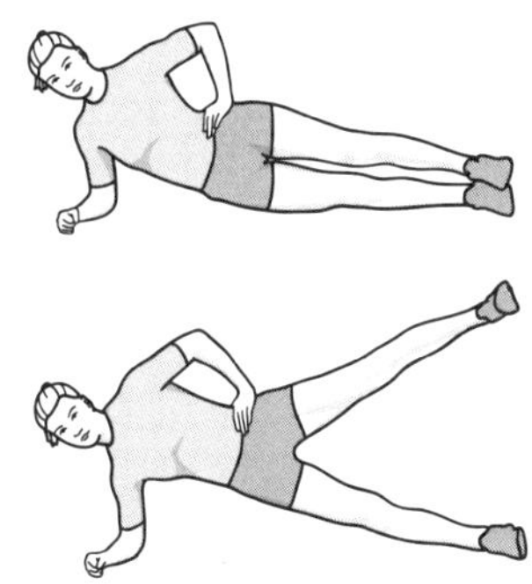

8 Verschärfter Seitstütz mit Hüftheben

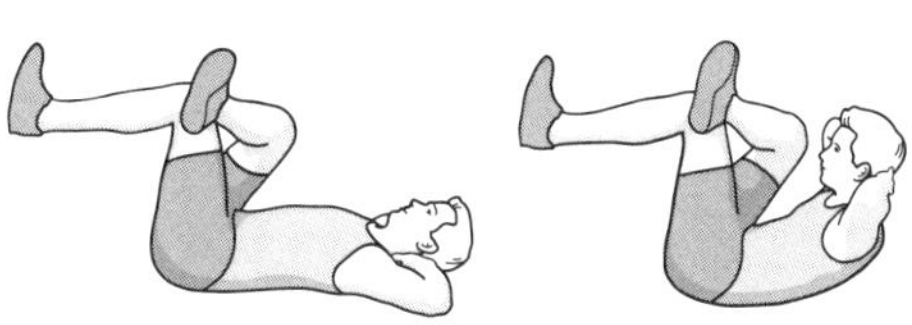

9 Reverse Profi-Crunch

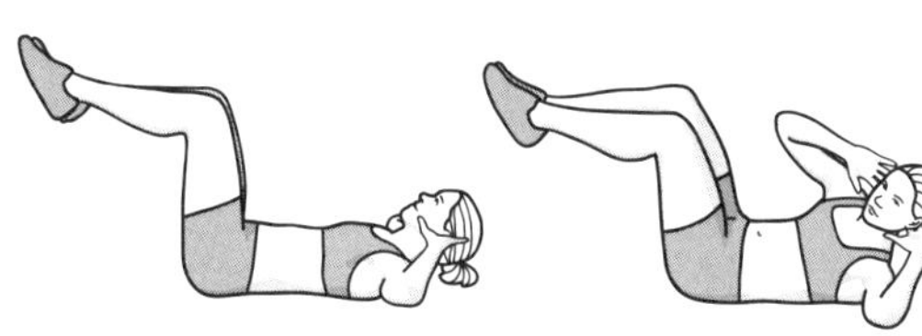

10 Schräger Crunch

19 Ganzkörperworkout für Fortgeschrittene 9

Trainingsphase II
Bewegungstempo (in Sekunden): 2 hoch, 3 runter
Einheiten pro Woche: 2–3

1 **2** 3

	Übungen	Wiederholungen (Wdh.)/ Belastungszeit	Belastungspause in Minuten	Sätze	Seite
1	Kombi-Step-up mit Kurzhanteln	12–15 Wdh. je Seite	2	3	144
2	Ausfallschritt zur Seite	12–15 Wdh. je Seite	2	3	144
3	Klimmzüge an der Tischkante	12–15 Wdh.	2	3	129
4	Reverse Fliegende	10–12 Wdh.	2	3	128
5	Fliegende Bewegung	10–12 Wdh.	2	3	126
6	Squeeze-Press	10–12 Wdh.	2	3	125
7	Frontheben	10–12 Wdh.	2	3	131
8	Spider-Curl	12–15 Wdh.	2	3	133
9	Trizeps-Push	10–12 Wdh.	2	3	135
10	Butterfly-Sit-ups	so viele Wiederholungen wie möglich bis zum Muskelversagen	2	3	136

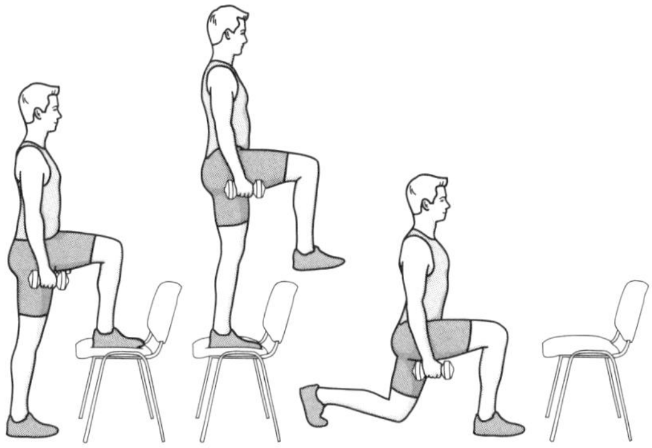

1 Kombi-Step-up mit Kurzhanteln

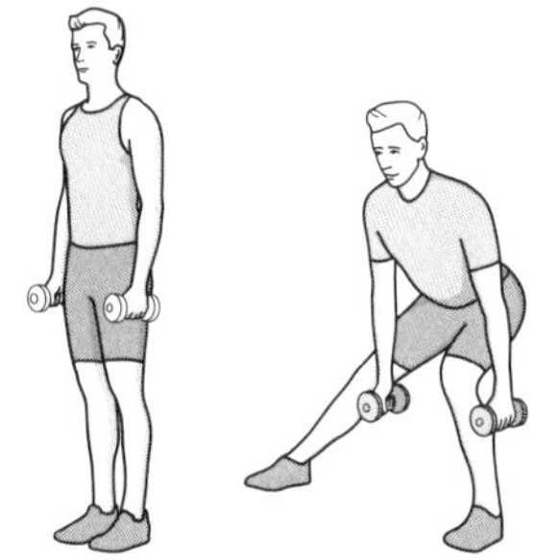

2 Ausfallschritt zur Seite

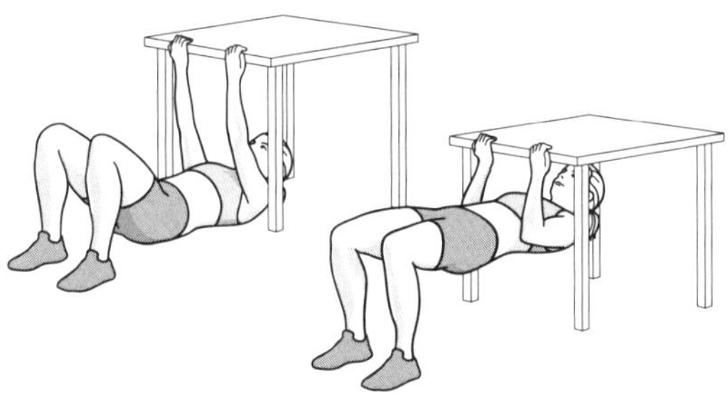

3 Klimmzüge an der Tischkante

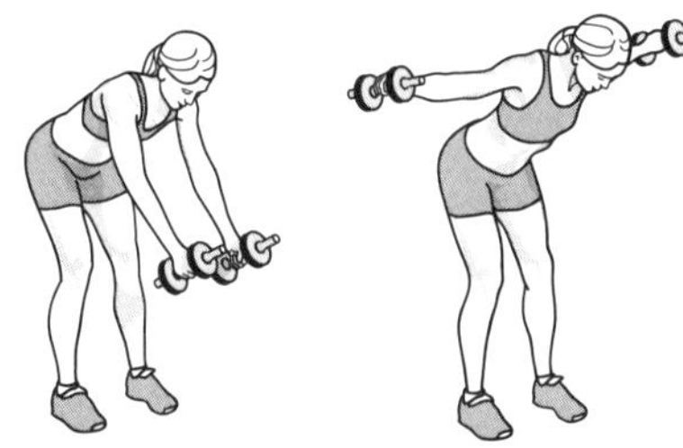

4 Reverse Fliegende

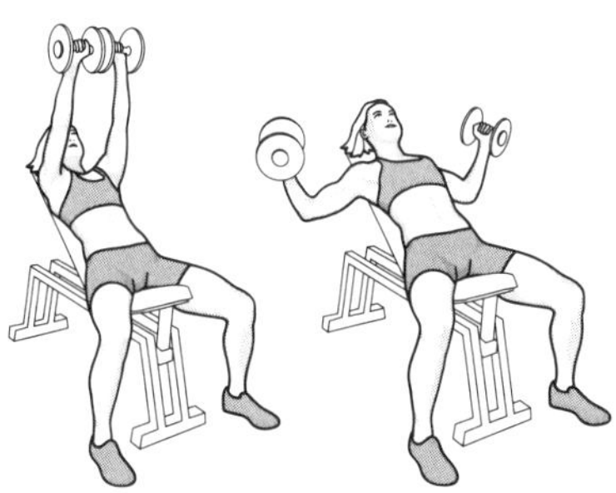

5 Fliegende Bewegung

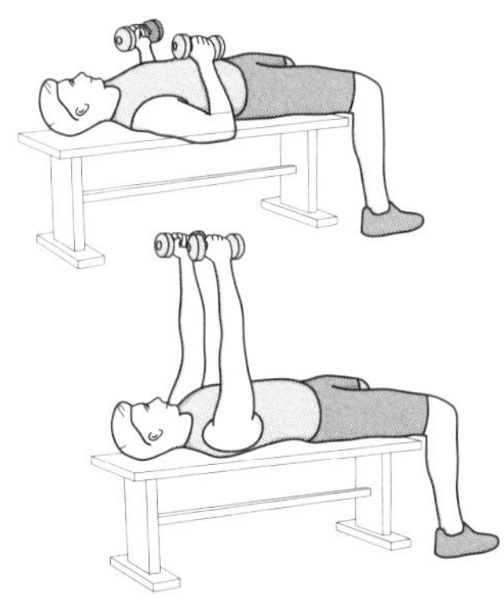

6 Squeeze-Press

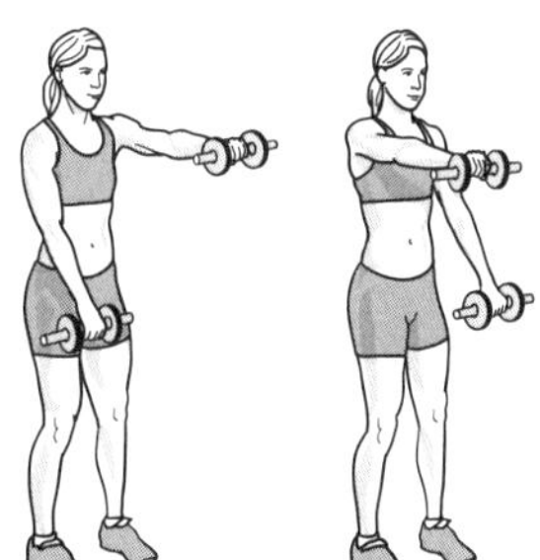

7 Frontheben

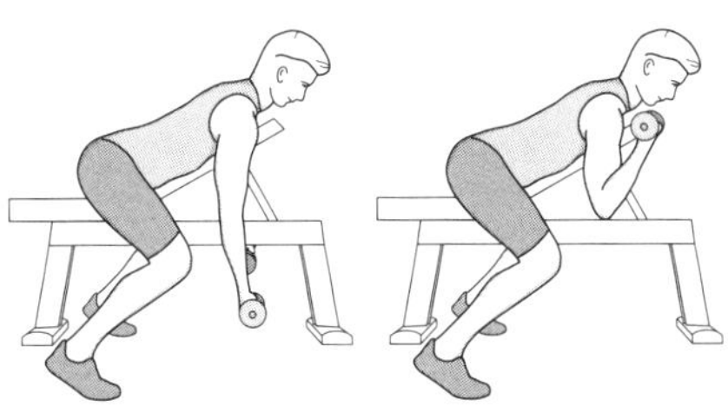

8 Spider-Curl

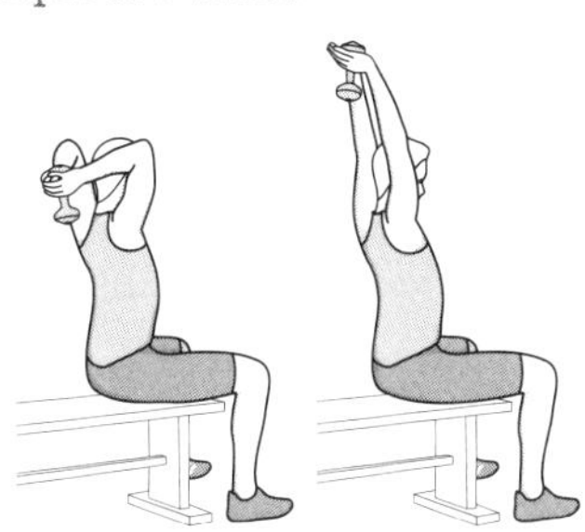

9 Trizeps-Push

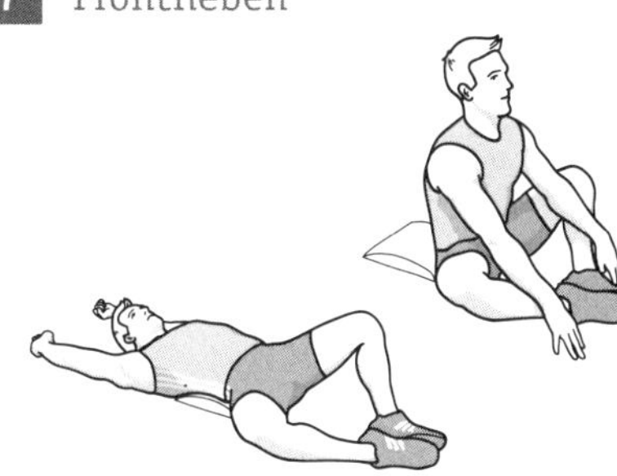

10 Butterfly-Sit-ups

20 Ganzkörperworkout für Fortgeschrittene 10

Trainingsphase II
Bewegungstempo (in Sekunden): 2 hoch, 3 runter
Einheiten pro Woche: 2–3

1 **2** 3

	Übungen	Wiederholungen (Wdh.)/ Belastungszeit	Belastungspause in Minuten	Sätze	Seite
1	Kreuzhebe-Kombi	5–6 Wdh. je Seite	2	3	129
2	Liegestütz-Rudern-Kombi	5–6 Wdh. je Seite	2	3	129
3	Fliegende Bewegung	10–12 Wdh.	2	3	126
4	Wechselseitiges vorgebeugtes Kurzhantel-Rudern	10–12 Wdh. je Seite	2	3	128
5	Überkopf-Schulterdrücken	10–12 Wdh.	2	3	132
6	Aufrechtes Kurzhantel-Rudern	10–12 Wdh.	2	3	131
7	Hammer-Curl	10–12 Wdh.	2	3	133
8	Kickback mit Kurzhantel	10–12 Wdh. je Seite	2	3	135
9	Seitliche Rumpfstabilisation	12–15 Wdh. je Seite	2	3	139
10	Reverse Profi-Crunch	so viele Wiederholungen wie möglich bis zum Muskelversagen	2	3	138

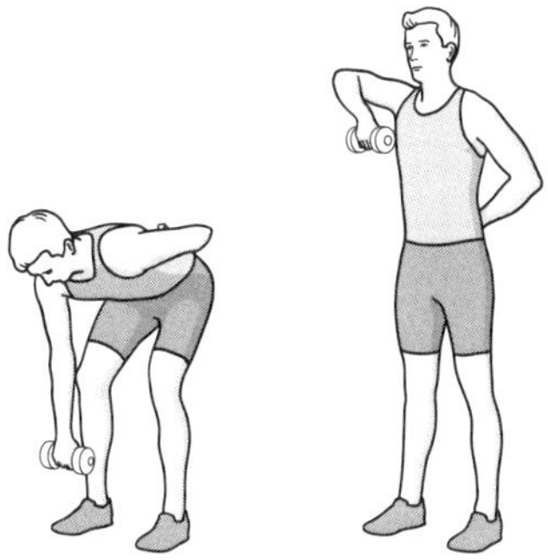

1 Kreuzhebe-Kombi

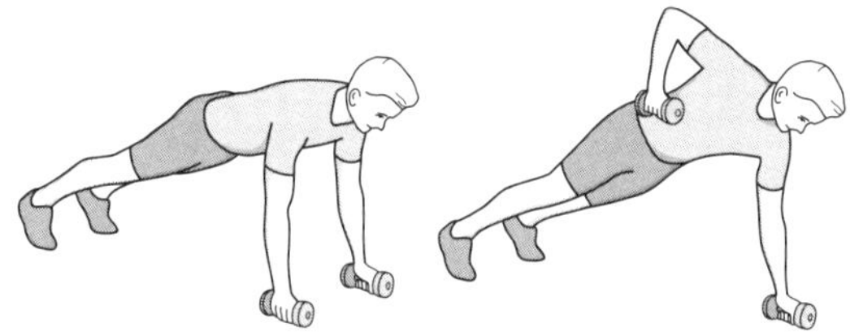

2 Liegestütz-Rudern-Kombi

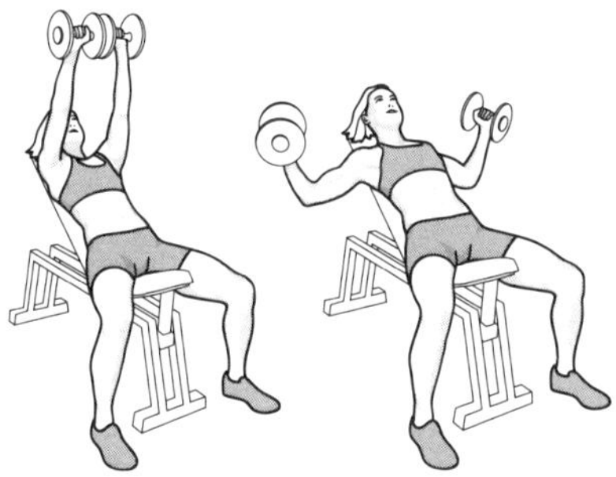

3 Fliegende Bewegung

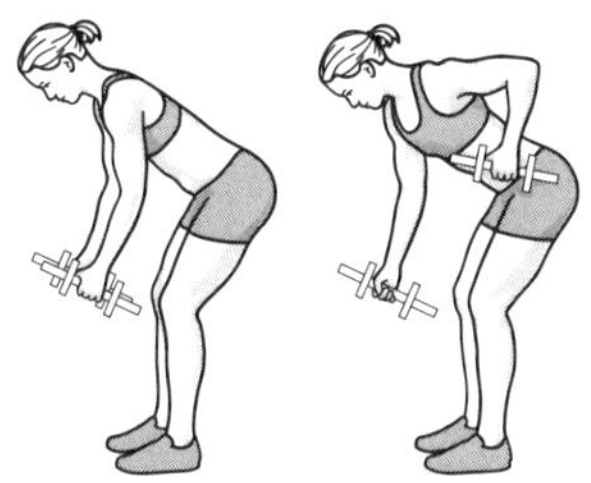

4 Wechselseitiges vorgebeugtes Kurzhantel-Rudern

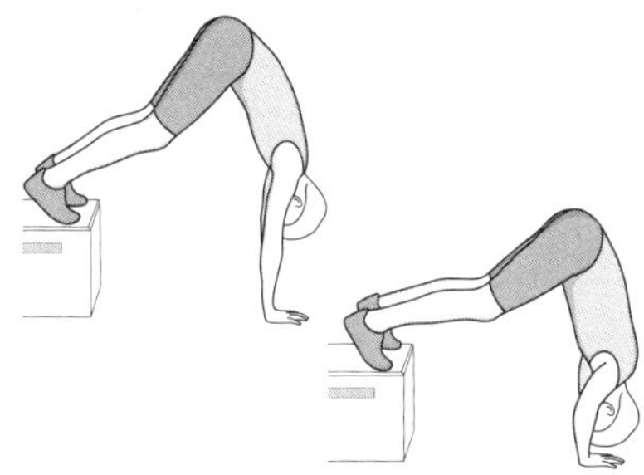

5 Überkopf-Schulterdrücken

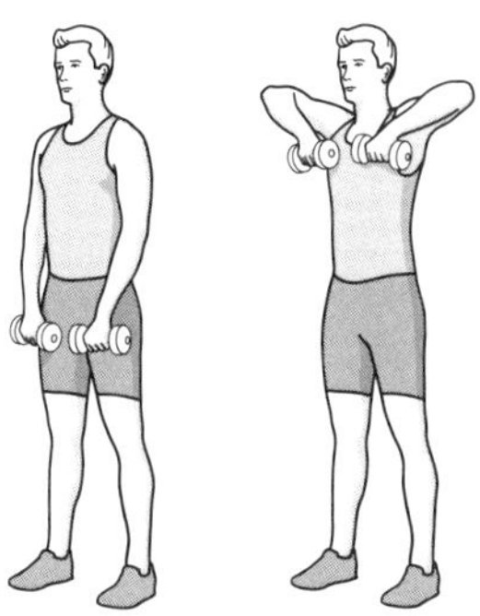

6 Aufrechtes Kurzhantel-Rudern

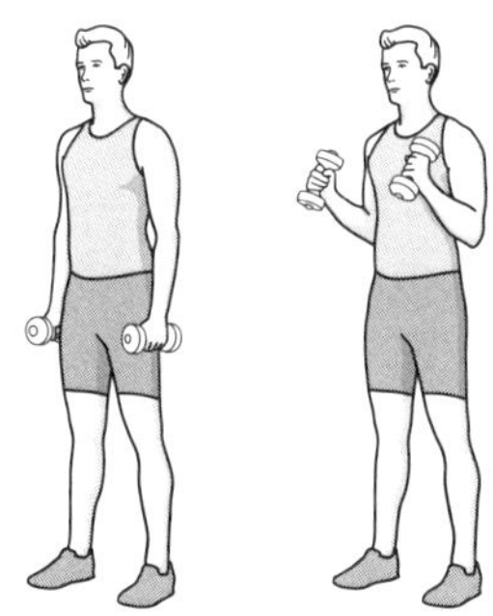

7 Hammer-Curl

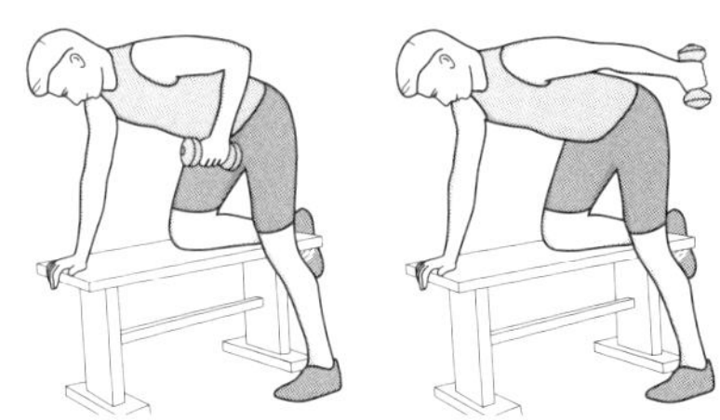

8 Kickback mit Kurzhantel

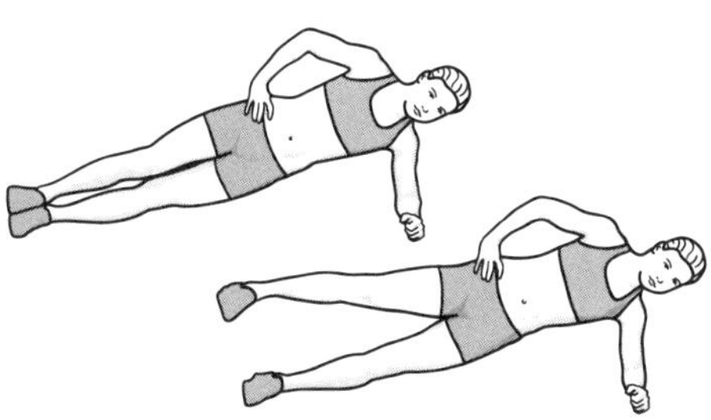

9 Seitliche Rumpfstabilisation

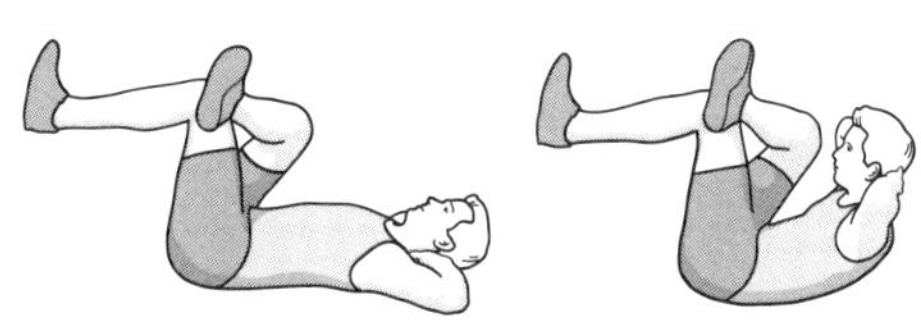

10 Reverse Profi-Crunch

21 Ganzkörperworkout für Fortgeschrittene 11

Trainingsphase II
Bewegungstempo (in Sekunden): 2 hoch, 3 runter
Einheiten pro Woche: 2–3

1 **2** 3

	Übungen	Wiederholungen (Wdh.)/ Belastungszeit	Belastungspause in Minuten	Sätze	Seite
1	Liegestütz mit erhöhten Füßen	12–15 Wdh.	2	3	126
2	Wechselseitiges Kurzhantel-Schrägbankdrücken	10–12 Wdh. je Seite	2	3	125
3	Frontheben	10–12 Wdh.	2	3	131
4	Schulterheben	10–12 Wdh.	2	3	130
5	Reverse Fliegende	10–12 Wdh.	2	3	128
6	Kurzhantel-Rudern mit Rumpfdrehung	10–12 Wdh. je Seite	2	3	128
7	Spider-Curl	10–12 Wdh.	2	3	133
8	Trizepsstrecken im Liegen	10–12 Wdh.	2	3	135
9	Schräger Crunch mit überkreuzten Beinen	12–15 Wdh. je Seite	2	3	137
10	Gestreckter Crunch	so viele Wiederholungen wie möglich bis zum Muskelversagen	2	3	137

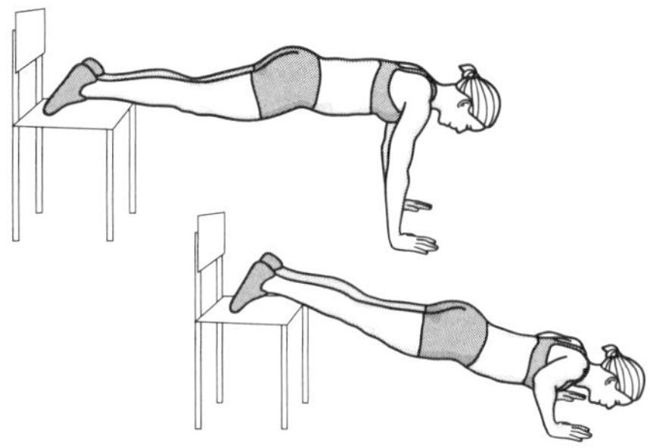

1 Liegestütz mit erhöhten Füßen

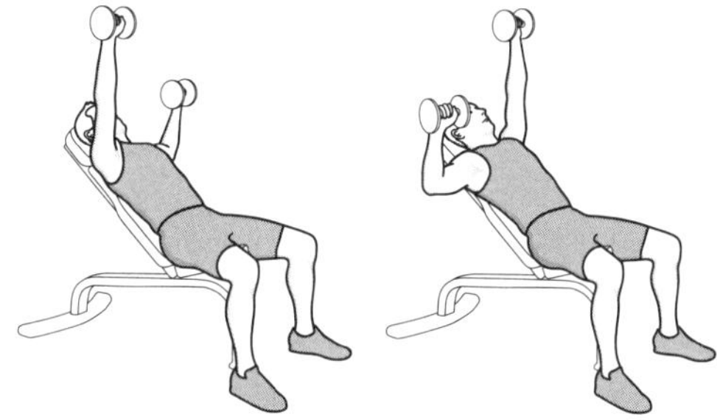

2 Wechselseitiges Kurzhantel-Schrägbankdrücken

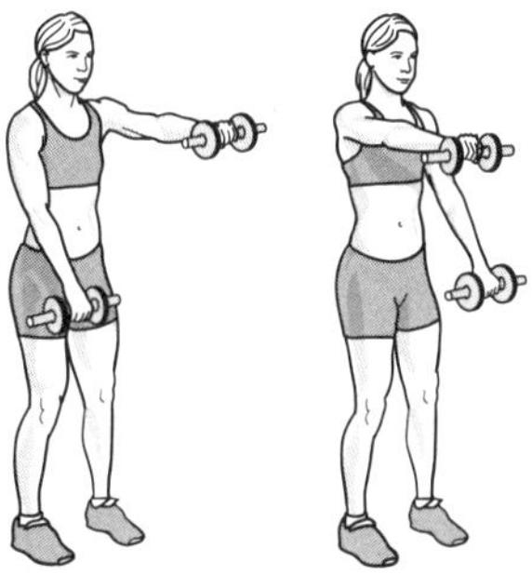

3 Frontheben

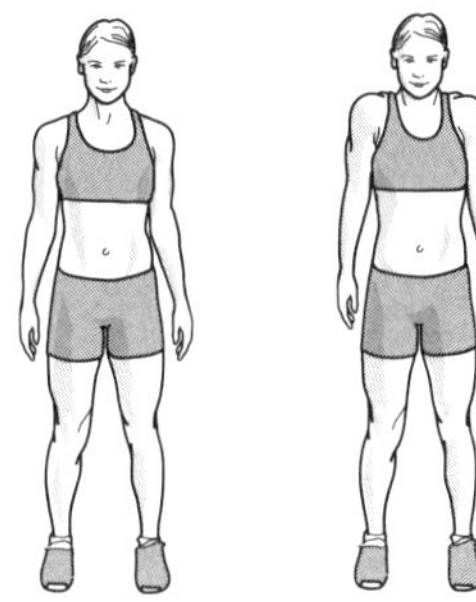

4 Schulterheben

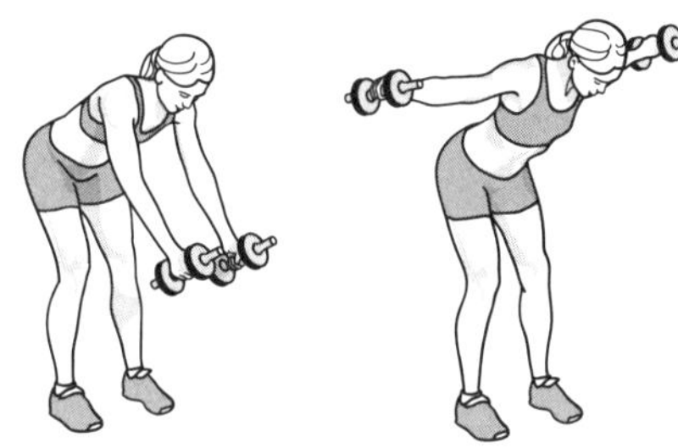

5 Reverse Fliegende

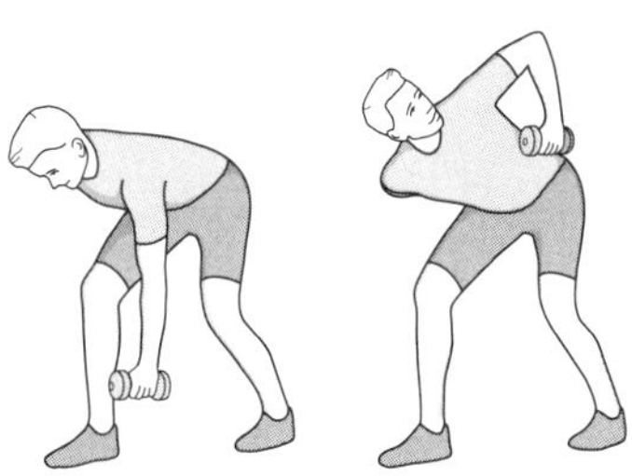

6 Kurzhantel-Rudern mit Rumpfdrehung

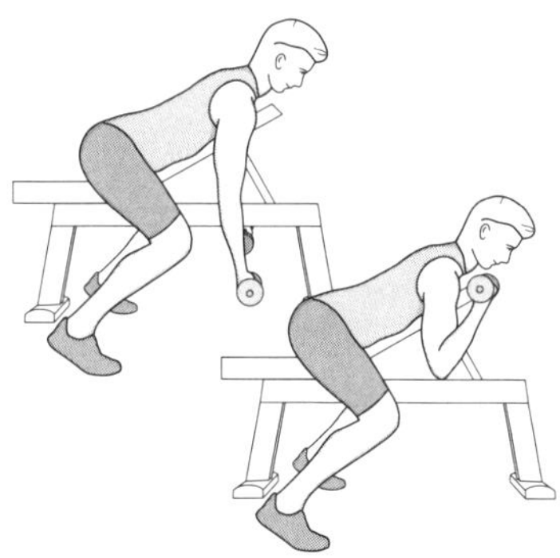

7 Spider-Curl

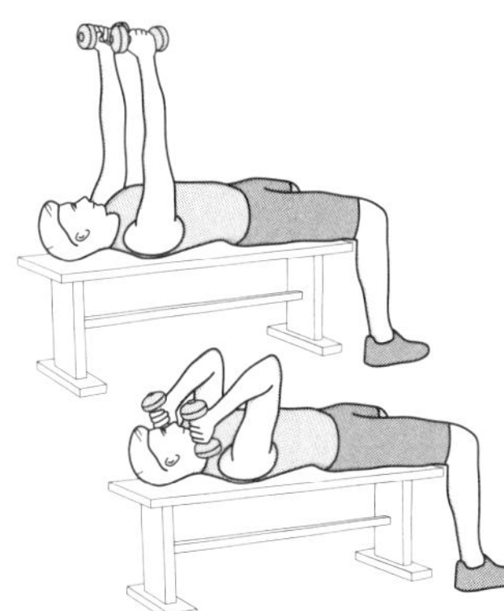

8 Trizepsstrecken im Liegen

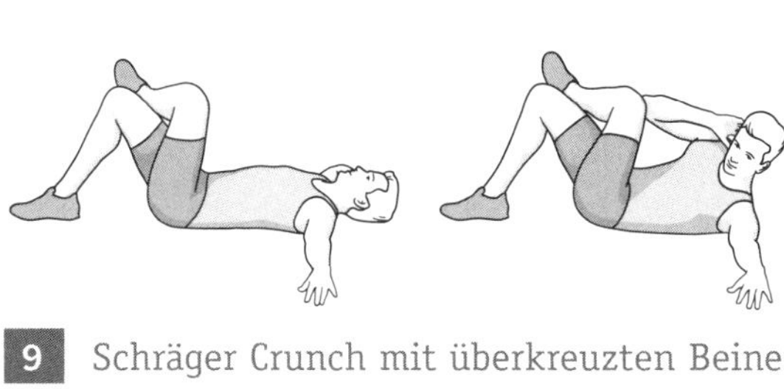

9 Schräger Crunch mit überkreuzten Beinen

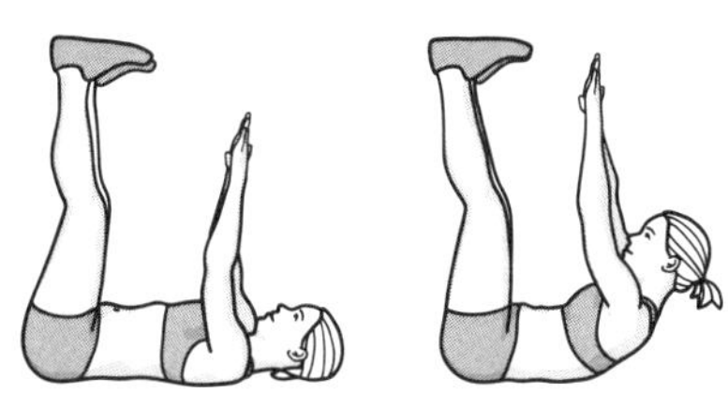

10 Gestreckter Crunch

22 Split-Training für Profis 1a – Oberkörper: Brust, Rücken, Schultern

1 2 **3**

Trainingsphase III
Bewegungstempo (in Sekunden): 2 hoch, 2–3 runter
Einheiten pro Woche: 2

	Übungen	Wiederholungen (Wdh.)/ Belastungszeit	Belastungspause in Minuten	Sätze	Seite
1	Kurzhantel-Drücken	6–12 Wdh.	2–3	3	124
2	Wechselseitiges Kurzhantel-Schrägbankdrücken	6–12 Wdh. je Seite	2–3	3	125
3	Überzüge mit Kurzhanteln	6–12 Wdh.	2–3	3	126
4	Liegestütz-Rudern-Kombi	3–6 Wdh. je Seite	2–3	3	129
5	Reverse Fliegende	6–12 Wdh.	2–3	3	128
6	Bird Dog	12–15 Wdh. je Seite	2–3	3	141
7	Überkopf-Schulterdrücken	10–12 Wdh.	2–3	3	132
8	Schulterheben	10–12 Wdh.	2–3	3	130
9	Seitheben	10–12 Wdh.	2–3	3	131

Hinweis: Beim Split-Training kannst du auch an zwei aufeinanderfolgenden Tagen trainieren, wenn du zwischen Workout 1a und 1b wechselst. Und keine Sorge, du wirst trotz müder Muskeln durchhalten, denn Workout 1b richtet sich an andere Muskelpartien als Workout 1a.

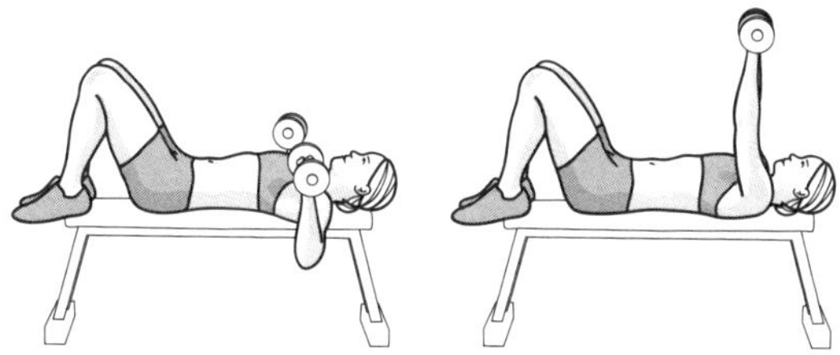

1 Kurzhantel-Drücken

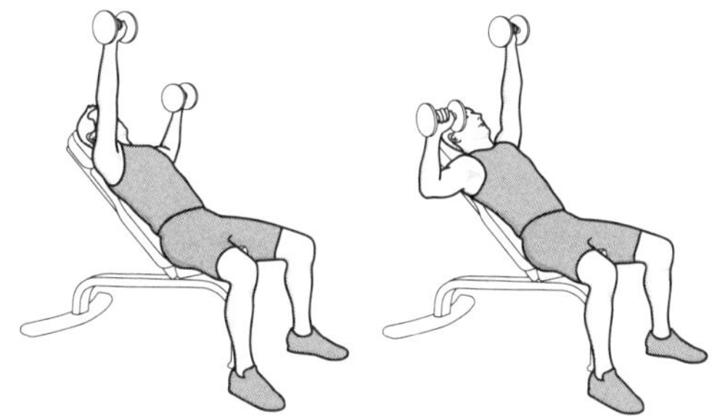

2 Wechselseitiges Kurzhantel-Schrägbankdrücken

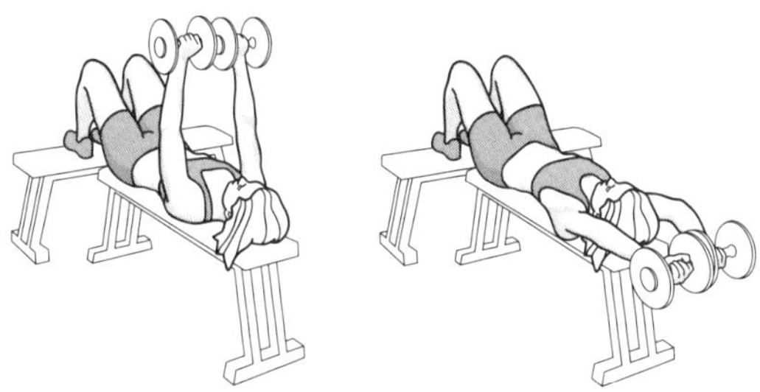

3 Überzüge mit Kurzhanteln

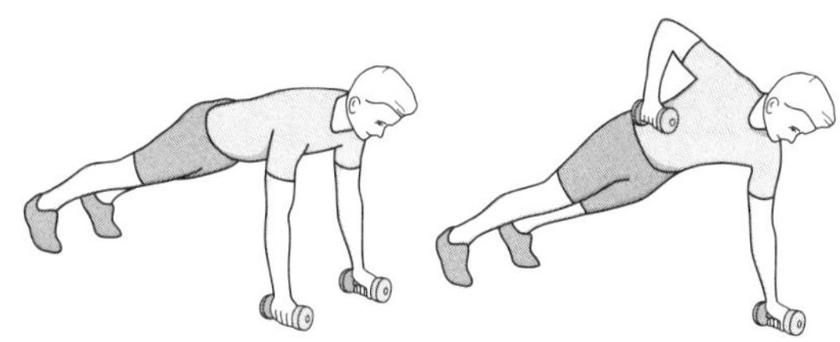

4 Liegestütz-Rudern-Kombi

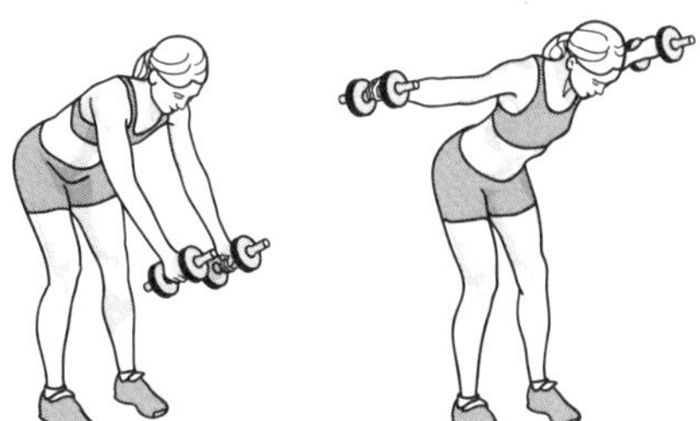

5 Reverse Fliegende

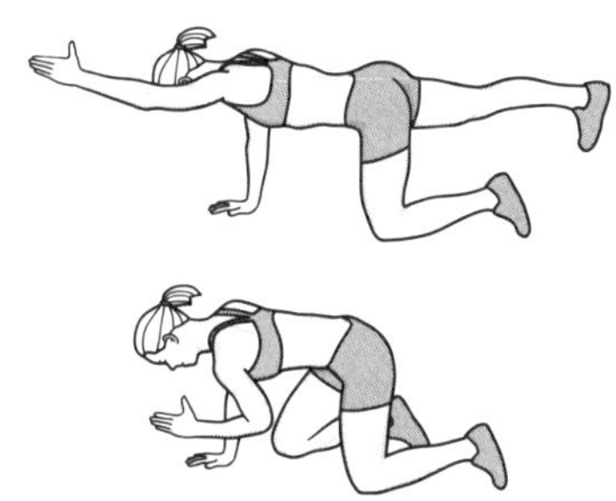

6 Bird Dog

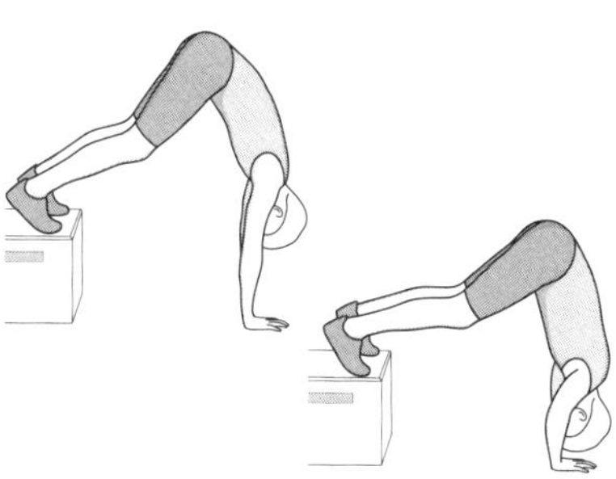

7 Überkopf-Schulterdrücken

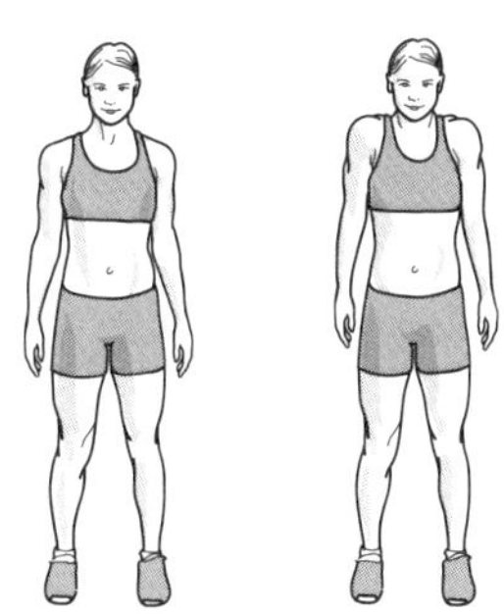

8 Schulterheben

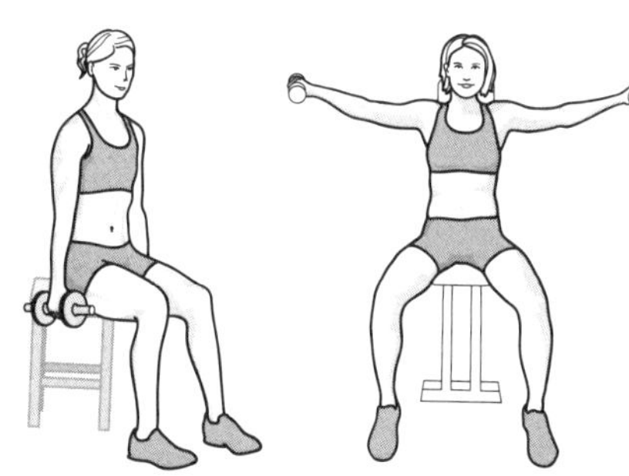

9 Seitheben

23 Split-Training für Profis 1b – Bein-, Rumpf- und Armmuskulatur

1 2 **3**

Trainingsphase III
Bewegungstempo (in Sekunden): 2 hoch, 2–3 runter
Einheiten pro Woche: 2

	Übungen	Wiederholungen (Wdh.)/ Belastungszeit	Belastungspause in Minuten	Sätze	Seite
1	Kombi-Step-up mit Kurzhanteln	6–12 Wdh. je Seite	2–3	3	144
2	Ausfallschritt zur Seite	6–12 Wdh. je Seite	2–3	3	144
3	Brücke mit erhöhten Füßen	6–12 Wdh.	2–3	3	142
4	Trizepsstrecken hinter dem Kopf	6–12 Wdh.	2–3	3	135
5	Kickback mit Kurzhantel	6–12 Wdh. je Seite	2–3	3	135
6	Bizeps-Curl mit Handgelenksdrehung	6–12 Wdh.	2–3	3	134
7	Konzentrations-Curl	6–12 Wdh.	2–3	3	134
8	Reverse Crunch	12–15 Wdh.	2–3	3	137
9	Gerader Crunch	so viele Wiederholungen wie möglich bis zum Muskelversagen	2–3	3	136

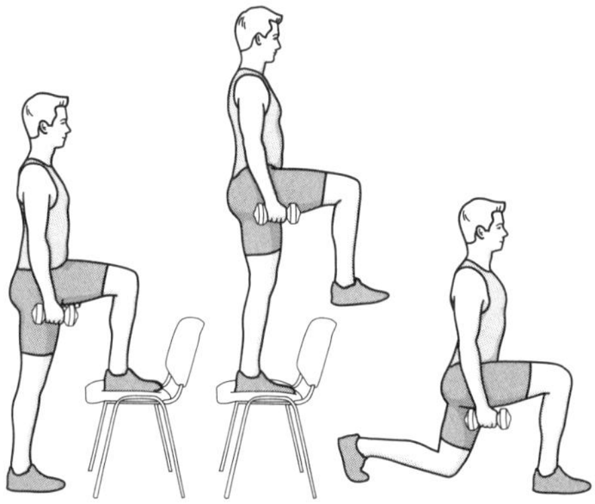

1 Kombi-Step-up mit Kurzhanteln

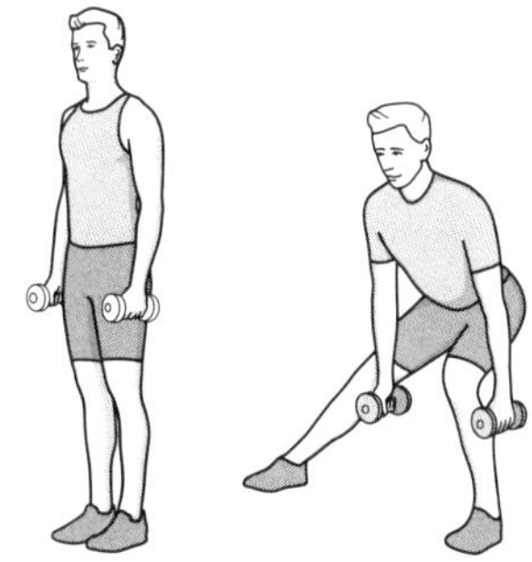

2 Ausfallschritt zur Seite

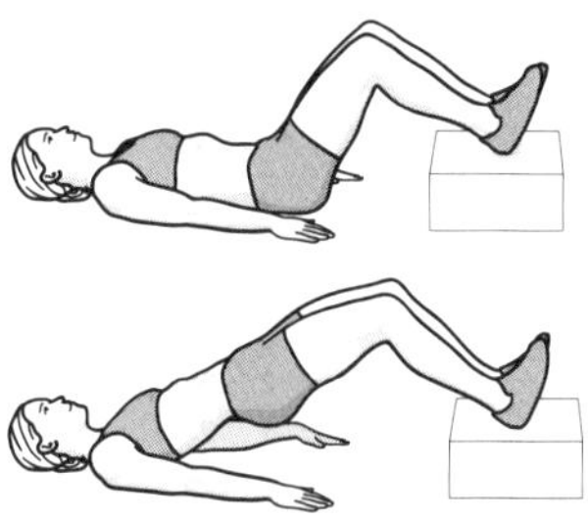

3 Brücke mit erhöhten Füßen

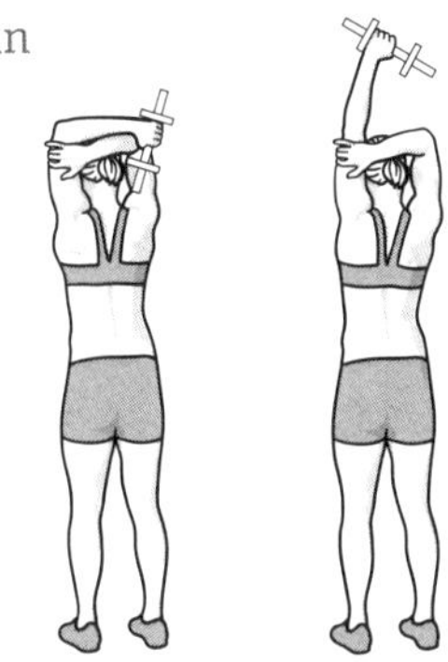

4 Trizepsstrecken hinter dem Kopf

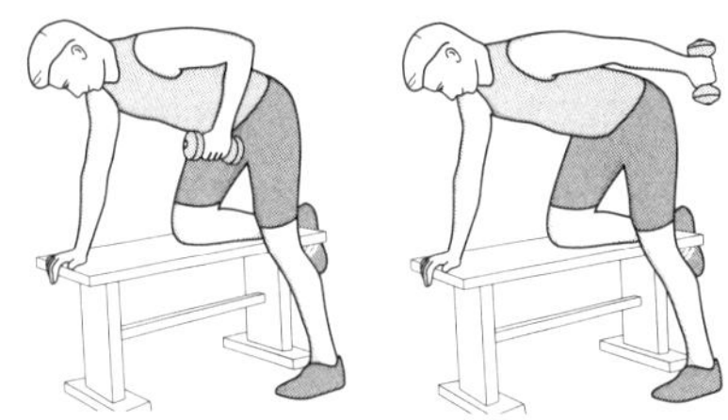

5 Kickback mit Kurzhantel

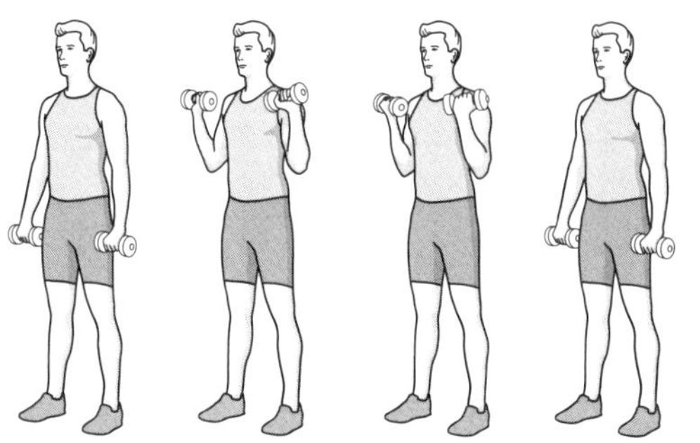

6 Bizeps-Curl mit Handgelenksdrehung

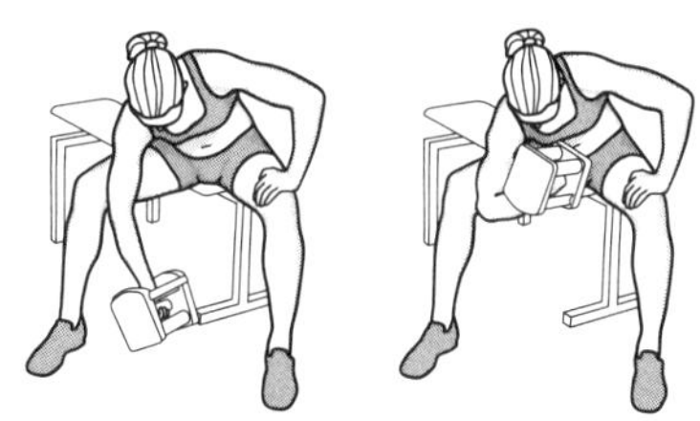

7 Konzentrations-Curl

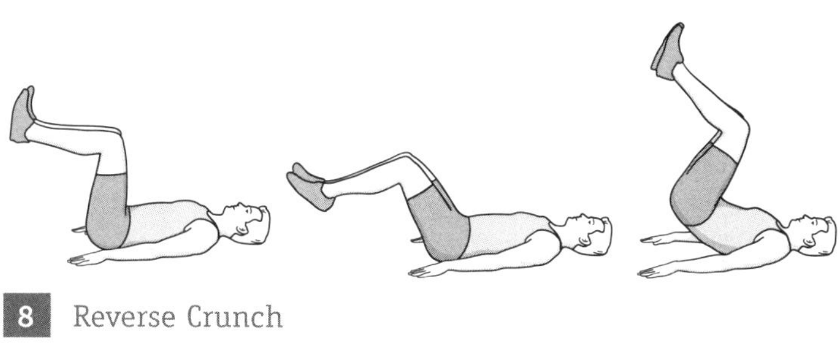

8 Reverse Crunch

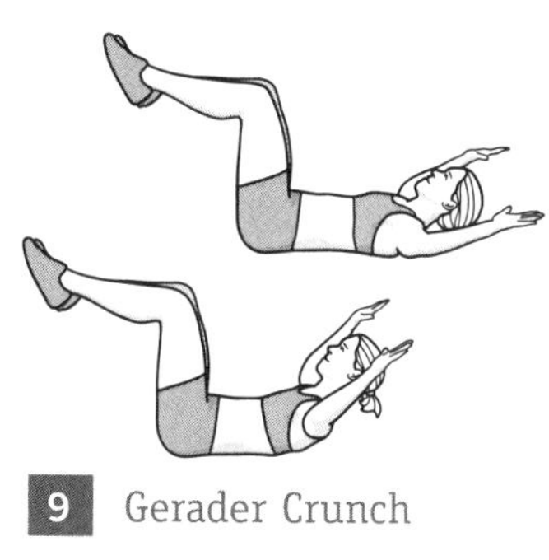

9 Gerader Crunch

24 Split-Training für Profis 2a – Oberkörper: Brust, Rücken, Schultern

1 2 **3**

Trainingsphase III
Bewegungstempo (in Sekunden): 2 hoch, 2–3 runter
Einheiten pro Woche: 2

	Übungen	Wiederholungen (Wdh.)/ Belastungszeit	Belastungspause in Minuten	Sätze	Seite
1	Klimmzüge an der Tischkante	so viele Wiederholungen wie möglich bis zum Muskelversagen	2–3	3	129
2	Kurzhantel-Rudern mit Rumpfdrehung	6–12 Wdh. je Seite	2–3	3	128
3	Reverse Fliegende	6–12 Wdh.	2–3	3	128
4	Wechselseitiges Kurzhantel-Schrägbankdrücken	6–12 Wdh. je Seite	2–3	3	125
5	Überzüge mit Kurzhanteln	6–12 Wdh.	2–3	3	126
6	Spiderman-Liegestütz	6–8 Wdh. insgesamt	2–3	3	124
7	Thruster	10–12 Wdh.	2–3	3	132
8	Aufrechtes Kurzhantel-Rudern	10–12 Wdh.	2–3	3	131
9	Schulterrotation im Liegen	10–12 Wdh. je Seite	2–3	3	132

Hinweis: Beim Split-Training kannst du auch an zwei aufeinanderfolgenden Tagen trainieren, wenn du zwischen Workout 2a und 2b wechselst. Und keine Sorge, du wirst trotz müder Muckis durchhalten, denn Workout 2b richtet sich an andere Muskelpartien als Workout 2a.

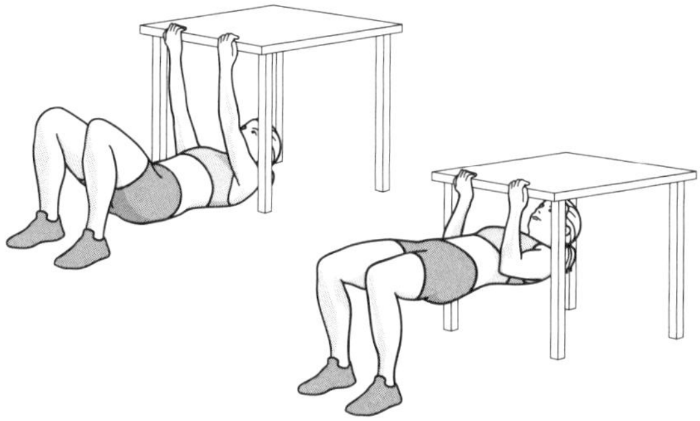

1 Klimmzüge an der Tischkante

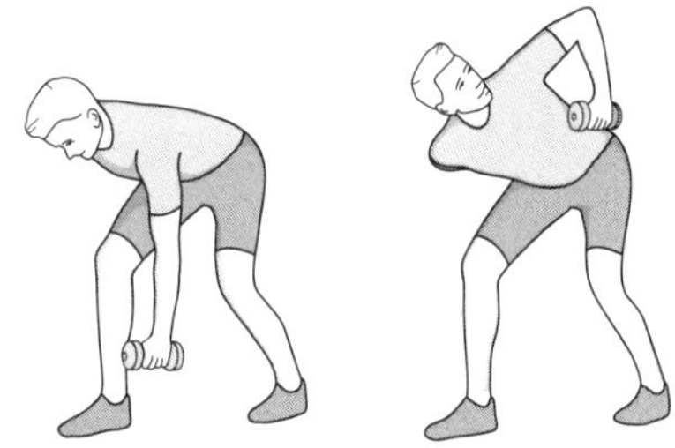

2 Kurzhantel-Rudern mit Rumpfdrehung

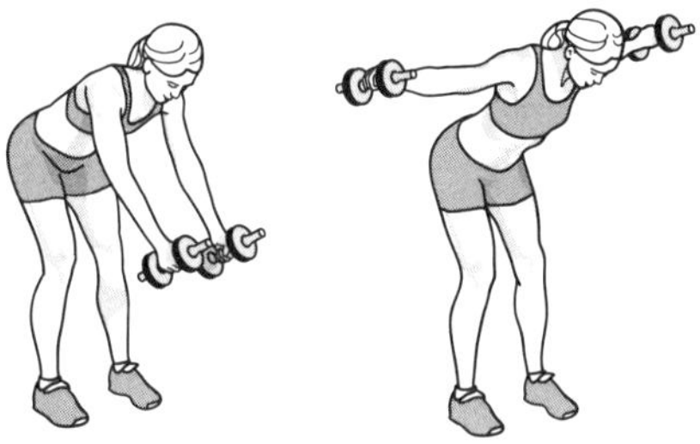

3 Reverse Fliegende

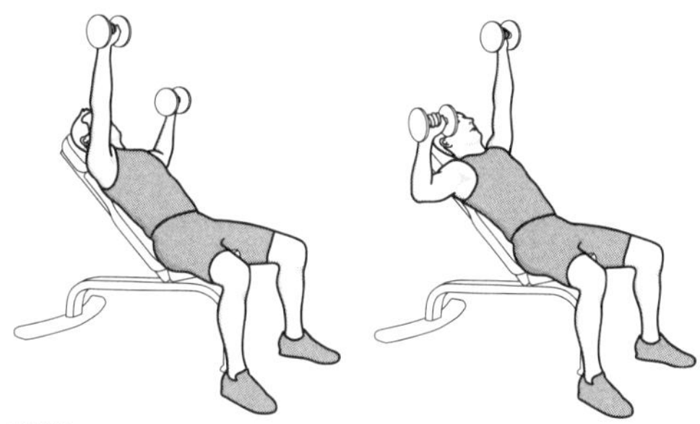

4 Wechselseitiges Kurzhantel-Schrägbankdrücken

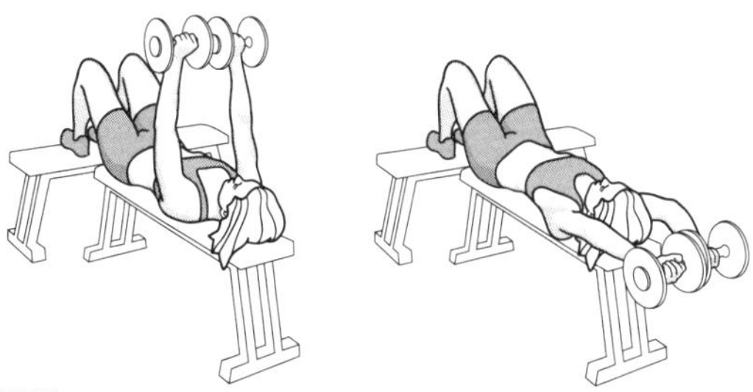

5 Überzüge mit Kurzhanteln

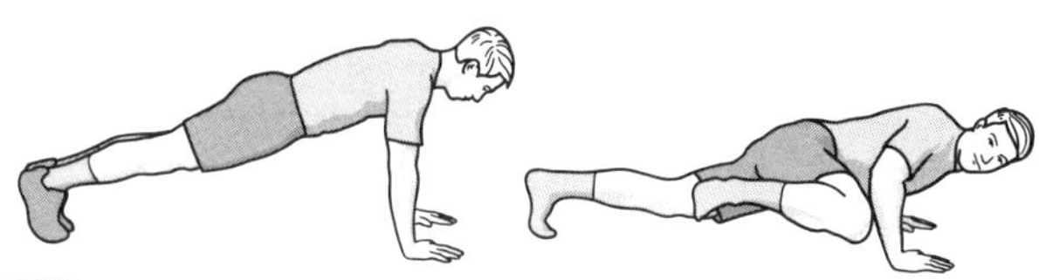

6 Spiderman-Liegestütz

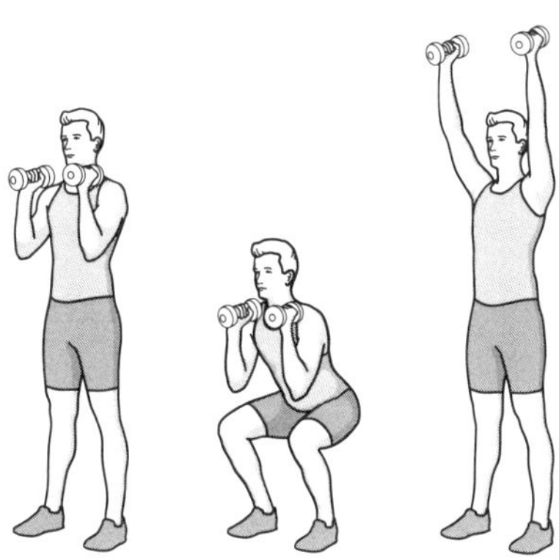

7 Thruster

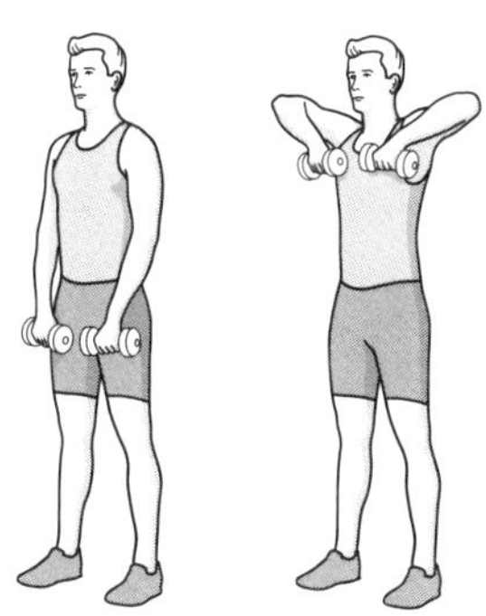

8 Aufrechtes Kurzhantel-Rudern

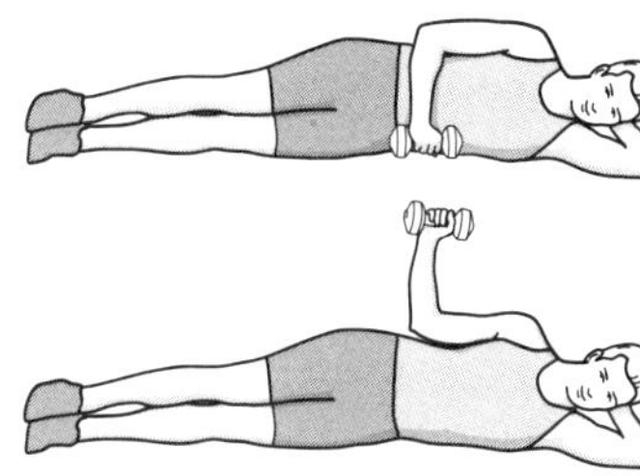

9 Schulterrotation im Liegen

25 Split-Training für Profis 2b – Bein-, Rumpf- und Armmuskulatur

1 2 **3**

Trainingsphase III
Bewegungstempo (in Sekunden): 2 hoch, 2–3 runter
Einheiten pro Woche: 2

	Übungen	Wiederholungen (Wdh.)/ Belastungszeit	Belastungspause in Minuten	Sätze	Seite
1	Kurzhantel-Kniebeuge	6–12 Wdh.	2–3	3	142
2	Reverse Lunge and Press	3–6 Wdh. je Seite	2–3	3	143
3	Trizeps-Push	6–12 Wdh.	2–3	3	135
4	Trizepsstrecken im Liegen	6–12 Wdh.	2–3	3	135
5	Hammer-Curl	6–12 Wdh.	2–3	3	133
6	Spider-Curl	6–12 Wdh.	2–3	3	133
7	Russian Twist	12–15 Wdh. je Seite	2–3	3	141
8	Superman	12–15 Wdh.	2–3	3	140
9	Beinscheren-Crunch	so viele Wiederholungen wie möglich bis zum Muskelversagen	2–3	3	139

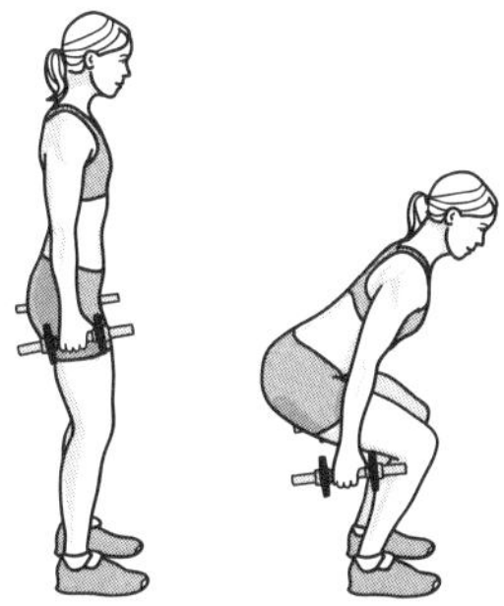

1 Kurzhantel-Kniebeuge

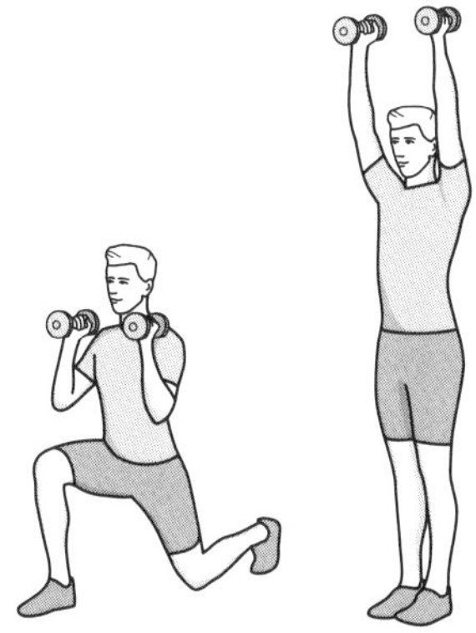

2 Reverse Lunge and Press

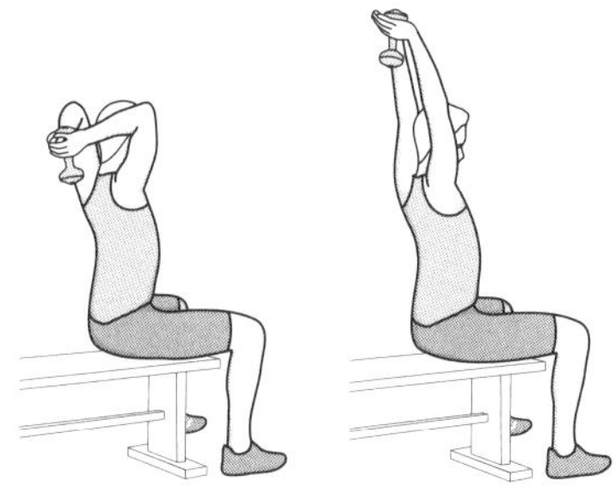

3 Trizeps-Push

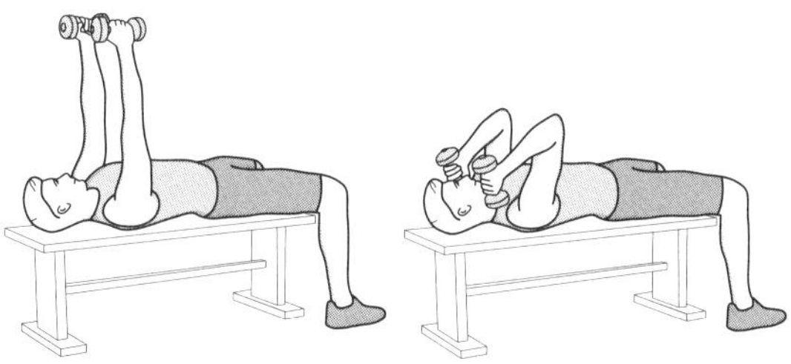

4 Trizepsstrecken im Liegen

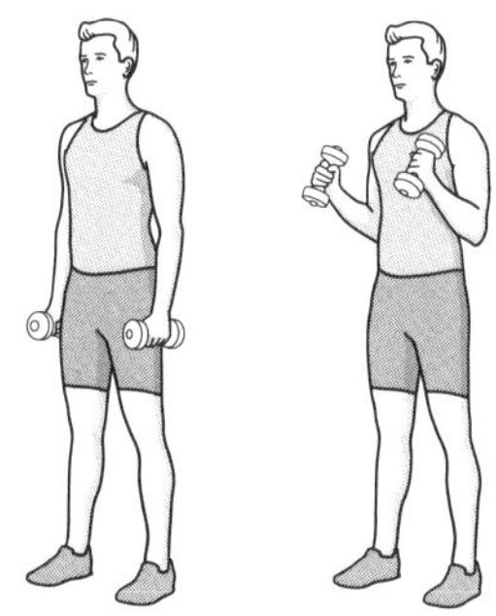

5 Hammer-Curl

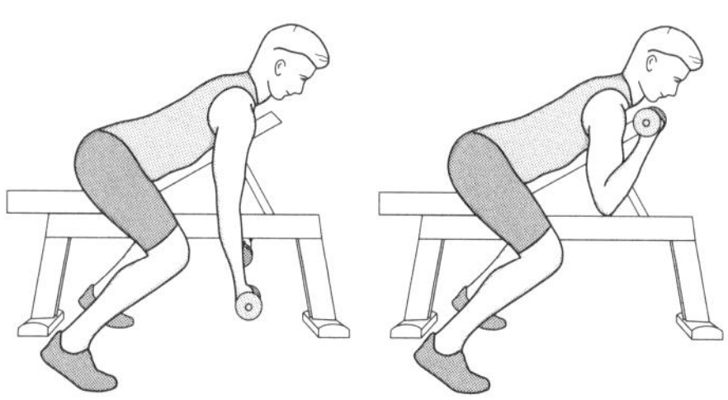

6 Spider-Curl

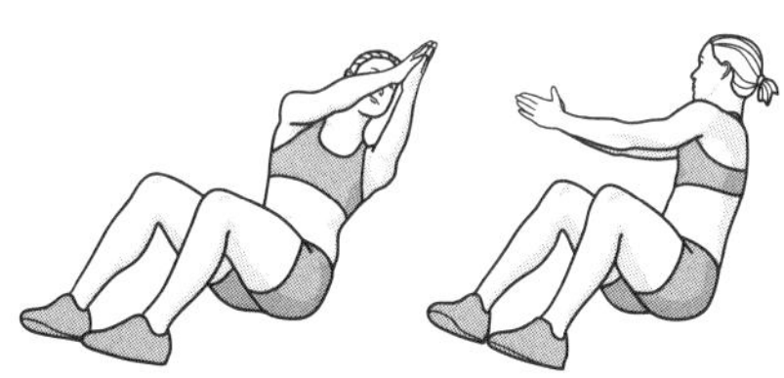

7 Russian Twist

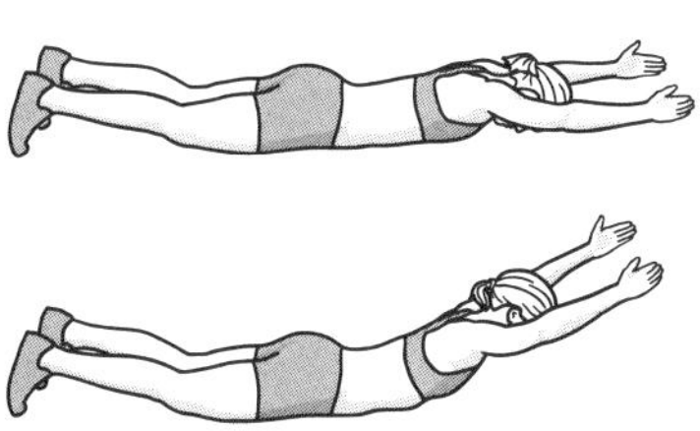

8 Superman

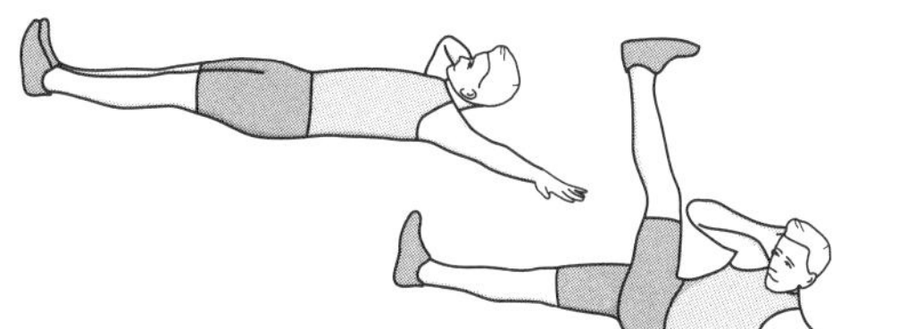

9 Beinscheren-Crunch

26 Split-Training für Profis 3a – Oberkörper: Brust, Rücken, Schultern

1 2 **3**

Trainingsphase III
Bewegungstempo (in Sekunden): 2 hoch, 2–3 runter
Einheiten pro Woche: 2

	Übungen	Wiederholungen (Wdh.)/ Belastungszeit	Belastungspause in Minuten	Sätze	Seite
1	Kreuzhebe-Kombi	6–8 Wdh. je Seite	2–3	3	129
2	Kurzhantel-Schrägbankdrücken	6–12 Wdh.	2–3	3	125
3	Liegestütz mit erhöhten Füßen	6–12 Wdh.	2–3	3	126
4	Squeeze-Press	6–12 Wdh.	2–3	3	125
5	Wechselseitiges vorgebeugtes Kurzhantel-Rudern	6–12 Wdh. je Seite	2–3	3	128
6	Reverse Fliegende	6–12 Wdh.	2–3	3	128
7	Frontheben	6–12 Wdh.	2–3	3	131
8	Seitheben	6–12 Wdh.	2–3	3	131
9	Schulterheben	6–12 Wdh.	2–3	3	130

Hinweis: Beim Split-Training kannst du auch an zwei aufeinanderfolgenden Tagen trainieren, wenn du zwischen Workout 3a und 3b wechselst. Und keine Sorge, du wirst trotz müder Muckis durchhalten, denn Workout 3b richtet sich an andere Muskelpartien als Workout 3a.

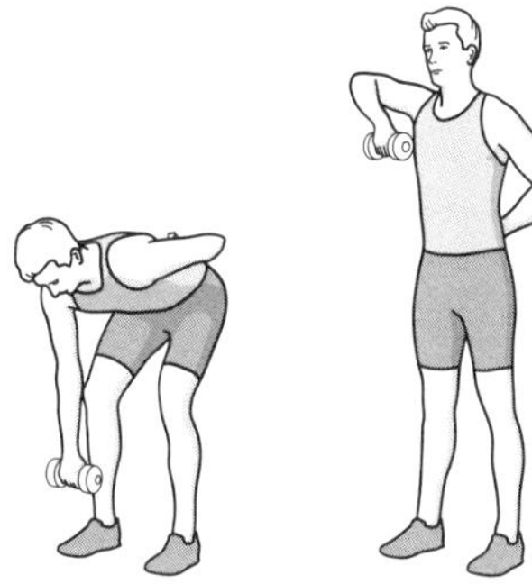

1 Kreuzhebe-Kombi

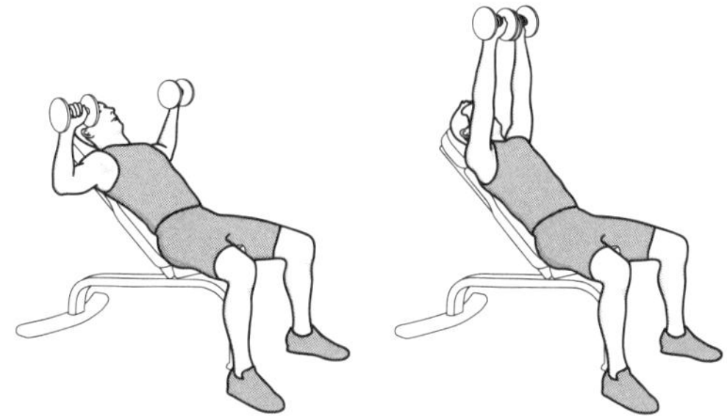

2 Kurzhantel-Schrägbankdrücken

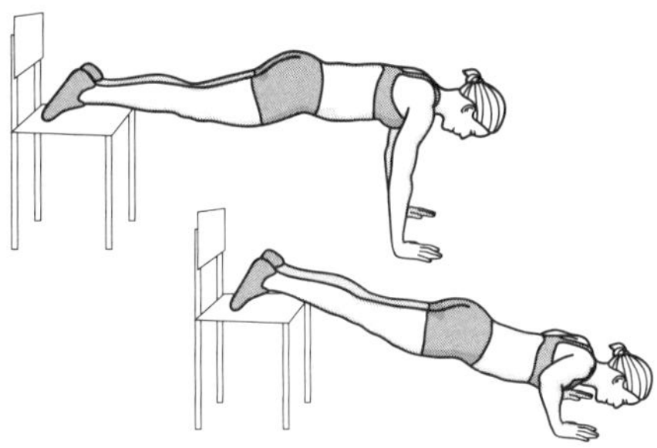

3 Liegestütz mit erhöhten Füßen

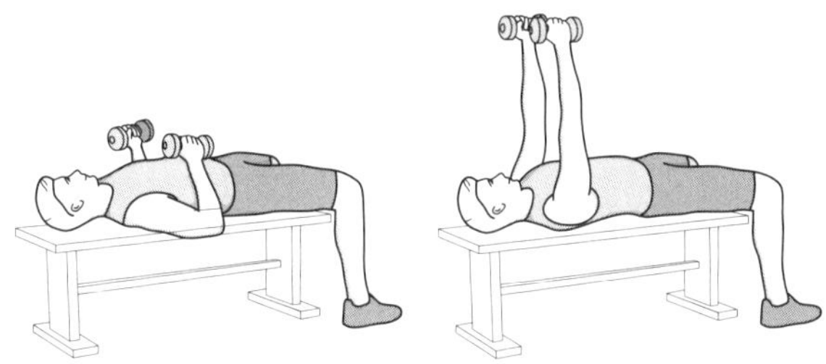

4 Squeeze-Press

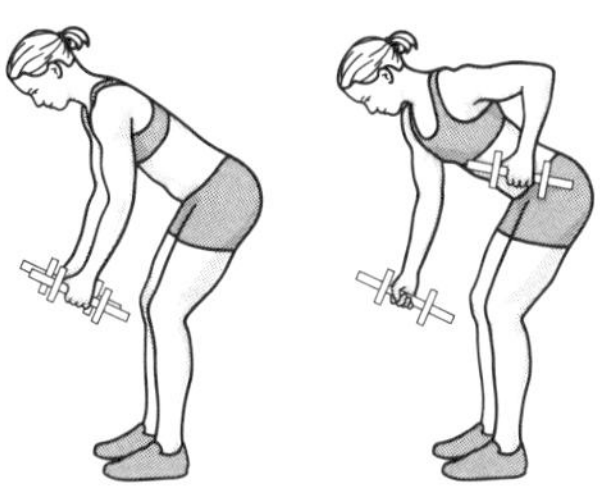

5 Wechselseitiges vorgebeugtes Kurzhantel-Rudern

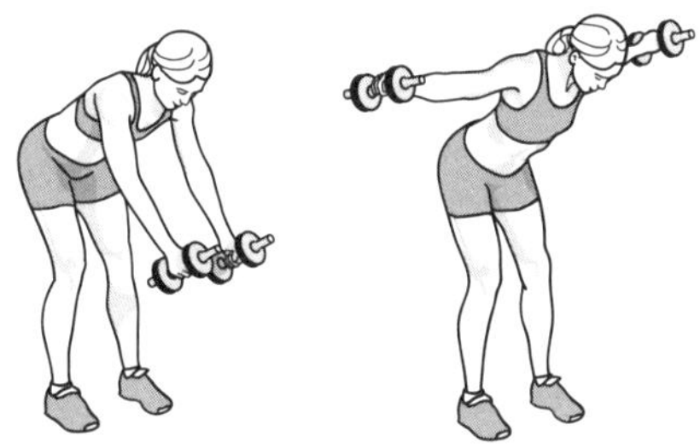

6 Reverse Fliegende

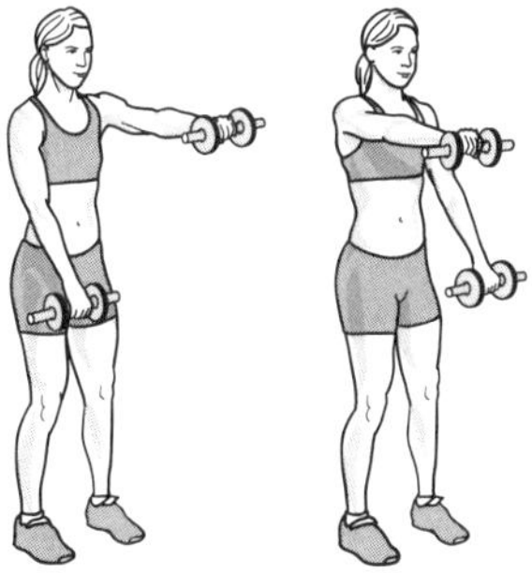

7 Frontheben

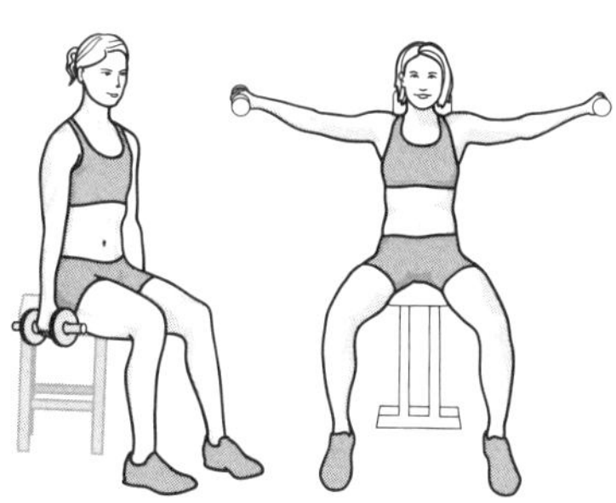

8 Seitheben

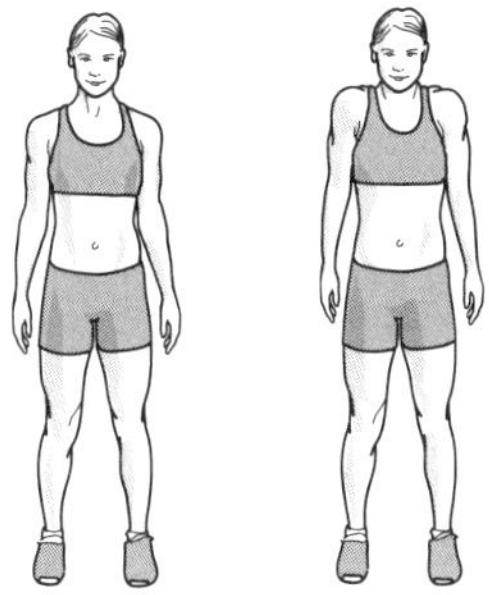

9 Schulterheben

27 Split-Training für Profis 3b – Bein-, Rumpf- und Armmuskulatur

1 2 **3**

Trainingsphase III
Bewegungstempo (in Sekunden): 2 hoch, 2–3 runter
Einheiten pro Woche: 2

	Übungen	Wiederholungen (Wdh.)/ Belastungszeit	Belastungspause in Minuten	Sätze	Seite
1	Einbeinige Kniebeuge	6–12 Wdh. je Seite	2–3	3	144
2	Ausfallschritt mit Kurzhanteln	6–12 Wdh. je Seite	2–3	3	143
3	Einbeiniger Hip-Thrust	6–12 Wdh. je Seite	2–3	3	142
4	Dips	12–15 Wdh.	2–3	3	134
5	Trizepsstrecken im Liegen	6–12 Wdh.	2–3	3	135
6	Bizeps-Curl	6–12 Wdh.	2–3	3	133
7	Spider-Curl	12–15 Wdh.	2–3	3	133
8	Drehseitstütz	12–15 Wdh. je Seite	2–3	3	140
9	Gestreckter Crunch	so viele Wiederholungen wie möglich bis zum Muskelversagen	2–3	3	137

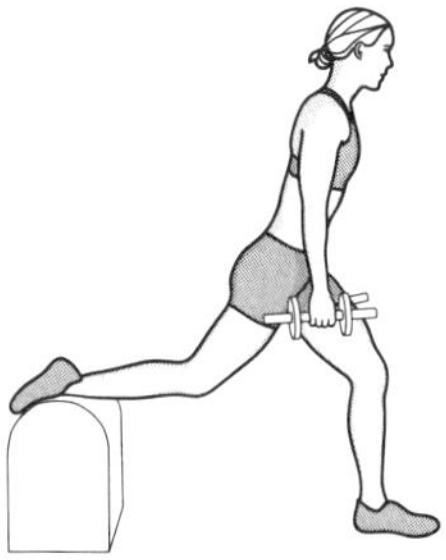

1 Einbeinige Kniebeuge

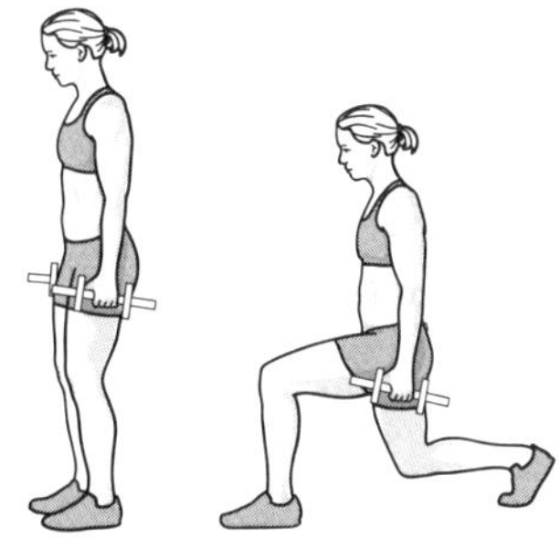

2 Ausfallschritt mit Kurzhanteln

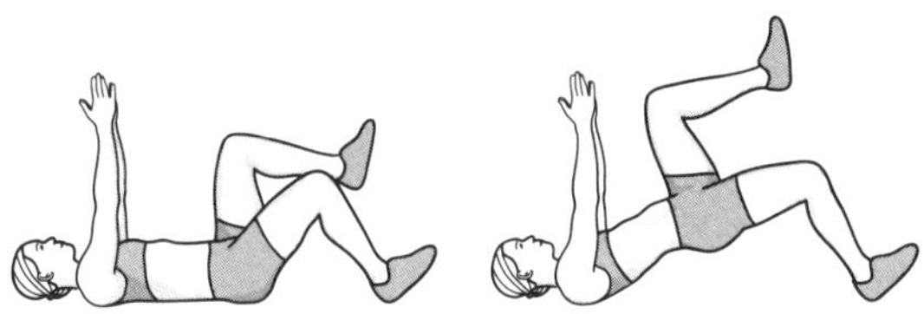

3 Einbeiniger Hip-Thrust

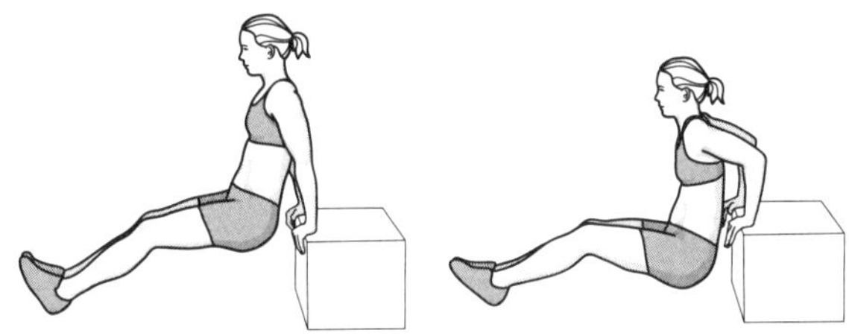

4 Dips

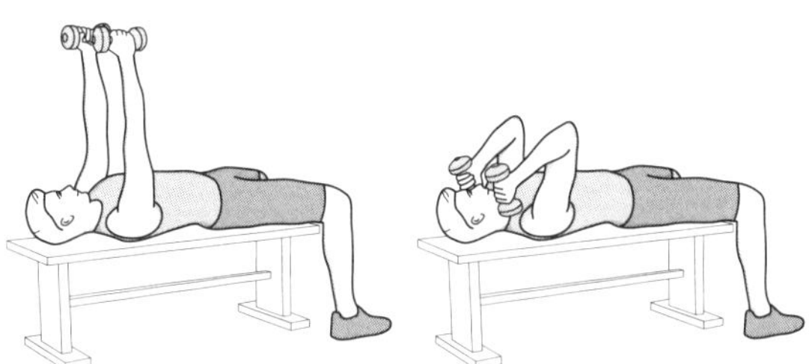

5 Trizepsstrecken im Liegen

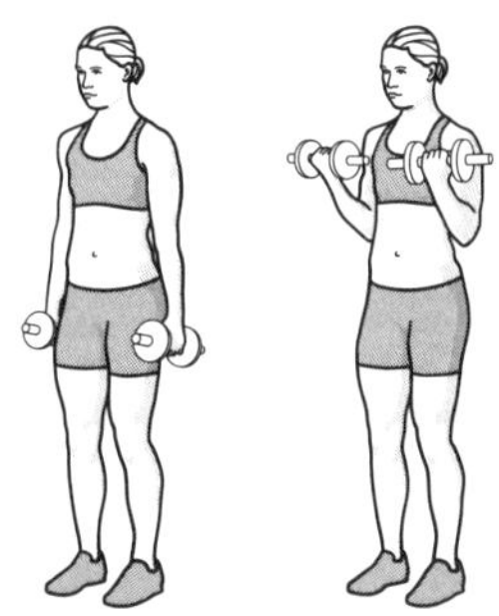

6 Bizeps-Curl

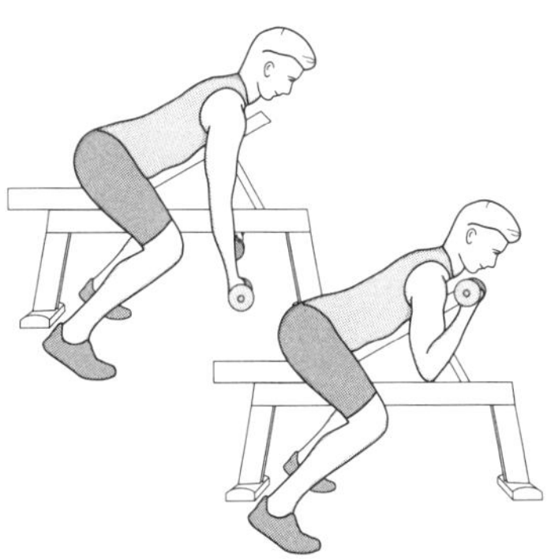

7 Spider-Curl

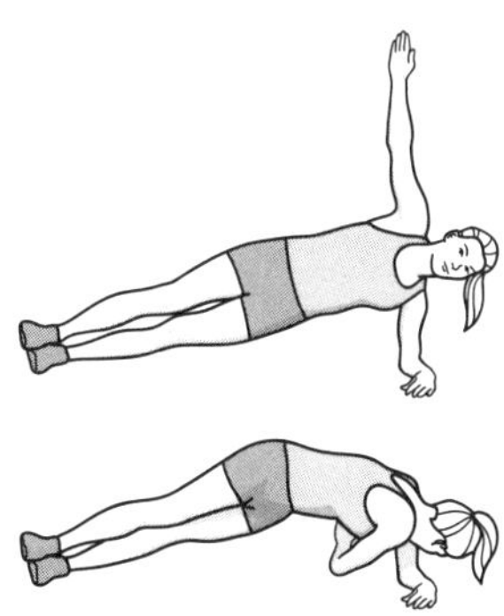

8 Drehseitstütz

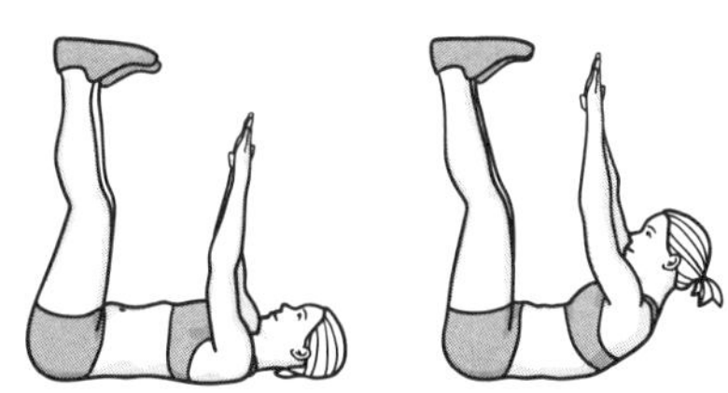

9 Gestreckter Crunch

28 Split-Training für Profis 4a – Oberkörper: Brust, Rücken, Schultern

1 2 3

Trainingsphase III
Bewegungstempo (in Sekunden): 2 hoch, 2–3 runter
Einheiten pro Woche: 2

	Übungen	Wiederholungen (Wdh.)/ Belastungszeit	Belastungspause in Minuten	Sätze	Seite
1	Wechselseitiges Kurzhantel-Schrägbankdrücken	6–12 Wdh. je Seite	2–3	3	125
2	Liegestütz mit erhöhten Füßen	12–15 Wdh.	2–3	3	126
3	Fliegende Bewegung	6–12 Wdh.	2–3	3	126
4	Arnold-Press	12–15 Wdh.	2–3	3	130
5	Schulterrotation stehend	6–12 Wdh.	2–3	3	132
6	Seitheben	6–12 Wdh.	2–3	3	131
7	Wechselseitiges vorgebeugtes Kurzhantel-Rudern	12–15 Wdh. je Seite	2–3	3	128
8	Reverse Fliegende	12–15 Wdh.	2–3	3	128
9	Lat-Rudern	so viele Wiederholungen wie möglich bis zum Muskelversagen	2–3	3	127

Hinweis: Beim Split-Training kannst du auch an zwei aufeinanderfolgenden Tagen trainieren, wenn du zwischen Workout 4a und 4b wechselst. Und keine Sorge, du wirst trotz müder Muckis durchhalten, denn Workout 4b richtet sich an andere Muskelpartien als Workout 4a.

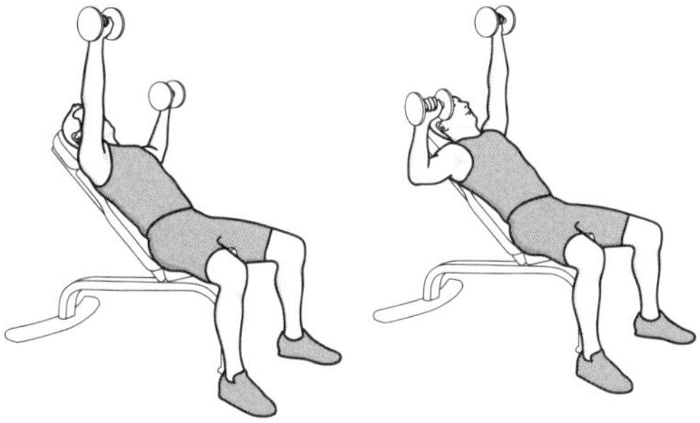

1 Wechselseitiges Kurzhantel-Schrägbankdrücken

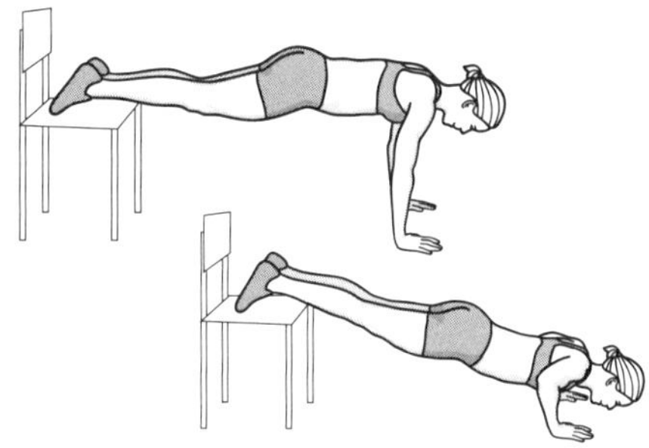

2 Liegestütz mit erhöhten Füßen

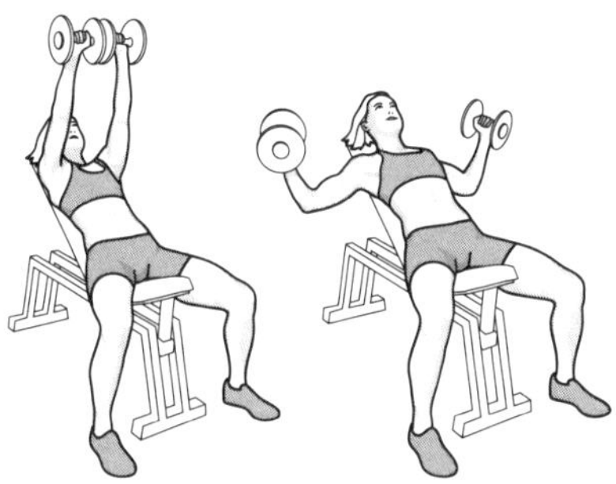

3 Fliegende Bewegung

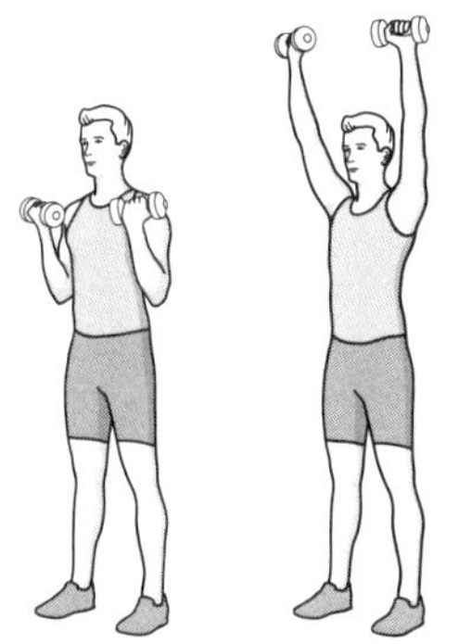

4 Arnold-Press

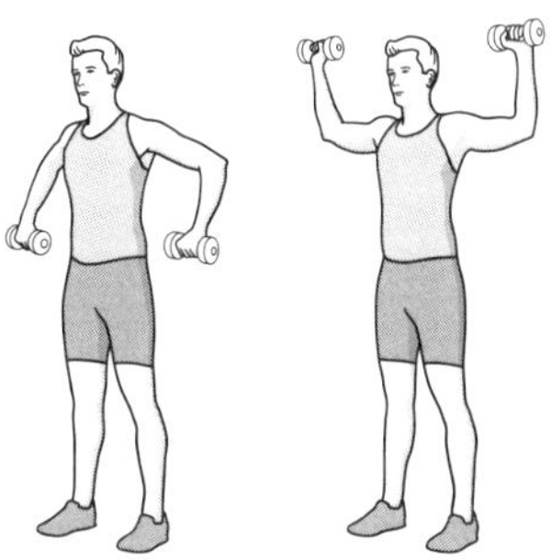

5 Schulterrotation stehend

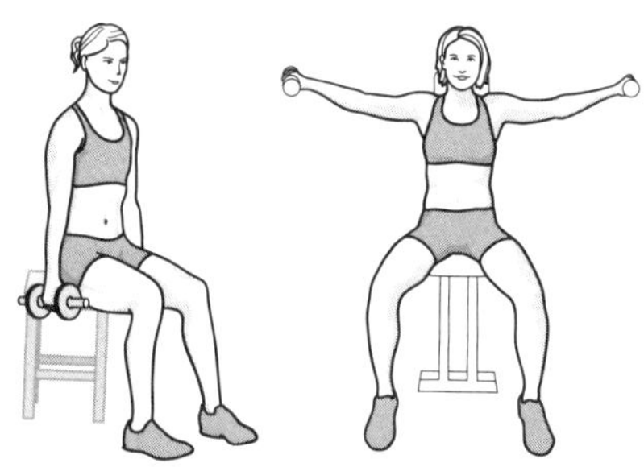

6 Seitheben

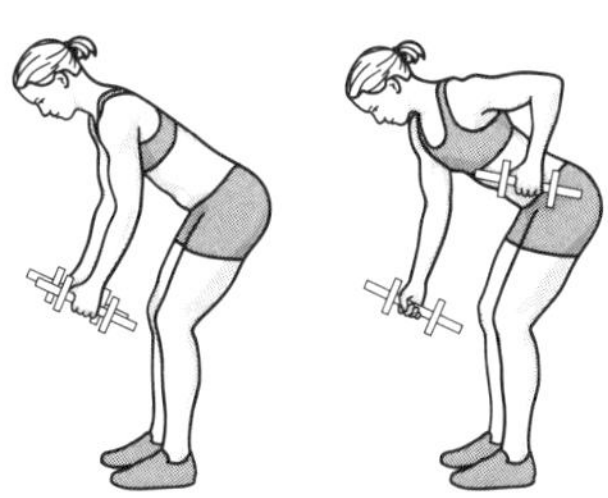

7 Wechselseitiges vorgebeugtes Kurzhantel-Rudern

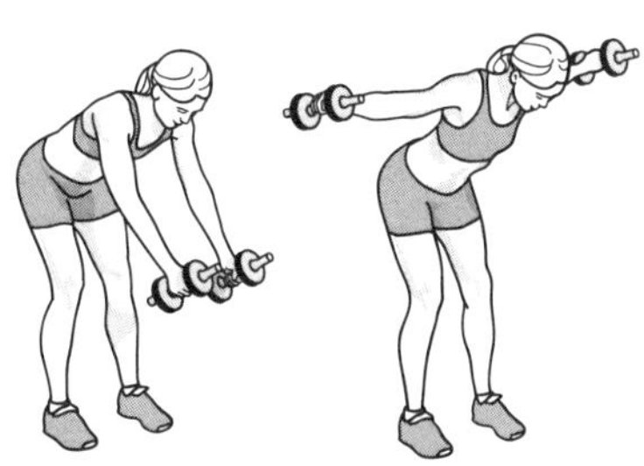

8 Reverse Fliegende

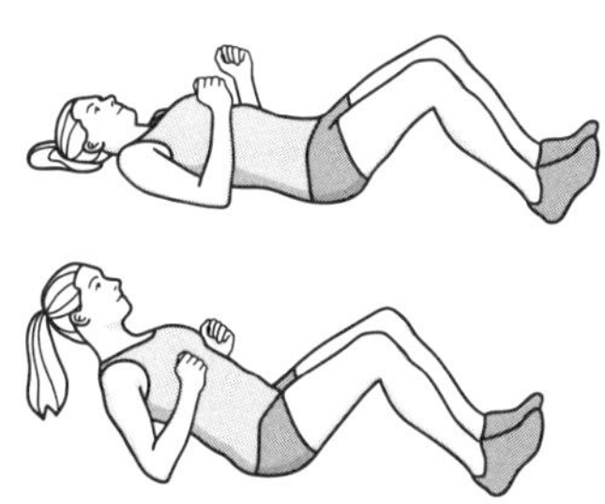

9 Lat-Rudern

29 Split-Training für Profis 4b – Bein-, Rumpf- und Armmuskulatur

1 2 3

Trainingsphase III
Bewegungstempo (in Sekunden): 2 hoch, 2–3 runter
Einheiten pro Woche: 2

	Übungen	Wiederholungen (Wdh.)/ Belastungszeit	Belastungspause in Minuten	Sätze	Seite
1	Goblet-Squat	6–12 Wdh.	2–3	3	144
2	Ausfallschritt mit Kurzhanteln	6–12 Wdh. je Seite	2–3	3	143
3	Brücke mit erhöhten Füßen	6–12 Wdh.	2–3	3	142
4	Trizepsstrecken hinter dem Kopf	12–15 Wdh.	2–3	3	135
5	Hammer-Curl	6–12 Wdh.	2–3	3	133
6	Kickback mit Kurzhantel	6–12 Wdh. je Seite	2–3	3	135
7	Spider-Curl	6–12 Wdh.	2–3	3	133
8	Russian Twist	12–15 Wdh. je Seite	2–3	3	141
9	Bicycle-Crunch	so viele Wiederholungen wie möglich bis zum Muskelversagen	2–3	3	138

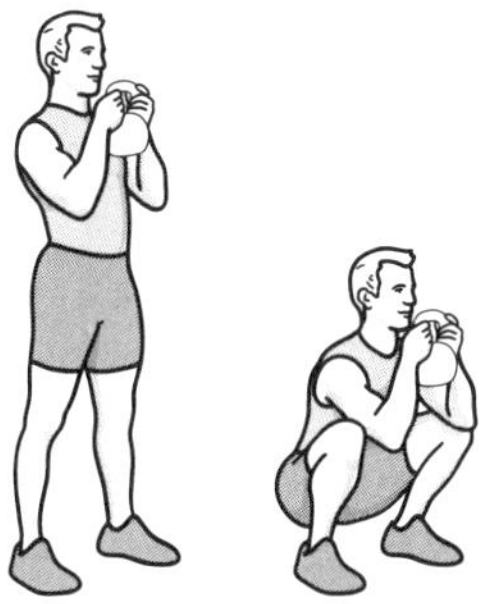

1 Goblet-Squat

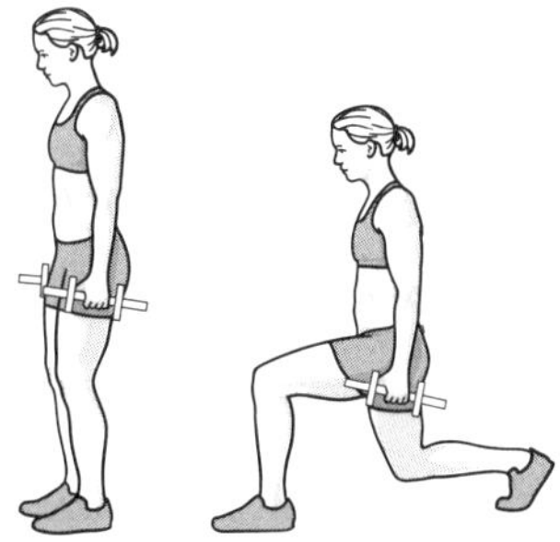

2 Ausfallschritt mit Kurzhanteln

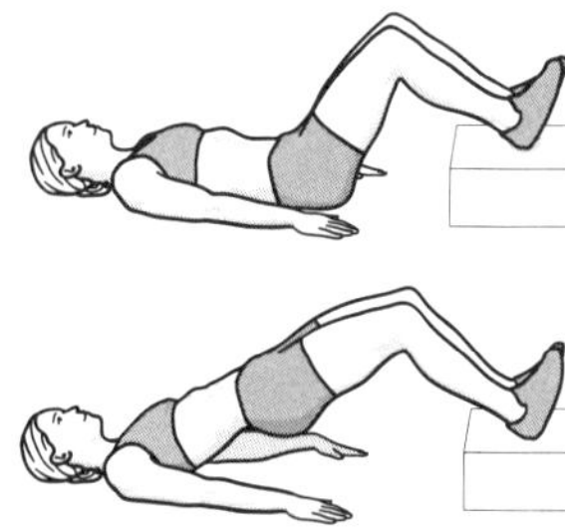

3 Brücke mit erhöhten Füßen

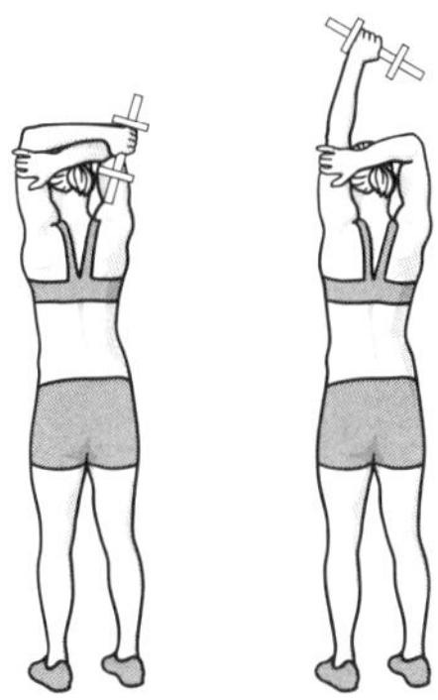

4 Trizepsstrecken hinter dem Kopf

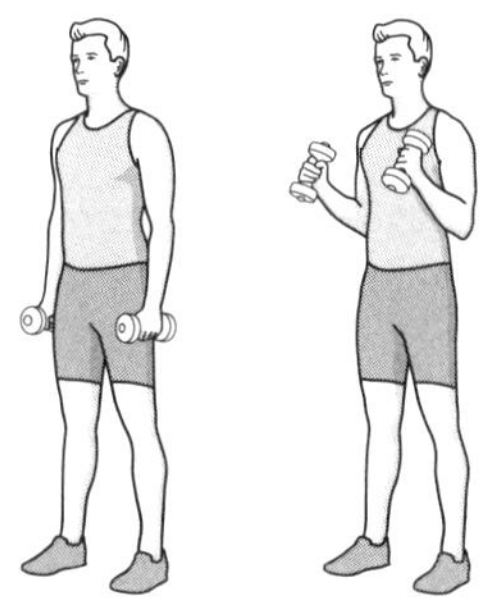

5 Hammer-Curl

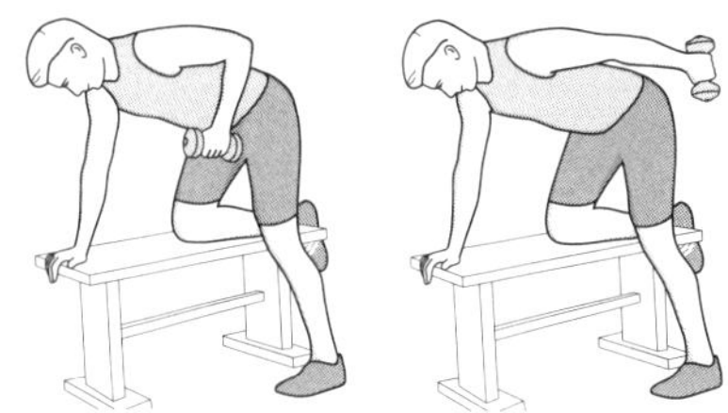

6 Kickback mit Kurzhantel

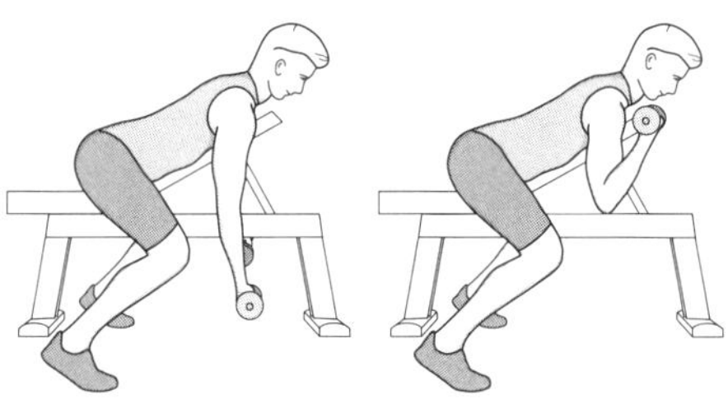

7 Spider-Curl

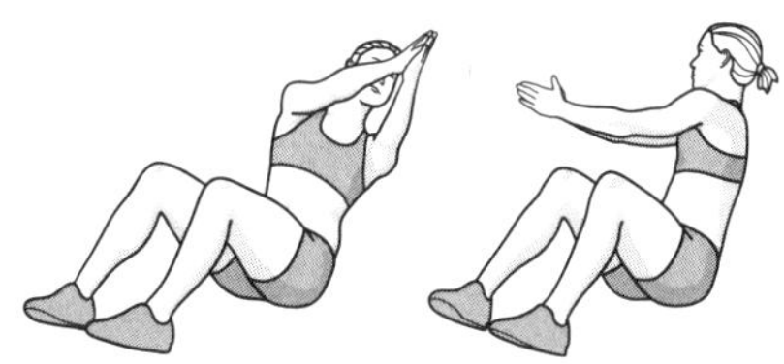

8 Russian Twist

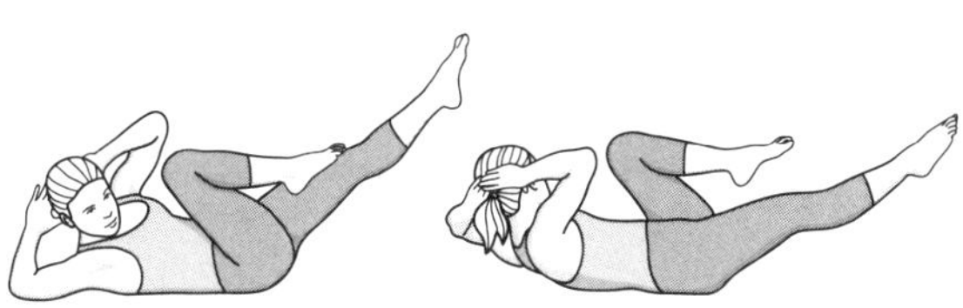

9 Bicycle-Crunch

30 Split-Training für Profis 5a – Oberkörper: Brust, Rücken, Schultern

1 2 **3**

Trainingsphase III
Bewegungstempo (in Sekunden): 2 hoch, 2–3 runter
Einheiten pro Woche: 2

	Übungen	Wiederholungen (Wdh.)/ Belastungszeit	Belastungspause in Minuten	Sätze	Seite
1	Kurzhantel-Drücken	6–12 Wdh.	2–3	3	124
2	Kurzhantel-Rudern auf der Schrägbank	6–12 Wdh.	2–3	3	127
3	Kurzhantel-Schrägbankdrücken	6–12 Wdh.	2–3	3	125
4	Kurzhantel-Rudern mit Rumpfdrehung	6–12 Wdh. je Seite	2–3	3	128
5	Fliegende Bewegung	6–12 Wdh.	2–3	3	126
6	Reverse Fliegende	6–12 Wdh.	2–3	3	128
7	Thruster	6–12 Wdh.	2–3	3	132
8	Schulterheben	6–12 Wdh.	2–3	3	130
9	Seitheben	6–12 Wdh.	2–3	3	131

Hinweis: Beim Split-Training kannst du auch an zwei aufeinanderfolgenden Tagen trainieren, wenn du zwischen Workout 5a und 5b wechselst. Und keine Sorge, du wirst trotz müder Muckis durchhalten, denn Workout 5b richtet sich an andere Muskelpartien als Workout 5a.

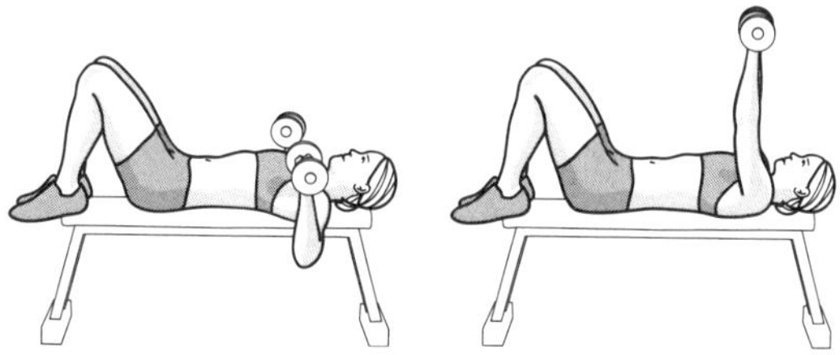

1 Kurzhantel-Drücken

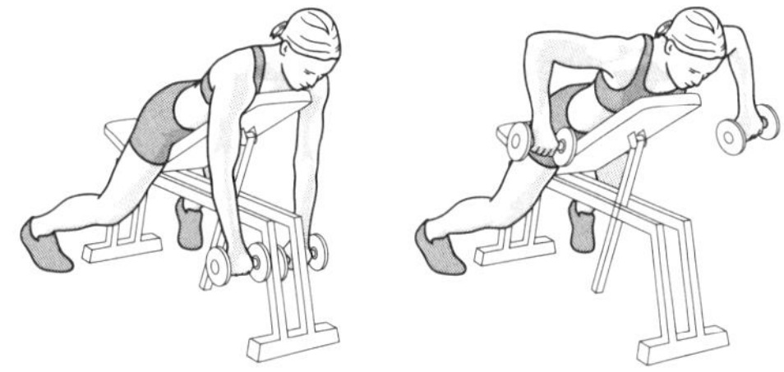

2 Kurzhantel-Rudern auf der Schrägbank

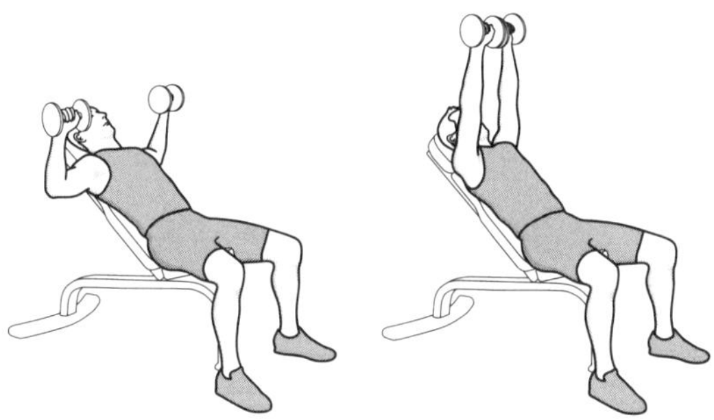

3 Kurzhantel-Schrägbankdrücken

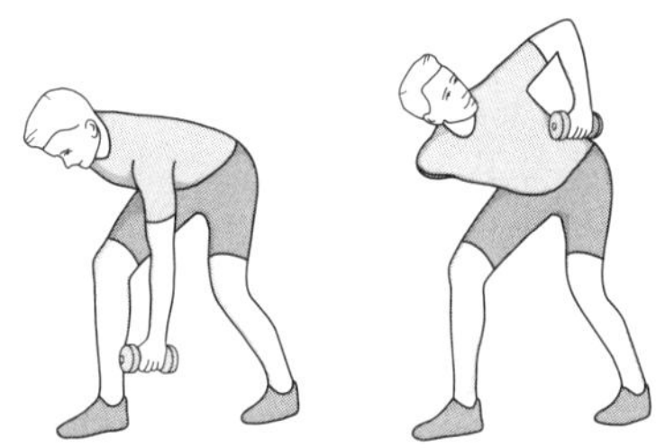

4 Kurzhantel-Rudern mit Rumpfdrehung

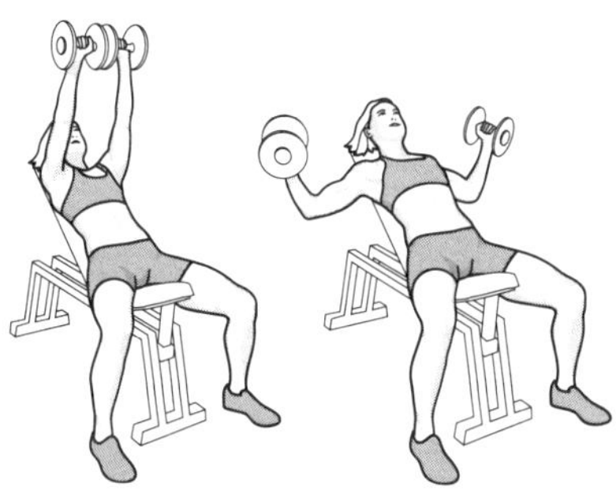

5 Fliegende Bewegung

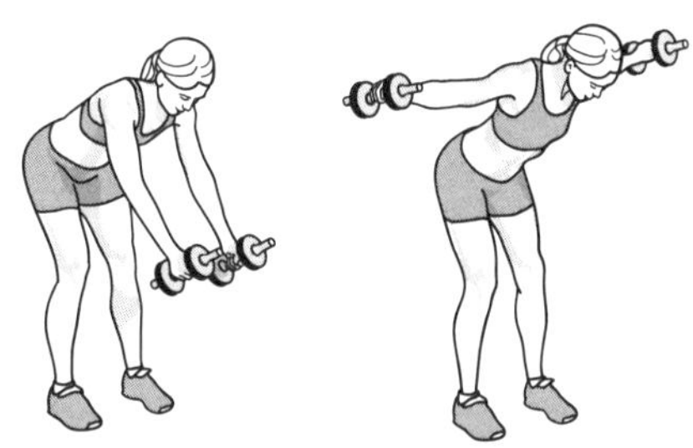

6 Reverse Fliegende

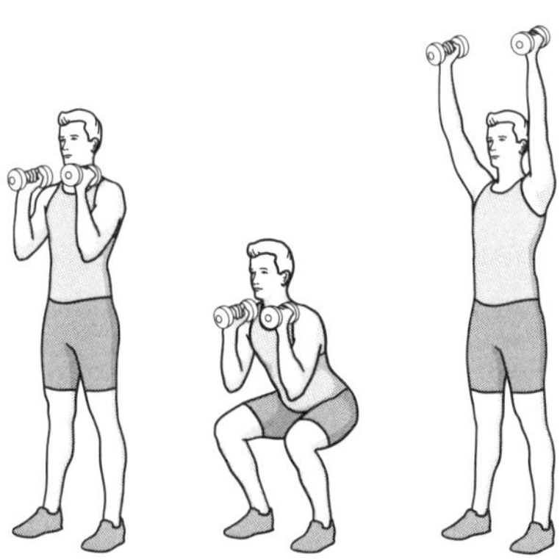

7 Thruster

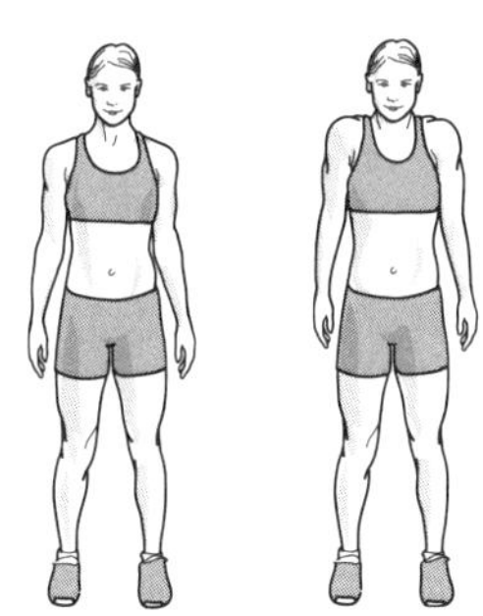

8 Schulterheben

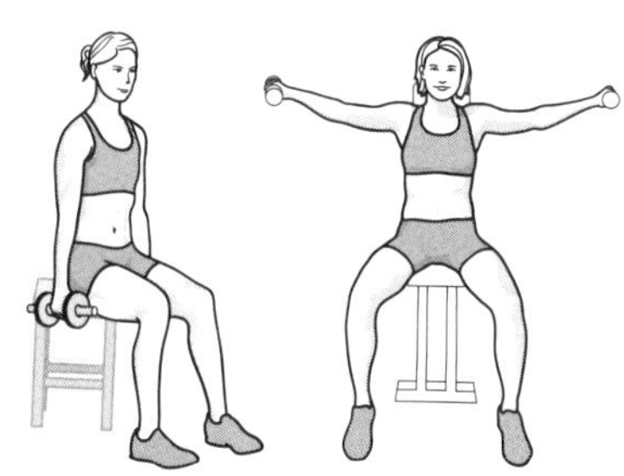

9 Seitheben

31 Split-Training für Profis 5b – Bein-, Rumpf- und Armmuskulatur

1 2 **3**

Trainingsphase III
Bewegungstempo (in Sekunden): 2 hoch, 2–3 runter
Einheiten pro Woche: 2

	Übungen	Wiederholungen (Wdh.)/ Belastungszeit	Belastungspause in Minuten	Sätze	Seite
1	Kombi-Step-up mit Kurzhanteln	6–12 Wdh. je Seite	2–3	3	144
2	Kurzhantel-Kreuzheben	6–12 Wdh.	2–3	3	141
3	Brücke mit erhöhten Füßen	6–12 Wdh.	2–3	3	142
4	Dips	12–15 Wdh.	2–3	3	134
5	Bizeps-Curl mit Handgelenksdrehung	6–12 Wdh.	2–3	3	134
6	Trizepsstrecken hinter dem Kopf	6–12 Wdh.	2–3	3	135
7	Spider-Curl	6–12 Wdh.	2–3	3	133
8	Reverse Profi-Crunch	so viele Wiederholungen wie möglich bis zum Muskelversagen	2–3	3	138
9	Scheibenwischer	so viele Wiederholungen wie möglich bis zum Muskelversagen	2–3	3	137

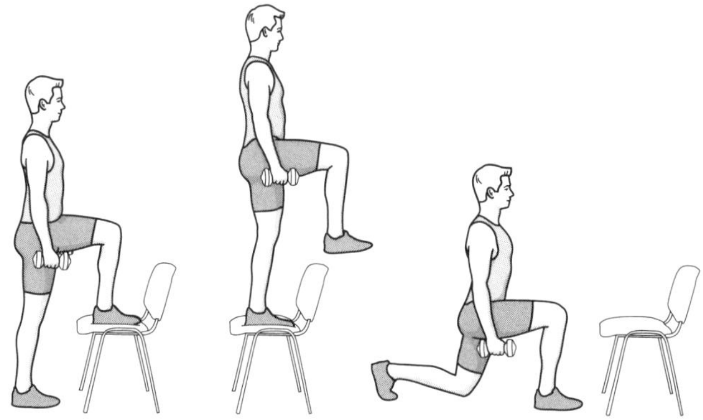

1 Kombi-Step-up mit Kurzhanteln

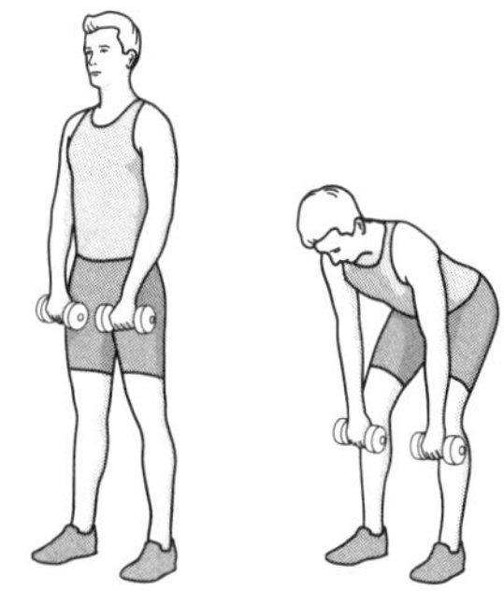

2 Kurzhantel-Kreuzheben

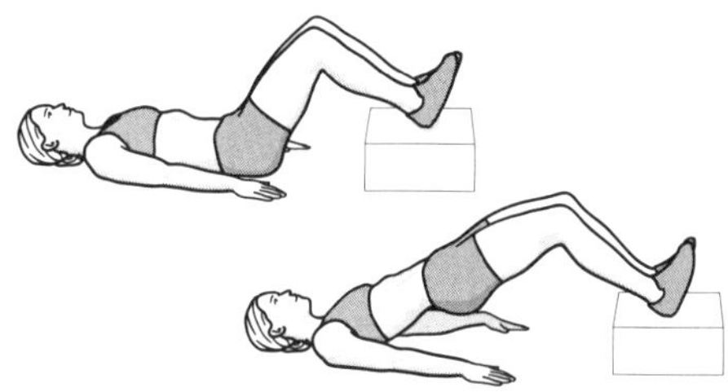

3 Brücke mit erhöhten Füßen

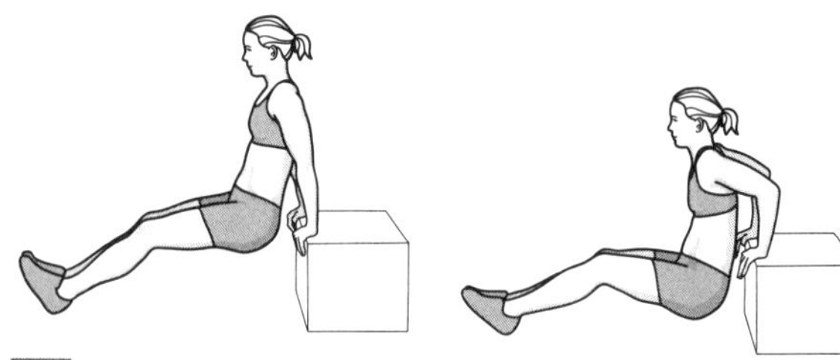

4 Dips

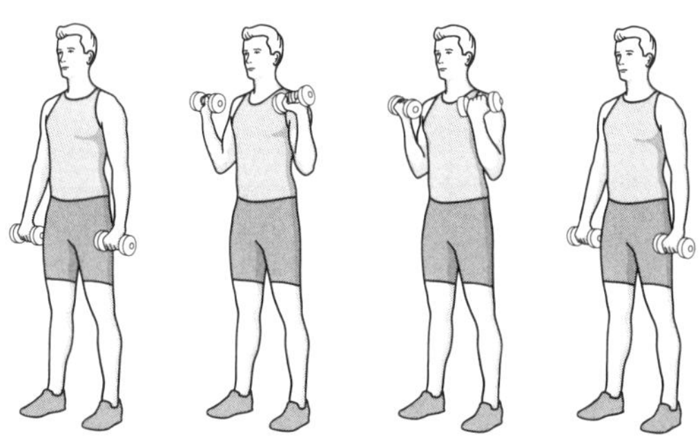

5 Bizeps-Curl mit Handgelenksdrehung

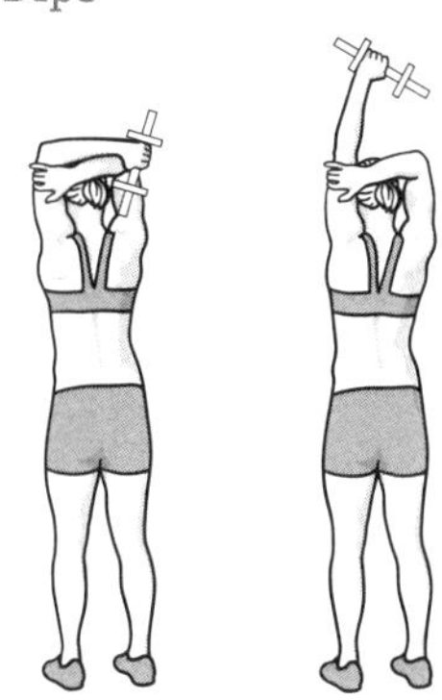

6 Trizepsstrecken hinter dem Kopf

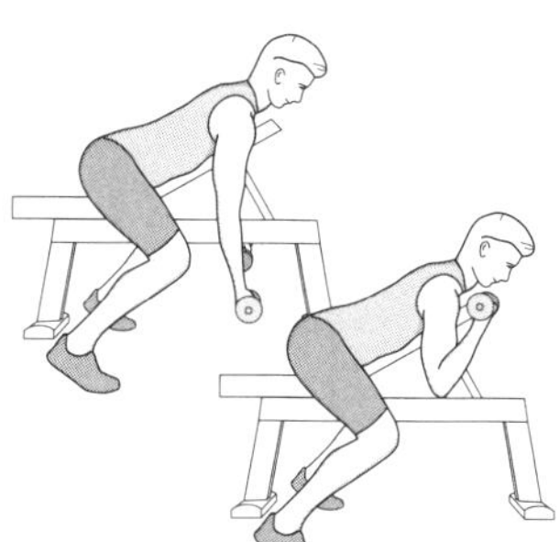

7 Spider-Curl

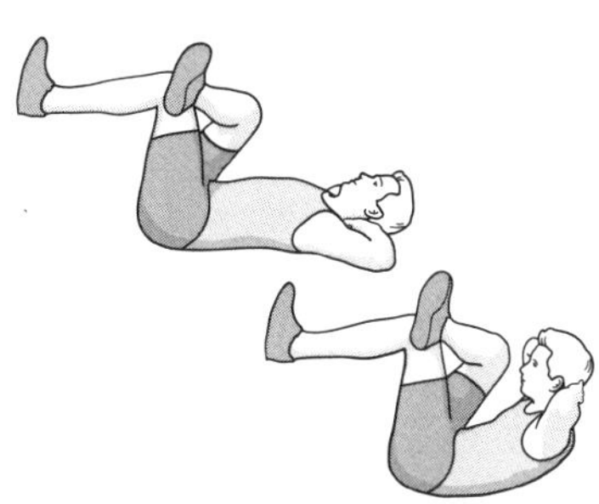

8 Reverse Profi-Crunch

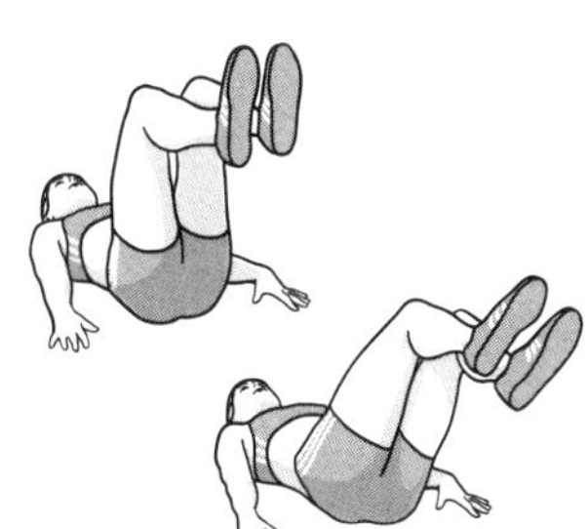

9 Scheibenwischer

32 Split-Training für Profis – Drücken/Ziehen 1a – Drücken

1 2 **3**

Trainingsphase III
Bewegungstempo (Sekunden): 2 hoch, 2–3 runter
Einheiten pro Woche: 2

	Übungen	Wiederholungen (Wdh.)/ Belastungszeit	Belastungspause in Minuten	Sätze	Seite
1	Goblet-Squat	6–12 Wdh.	2–3	3	144
2	Kurzhantel-Drücken	6–12 Wdh.	2–3	3	124
3	Brücke mit erhöhten Füßen	6–12 Wdh.	2–3	3	142
4	Arnold-Press	12–15 Wdh.	2–3	3	130
5	Dips	6–12 Wdh.	2–3	3	134
6	Trizepsstrecken hinter dem Kopf	6–12 Wdh.	2–3	3	135
7	Plank mit Arm- und Beinheben	3–6 Wdh. je Seite	2–3	3	138

Hinweis: Bei dieser Variante des Split-Trainings wechselst du zwischen Druck- und Zugbewegungen. Sie ist ideal geeignet für alle, die Sportarten mit einer Menge Druckbewegungen, wie etwa Football oder Kampfsport, betreiben.

Auch hier kannst du an zwei aufeinanderfolgenden Tagen trainieren, wenn du zwischen Workout 1a Drücken und 1b Ziehen wechselst.

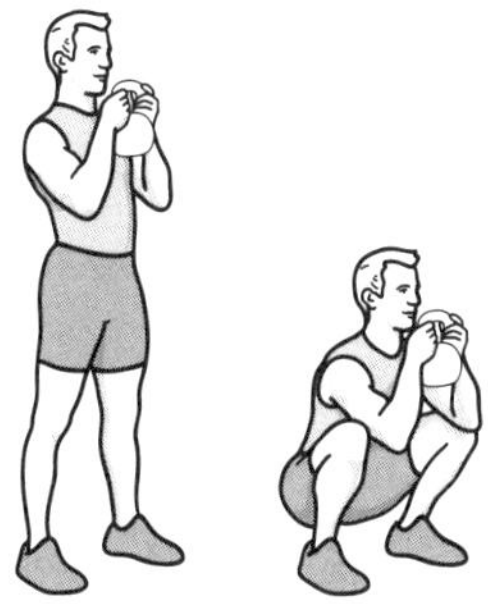

1 Goblet-Squat

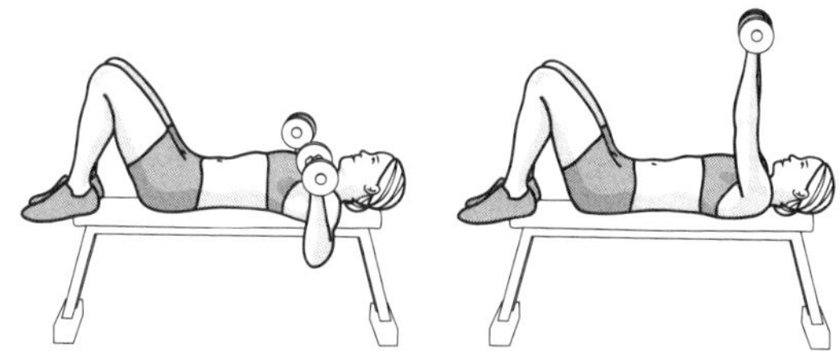

2 Kurzhantel-Drücken

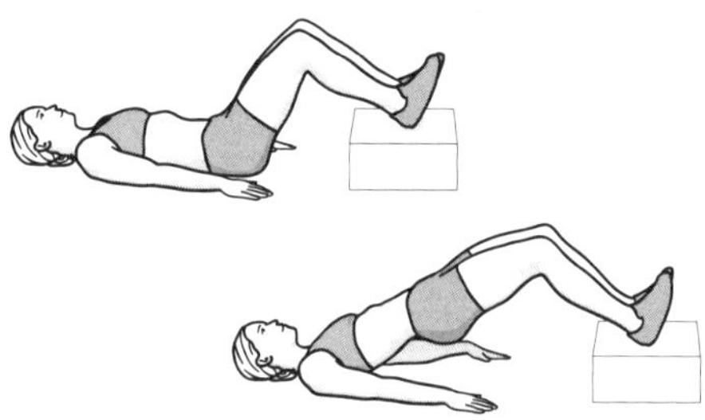

3 Brücke mit erhöhten Füßen

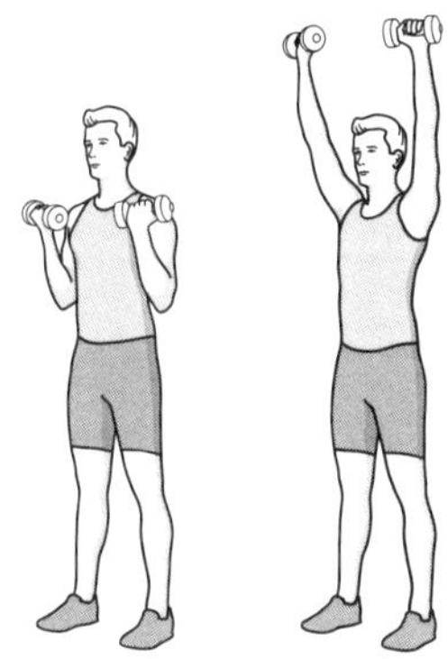

4 Arnold-Press

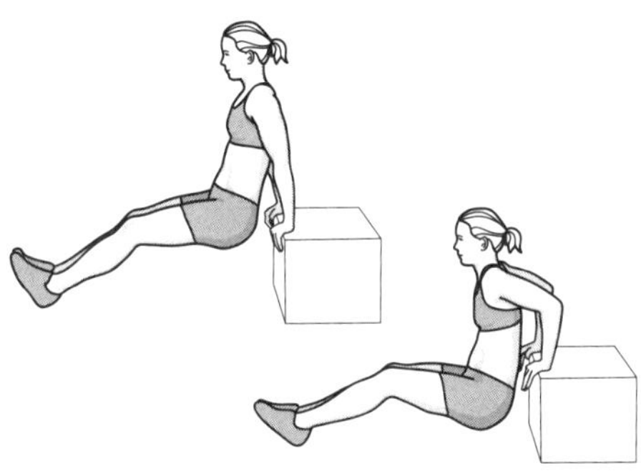

5 Dips

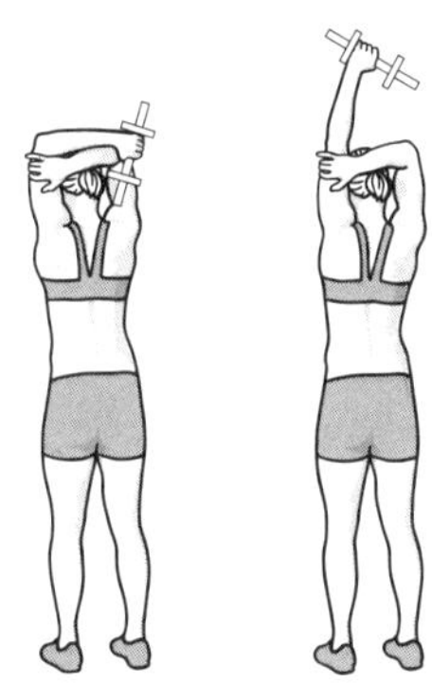

6 Trizepsstrecken hinter dem Kopf

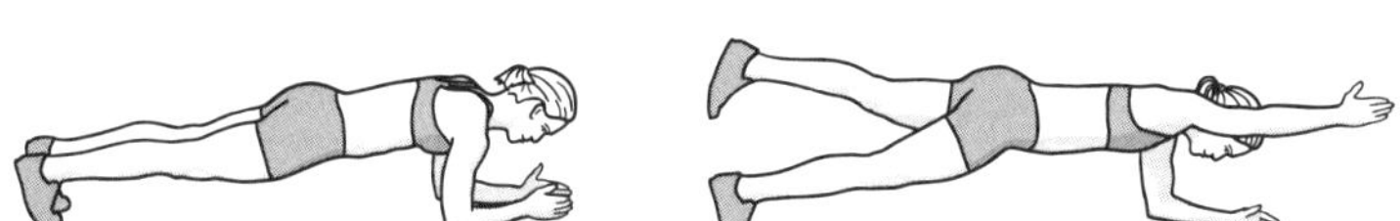

7 Plank mit Arm- und Beinheben

33 Split-Training für Profis – Drücken/Ziehen 1b – Ziehen

1 2 **3**

Trainingsphase III
Bewegungstempo (in Sekunden): 2 hoch, 2–3 runter
Einheiten pro Woche: 2

	Übungen	Wiederholungen (Wdh.)/ Belastungszeit	Belastungspause in Minuten	Sätze	Seite
1	Klimmzüge an der Tischkante	6–12 Wdh.	2-3	3	129
2	Kurzhantel-Rudern mit Rumpfdrehung	6–12 Wdh. je Seite	2–3	3	128
3	Aufrechtes Kurzhantel-Rudern	6–12 Wdh.	2–3	3	131
4	Hammer-Curl	12–15 Wdh.	2–3	3	133
5	Spider-Curl	6–12 Wdh.	2–3	3	133
6	Reverse Crunch	12–15 Wdh.	2–3	3	137
7	Reverse Profi-Crunch	12–15 Wdh. je Seite	2–3	3	138

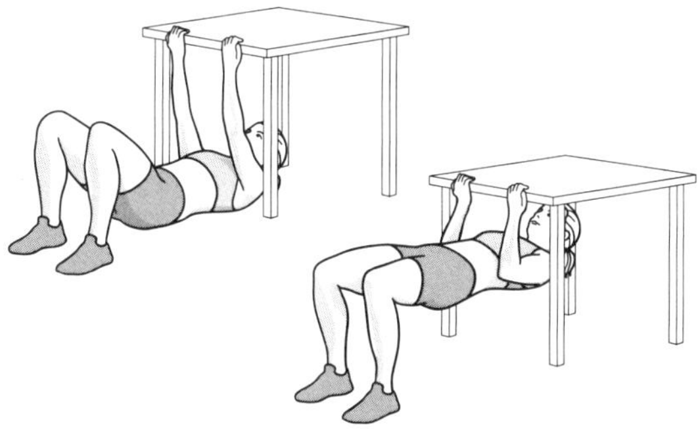

1 Klimmzüge an der Tischkante

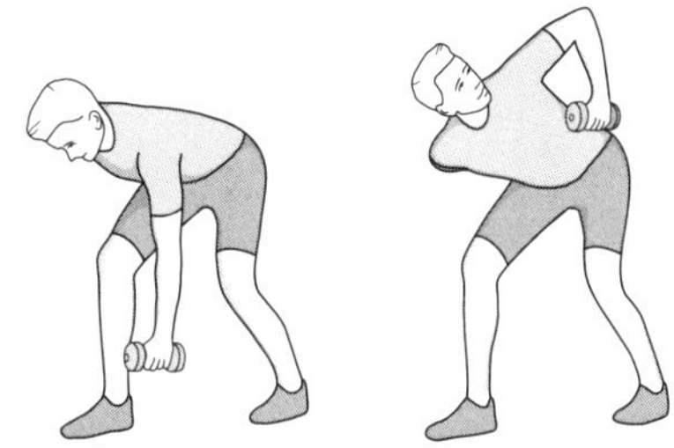

2 Kurzhantel-Rudern mit Rumpfdrehung

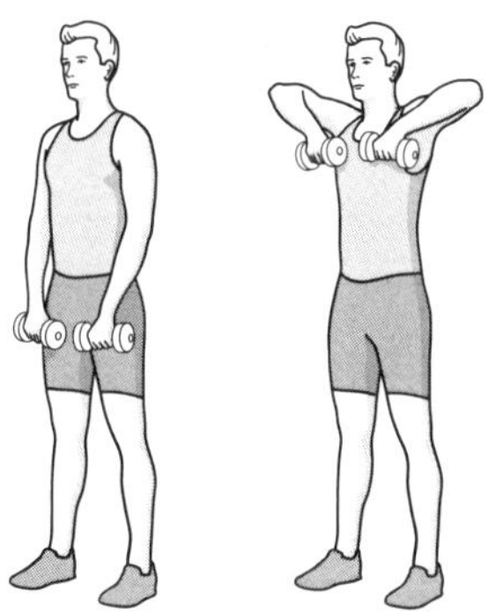

3 Aufrechtes Kurzhantel-Rudern

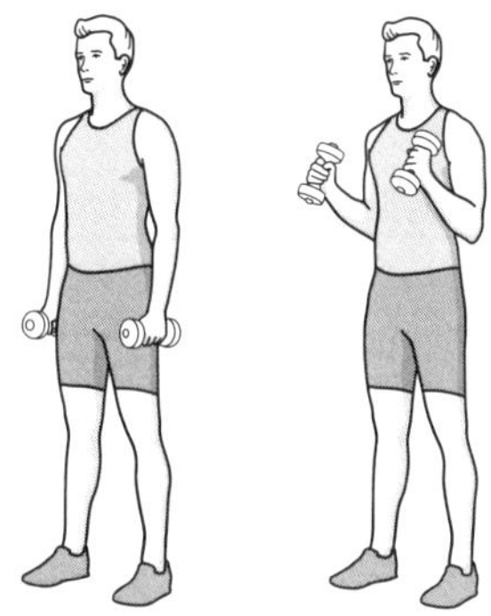

4 Hammer-Curl

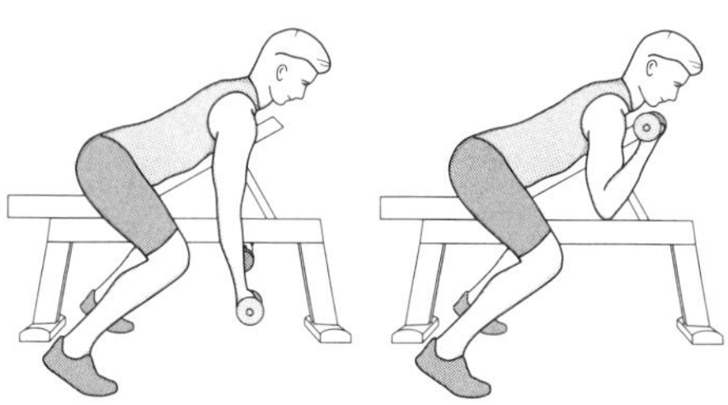

5 Spider-Curl

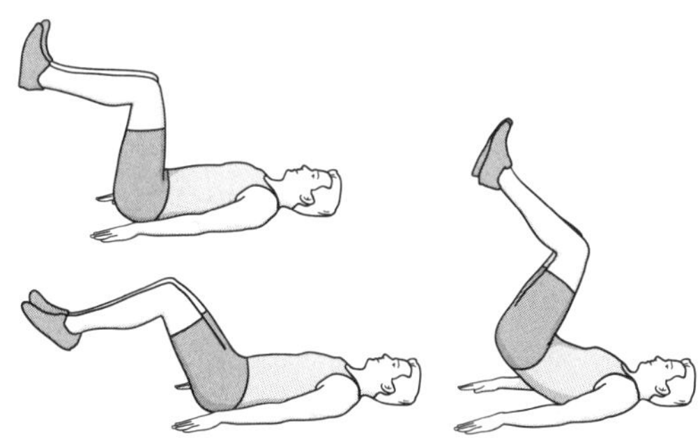

6 Reverse Crunch

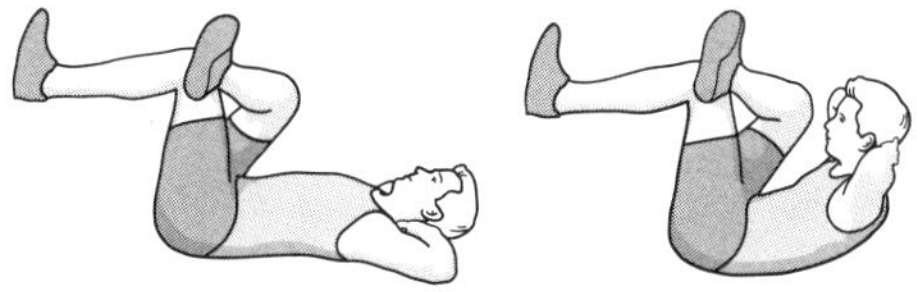

7 Reverse Profi-Crunch

34 Brust-Workout

Trainingsphase III
Bewegungstempo (in Sekunden): 2 hoch, 1 halten, 2 runter
Einheiten pro Woche: 1–2

1 2 **3**

	Übungen	Wiederholungen (Wdh.)/ Belastungszeit	Belastungspause in Minuten	Sätze	Seite
1	Kurzhantel-Drücken	10–12 Wdh.	2	3	124
2	Kurzhantel-Schrägbankdrücken	10–12 Wdh.	2	3	125
3	Squeeze-Press	10–12 Wdh.	2	3	125
4	Kurzhantel-Rudern auf der Schrägbank	10–12 Wdh.	2	3	127
5	Fliegende Bewegung	12–15 Wdh.	2	3	126
6	Überzüge mit Kurzhanteln	12–15 Wdh.	2	3	126
7	Lat-Rudern	12–15 Wdh.	2	3	127
8	Schräger Crunch mit überkreuzten Beinen	je Seite so viele Wiederholungen wie möglich	2	3	137

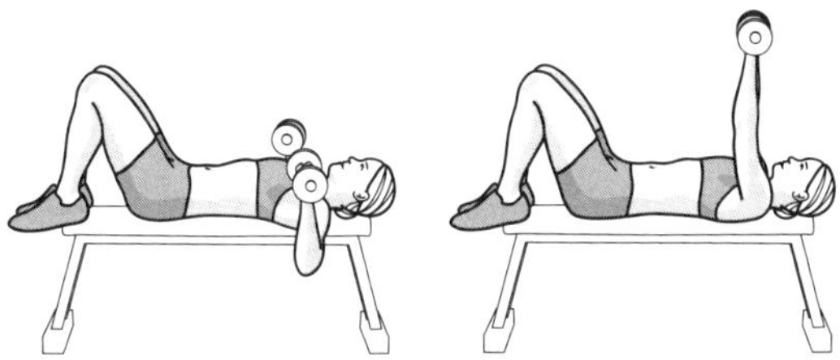

1 Kurzhantel-Drücken

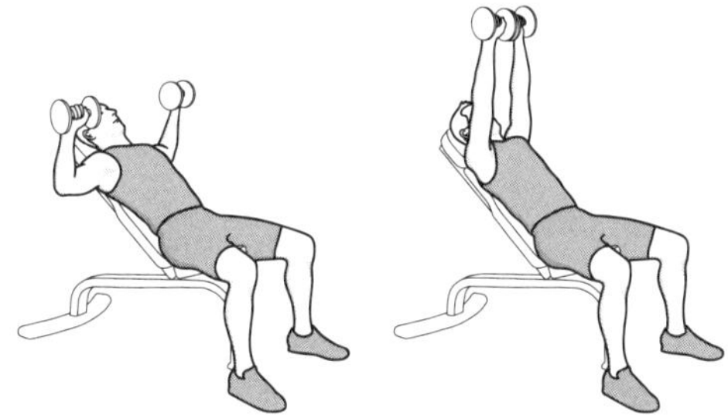

2 Kurhantel-Schrägbankdrücken

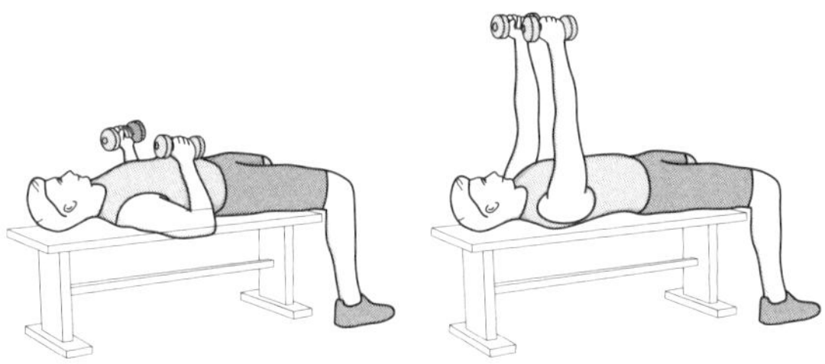

3 Squeeze-Press

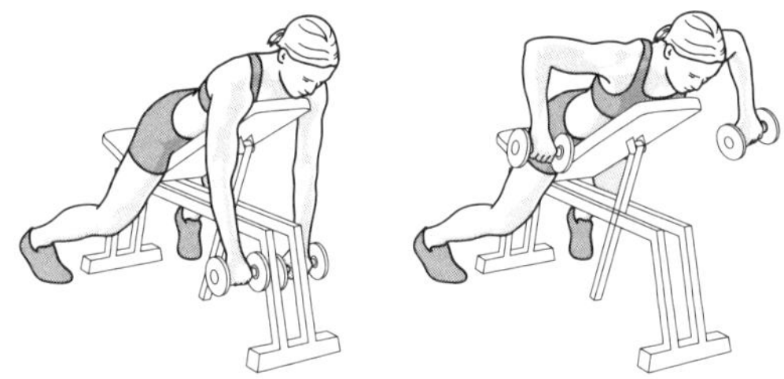

4 Kurzhantel-Rudern auf der Schrägbank

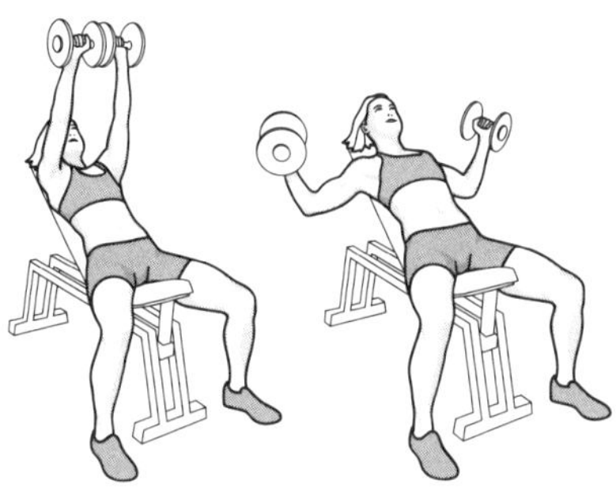

5 Fliegende Bewegung

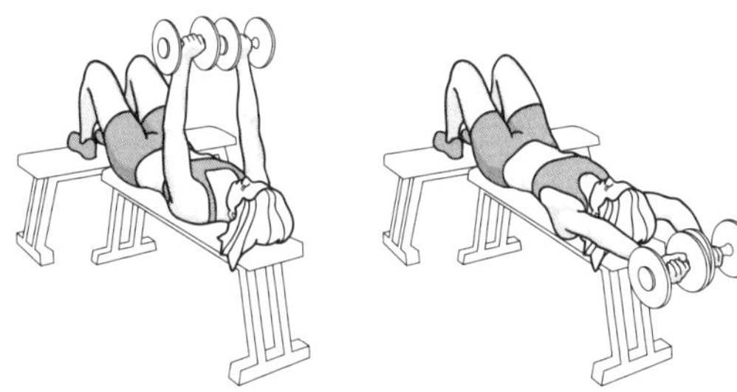

6 Überzüge mit Kurzhanteln

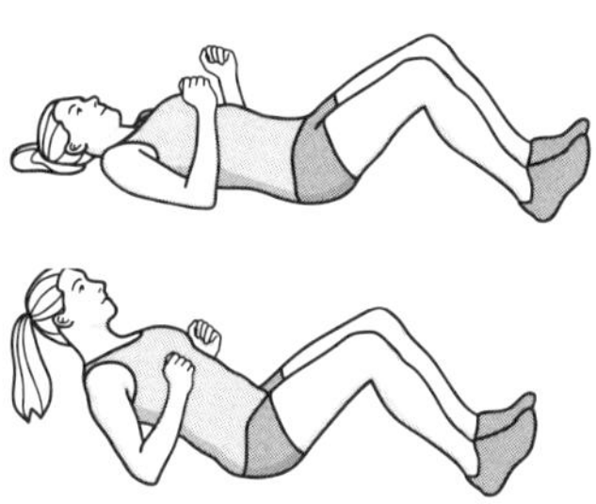

7 Lat-Rudern

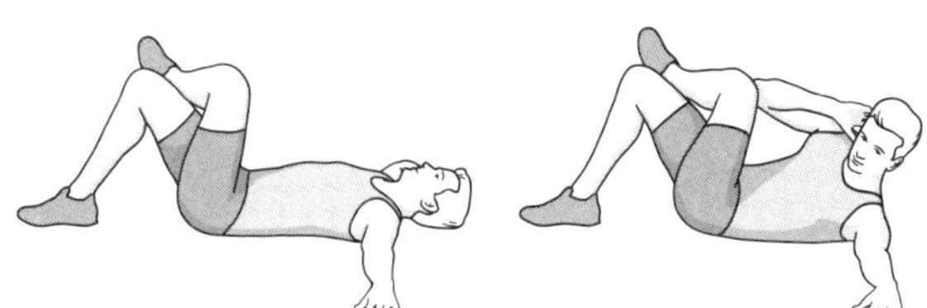

8 Schräger Crunch mit überkreuzten Beinen

35 Sixpack-Workout

Trainingsphase III
Bewegungstempo (in Sekunden): 2 hoch, 2 runter
Einheiten pro Woche: 1–2

1 **2** 3

	Übungen	Wiederholungen (Wdh.)/ Belastungszeit	Belastungspause in Sekunden	Sätze	Seite
1	Drehseitstütz	15–20 Wdh. je Seite	30	2	140
2	Einbeiniger Hip-Thrust	15–20 Wdh. je Seite	30	2	142
3	Plank mit Arm- und Beinheben	8–12 Wdh. je Seite	30	2	138
4	Kurzhantel-Kreuzheben	10–12 Wdh.	30	2	141
5	Bird Dog	12–15 Wdh. je Seite	30	2	141
6	Reverse Crunch	15–20 Wdh.	30	2	137
7	Butterfly-Sit-ups	15–20 Wdh.	30	2	136

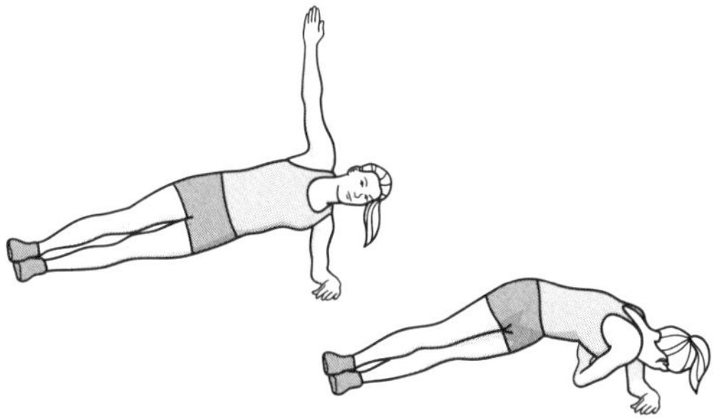

1 Drehseitstütz

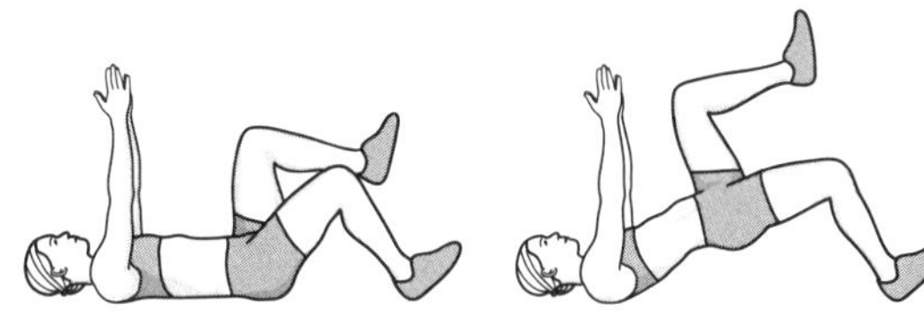

2 Einbeiniger Hip-Thrust

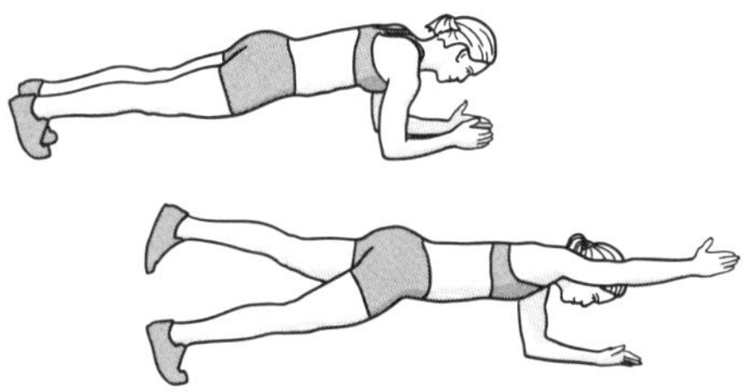

3 Plank mit Arm- und Beinheben

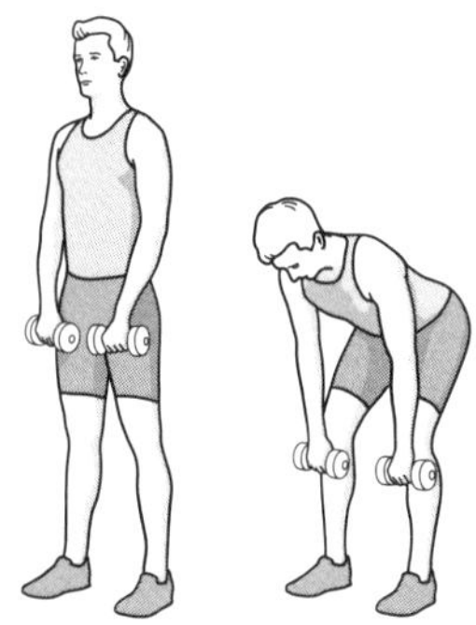

4 Kurzhantel-Kreuzheben

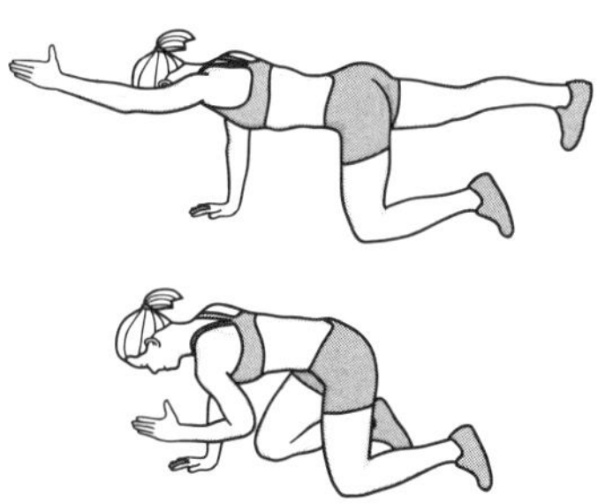

5 Bird Dog

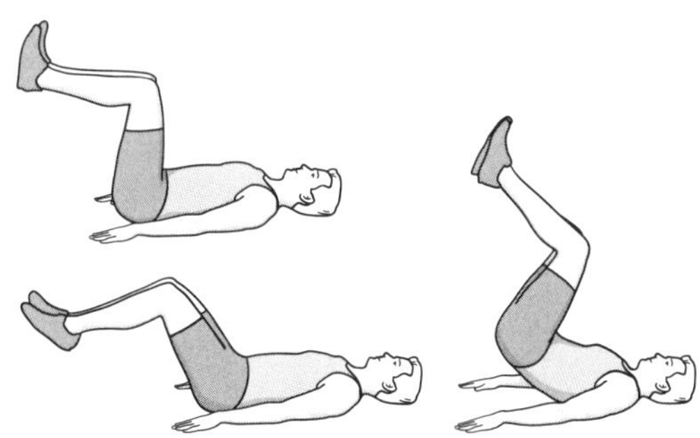

6 Reverse Crunch

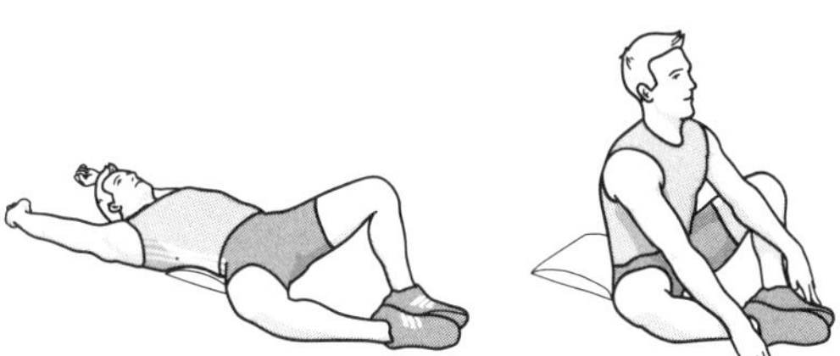

7 Butterfly-Sit-ups

36 Sixpack-Workout für Fortgeschrittene

Trainingsphase III
Bewegungstempo (in Sekunden): 2 hoch, 2 runter
Einheiten pro Woche: 1–2

1 2 **3**

	Übungen	Wiederholungen (Wdh.)/ Belastungszeit	Belastungspause in Sekunden	Sätze	Seite
1	Reverse Lunge and Press	6–8 Wdh. je Seite	60	2–3	143
2	Drehseitstütz	10–15 Wdh. je Seite	60	2	140
3	Plank mit Arm- und Beinheben	5–10 Wdh. je Seite	60	2–3	138
4	Brücke mit erhöhten Füßen	10–15 Wdh.	60	2	142
5	Russian Twist	10–15 Wdh. je Seite	60	2	141
6	Bicycle-Crunch	10–15 Wdh.	60	2	138
7	Gerader Crunch	10–15 Wdh.	60	2–3	136

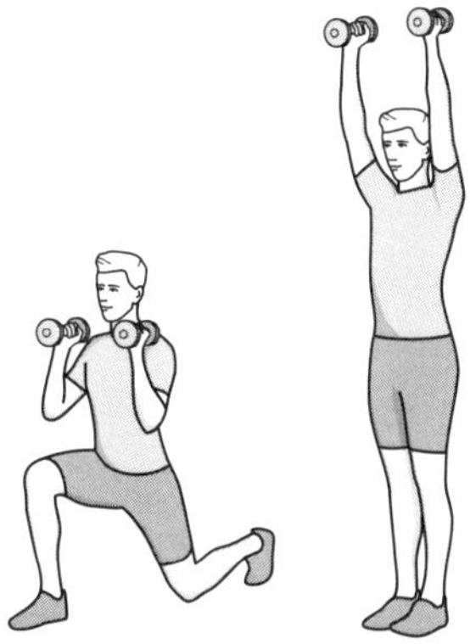

1 Reverse Lunge and Press

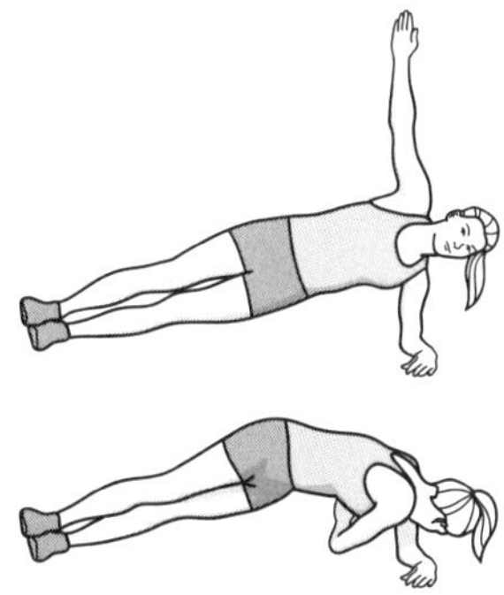

2 Drehseitstütz

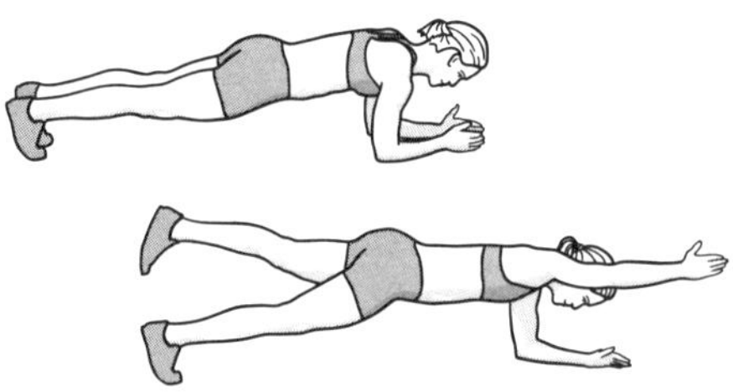

3 Plank mit Arm- und Beinheben

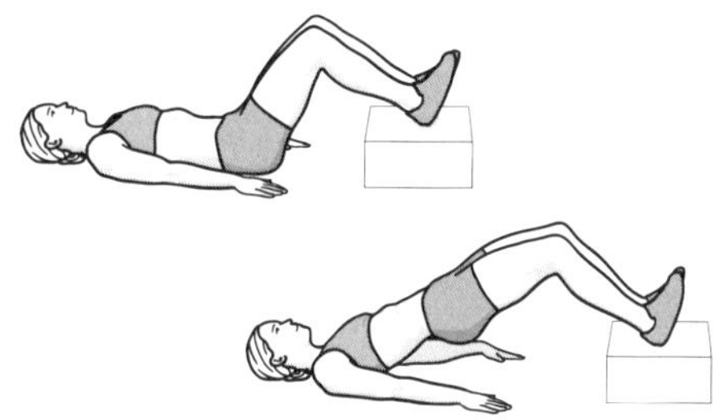

4 Brücke mit erhöhten Füßen

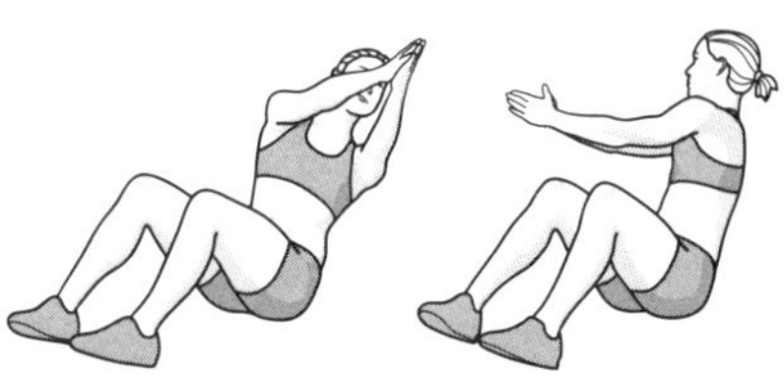

5 Russian Twist

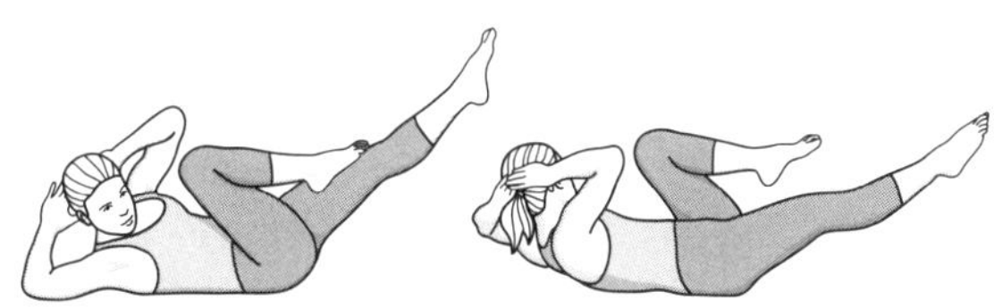

6 Bicycle-Crunch

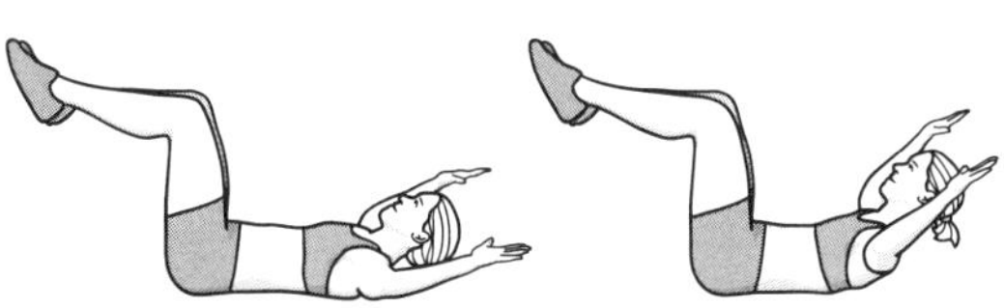

7 Gerader Crunch

37 Power-Workout für die Strandfigur

Trainingsphase III
Einheiten pro Woche: 1–2

1 2 3

	Übungen	Wiederholungen (Wdh.)/ Belastungszeit	Belastungspause nach jeder Übung in Sekunden	Runden	Belastungspause nach jeder Runde in Minuten	Seite
1	Goblet-Squat	so viele Wiederholungen wie möglich (30 Sekunden)	30	3	2	144
2	Liegestütz-Rudern-Kombi	so viele Wiederholungen wie möglich (30 Sekunden)	15	3	2	129
3	Reverse Lunge and Press	so viele Wiederholungen wie möglich (30 Sekunden)	15	3	2	138
4	Thruster	so viele Wiederholungen wie möglich (30 Sekunden)	15	3	2	132
5	Ausfallschritt zur Seite	so viele Wiederholungen wie möglich (30 Sekunden)	15	3	2	144
6	Spiderman-Liegestütz	so viele Wiederholungen wie möglich (30 Sekunden)	15	3	2	124
7	Bicycle-Crunch	so viele Wiederholungen wie möglich (30 Sekunden)	15	3	2	138

Hinweis: 30 Sekunden lang powern und so viele Wiederholungen wie möglich ausführen, anschließend zur nächsten Übung wechseln. Sind alle Übungen einmal absolviert, hast du eine Runde geschafft. Insgesamt werden 3 Runden absolviert. Nach 2 Runden gibt es 2 Minuten Pause.

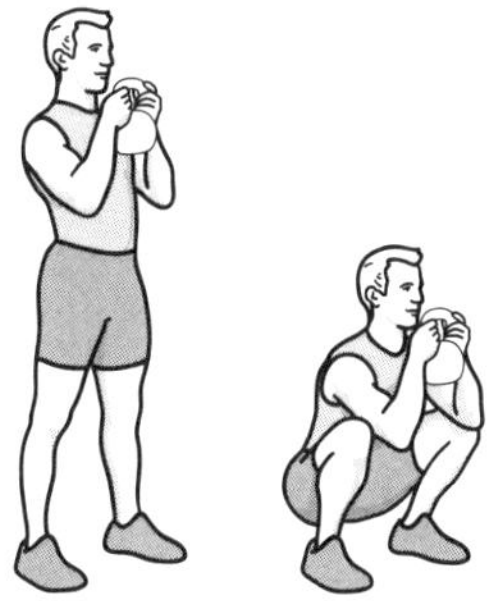

1 Goblet-Squat

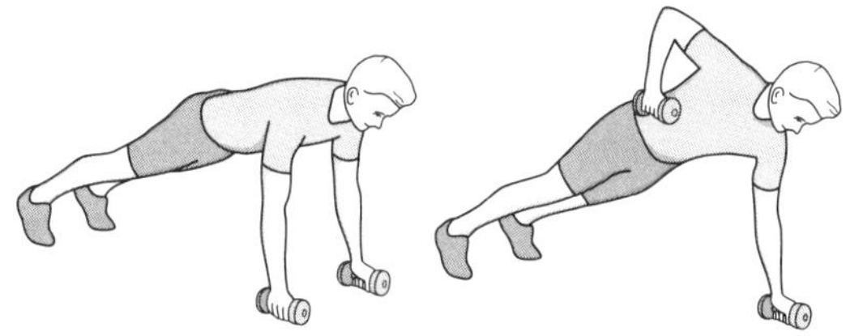

2 Liegestütz-Rudern-Kombi

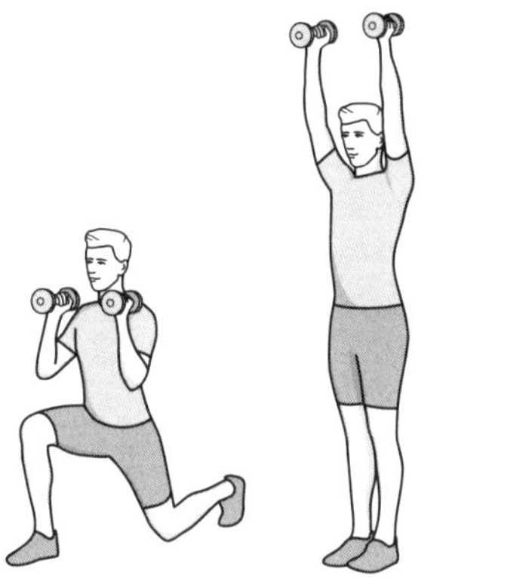

3 Reverse Lunge and Press

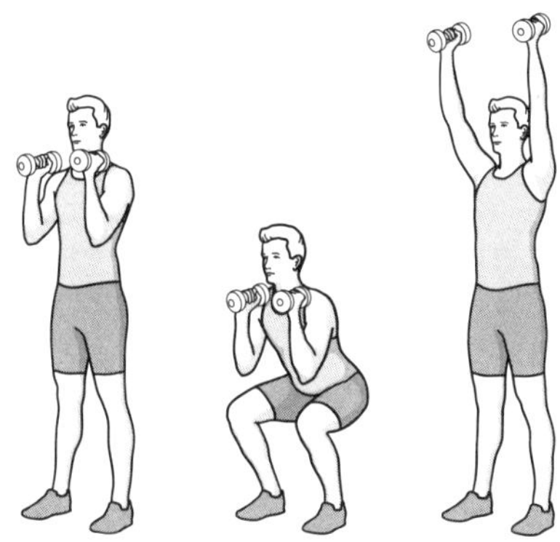

4 Thruster

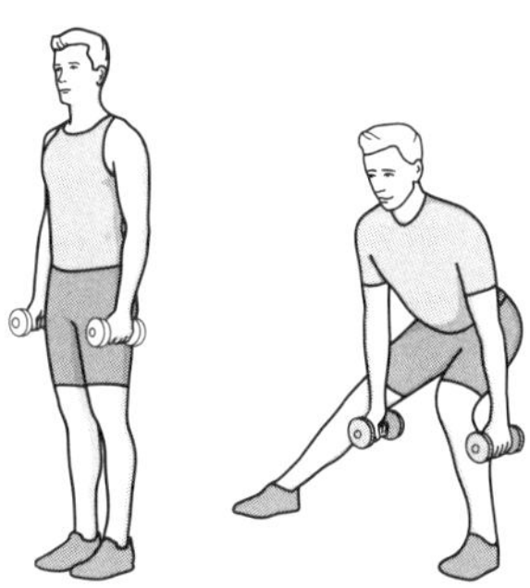

5 Ausfallschritt zur Seite

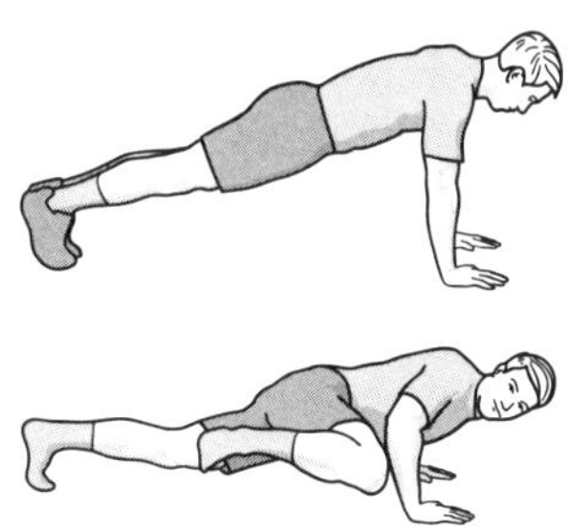

6 Spiderman-Liegestütz

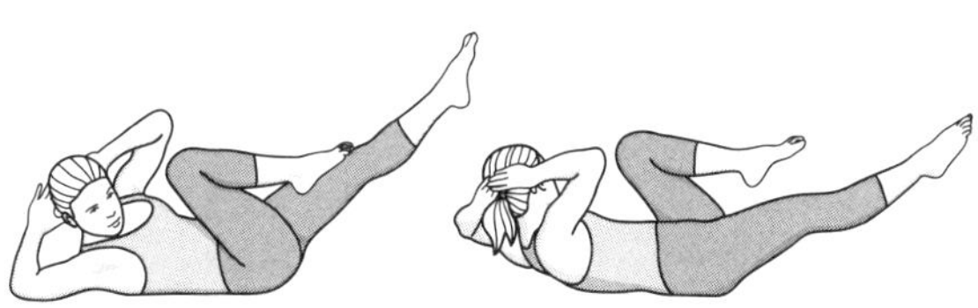

7 Bicycle-Crunch

38 Für definierte Schultern

Trainingsphase III
Bewegungstempo (in Sekunden): 1–2 hoch, 1 halten, 1–2 runter
Einheiten pro Woche: 1–2

1 2 **3**

	Übungen	Wiederholungen (Wdh.)/ Belastungszeit	Belastungspause in Minuten	Sätze	Seite
1	Kreuzhebe-Kombi	3–6 Wdh. je Seite	2	2–3	129
2	Kurzhantel-Nackendrücken	6–12 Wdh.	2	3	130
3	Schulterrotation im Liegen	10–12 Wdh. je Seite	2	2–3	132
4	Reverse Lunge and Press	10–12 Wdh. je Seite	2	2	143
5	Aufrechtes Kurzhantel-Rudern	10–12 Wdh.	2	2	131
6	Thruster	10–15 Wdh.	2	3	132

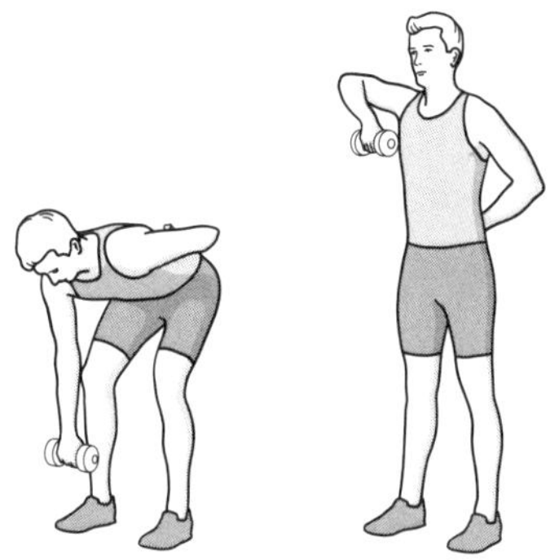

1 Kreuzhebe-Kombi

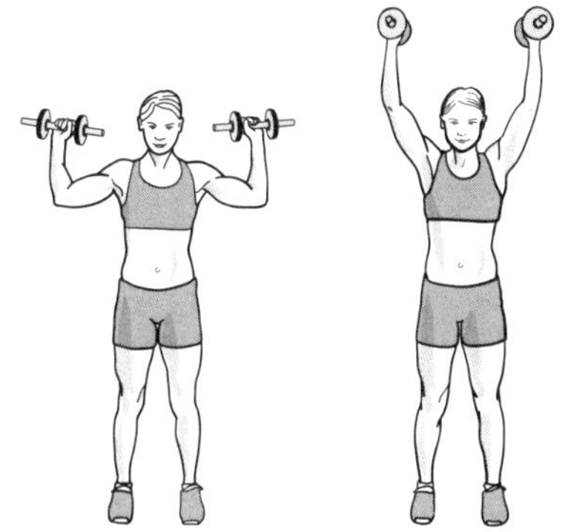

2 Kurzhantel-Nackendrücken

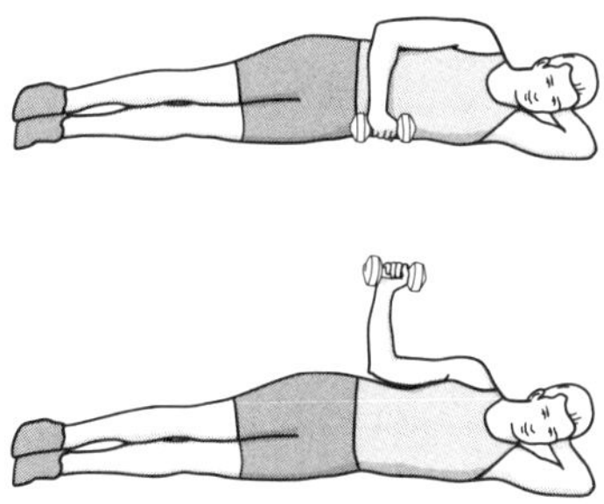

3 Schulterrotation im Liegen

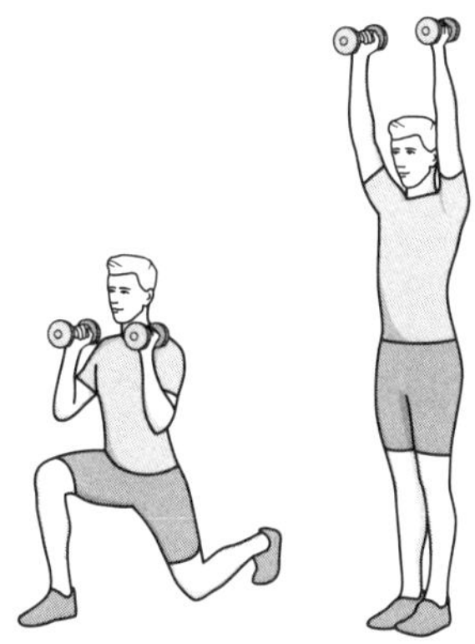

4 Reverse Lunge and Press

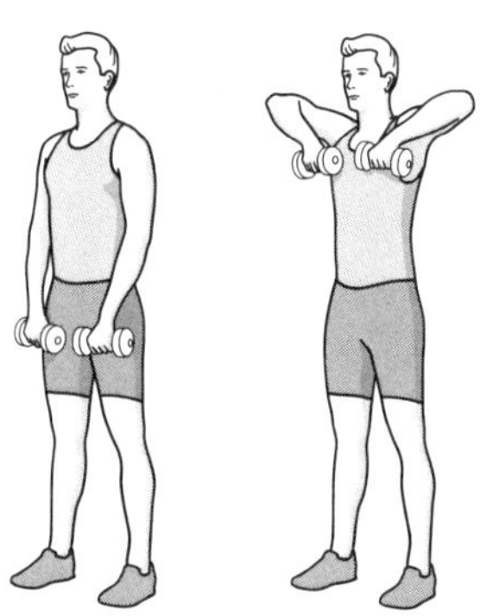

5 Aufrechtes Kurzhantel-Rudern

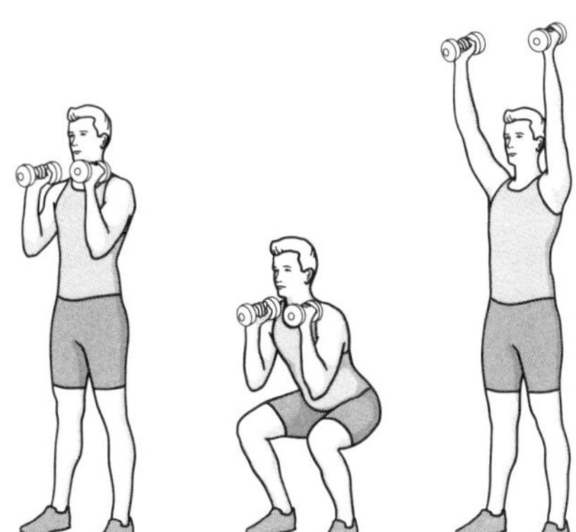

6 Thruster

39 Für starke Arme 1

Trainingsphase III
Bewegungstempo (in Sekunden):
1 hoch (positive Bewegungsphase explosiv ausführen),
3 runter (negative Bewegungsphase bewusst langsam ausführen)
Einheiten pro Woche: 1–2

1 2 **3**

	Übungen	**Wiederholungen (Wdh.)/ Belastungszeit**	**Belastungspause in Sekunden**	**Sätze**	**Seite**
1	Hammer-Curl	15 Wdh.	60	3	133
2	Trizepsstrecken im Liegen	15 Wdh.	60	3	135
3	Bizeps-Curl mit Handgelenksdrehung	15 Wdh.	60	3	134
4	Kickback mit Kurzhantel	15 Wdh. je Seite	60	3	135
5	Spider-Curl	15 Wdh.	60	3	133
6	Dips	15 Wdh.	60	3	134
7	Konzentrations-Curl	15 Wdh.	60	3	134

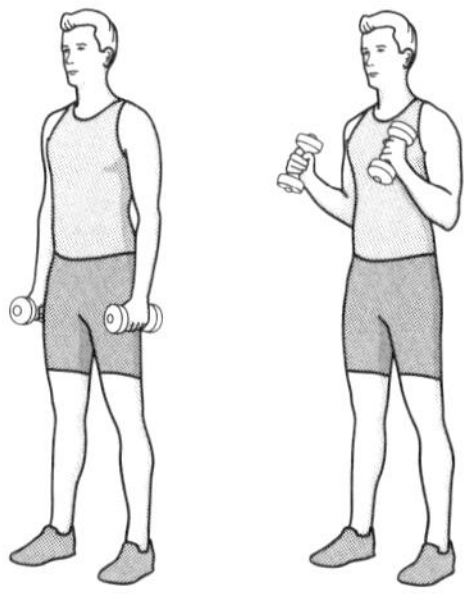

1 Hammer-Curl

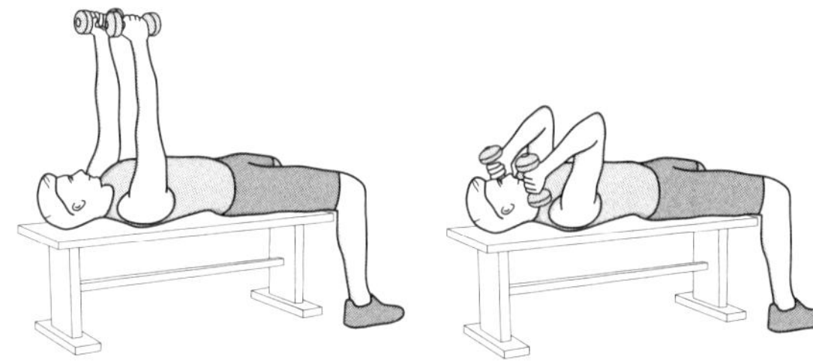

2 Trizepsstrecken im Liegen

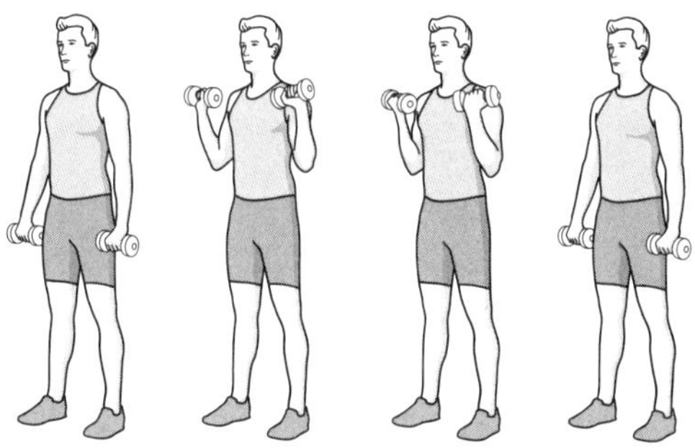

3 Bizeps-Curl mit Handgelenksdrehung

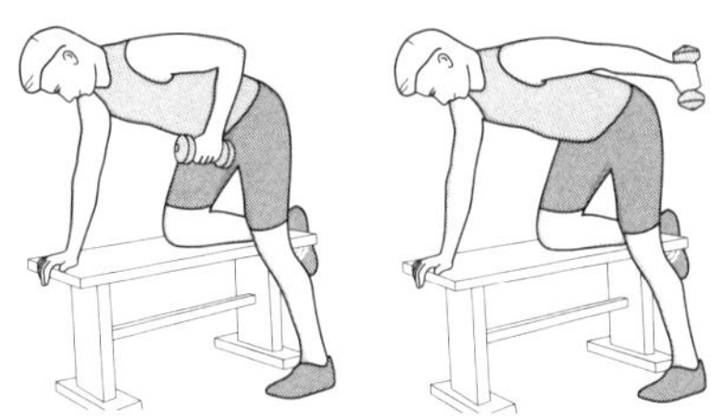

4 Kickback mit Kurzhantel

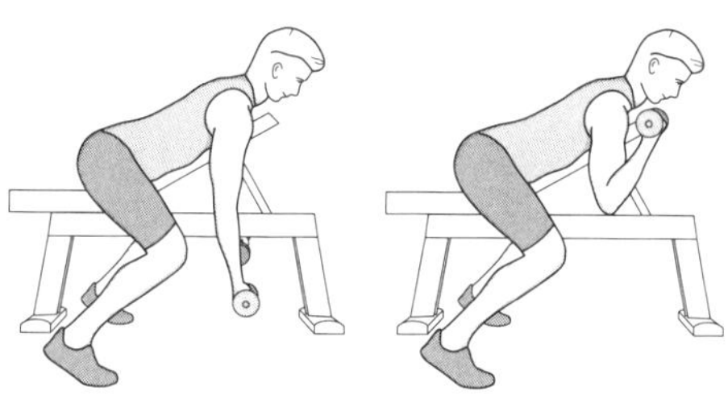

5 Spider-Curl

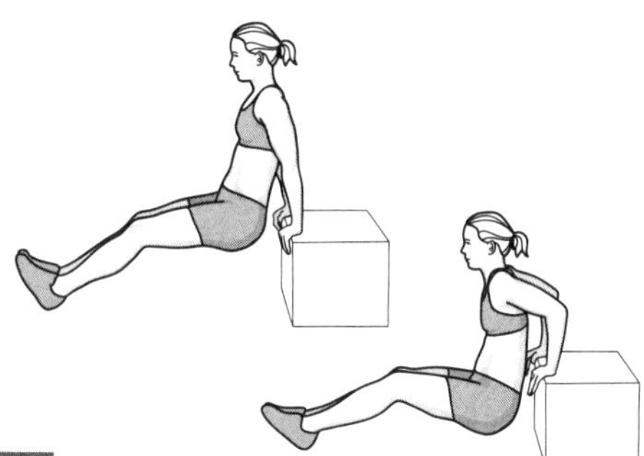

6 Dips

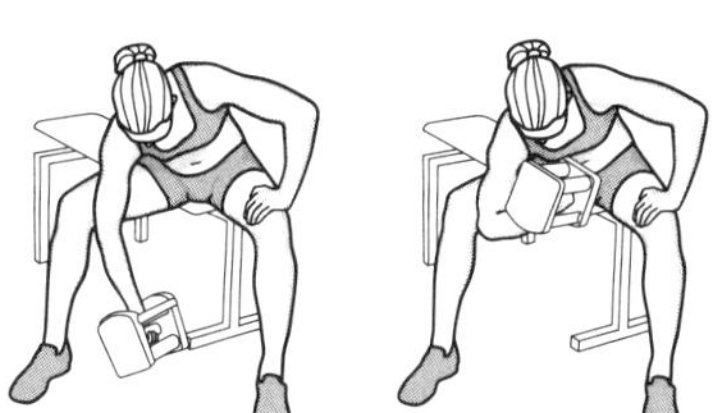

7 Konzentrations-Curl

40 Für starke Arme 2

Trainingsphase III
Bewegungstempo (in Sekunden): 1–2 hoch, 1 halten, 1–2 runter
Einheiten pro Woche: 1–2

1 2 **3**

	Übungen	Wiederholungen (Wdh.)/ Belastungszeit	Belastungspause in Sekunden	Sätze	Seite
1	Klimmzüge an der Tischkante	6–12 Wdh.	30	2–3	129
2	Squeeze-Press	10–12 Wdh.	30	2–3	125
3	Dips	10–12 Wdh.	30	2–3	134
4	Bizeps-Curl	10–12 Wdh.	30	2–3	133
5	Trizepsstrecken hinter dem Kopf	10–12 Wdh.	30	2–3	135
6	Konzentrations-Curl	10–12 Wdh.	30	2–3	134
7	Kickback mit Kurzhantel	10–12 Wdh. je Seite	30	2–3	135

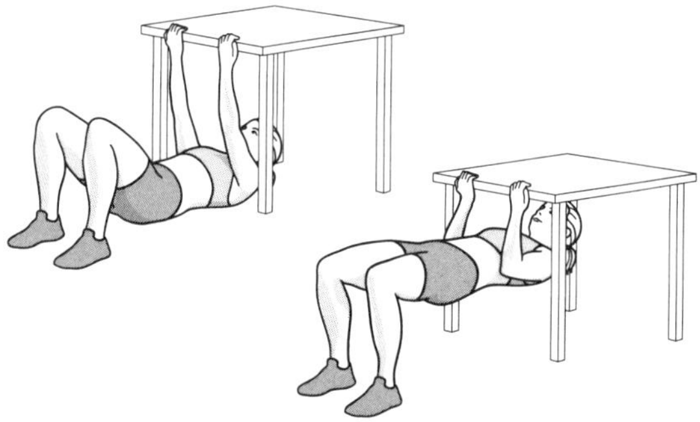

1 Klimmzüge an der Tischkante

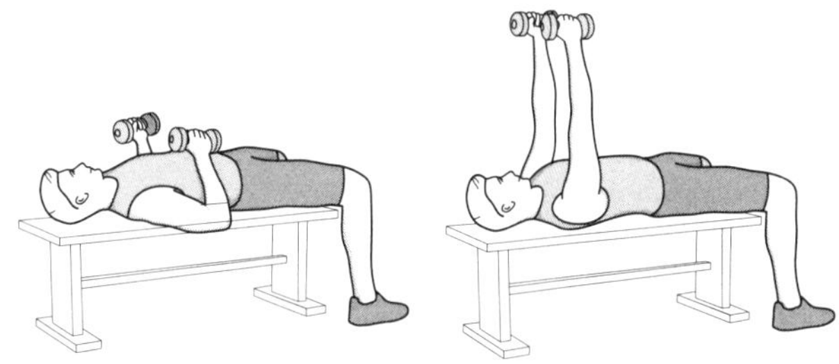

2 Squeeze-Press

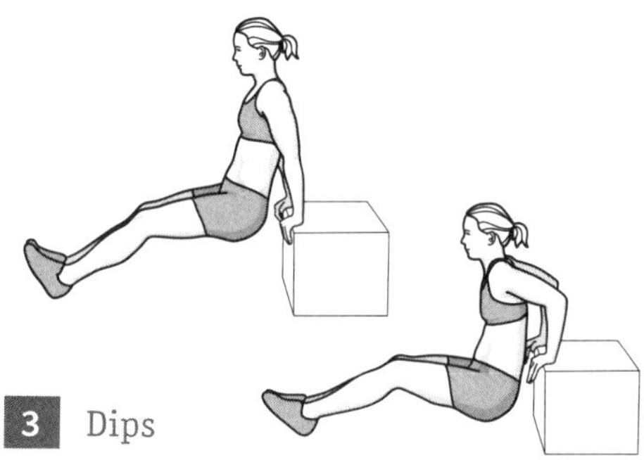

3 Dips

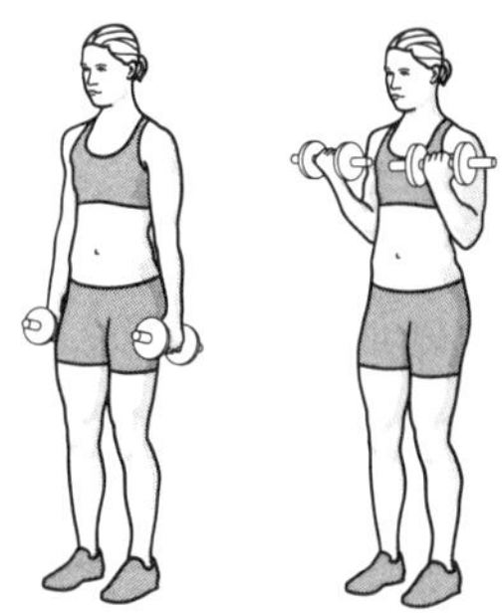

4 Bizeps-Curl

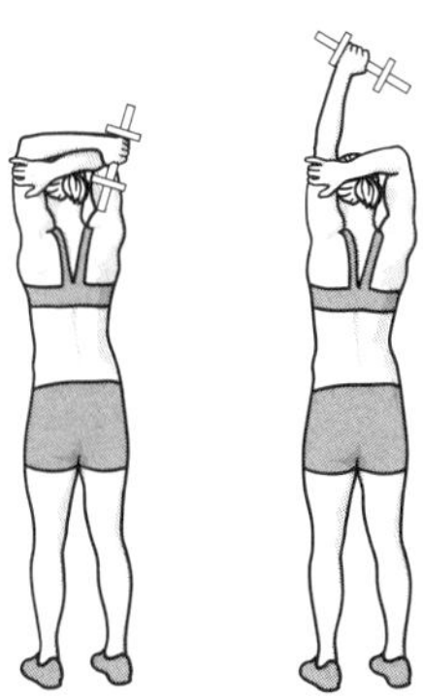

5 Trizepsstrecken hinter dem Kopf

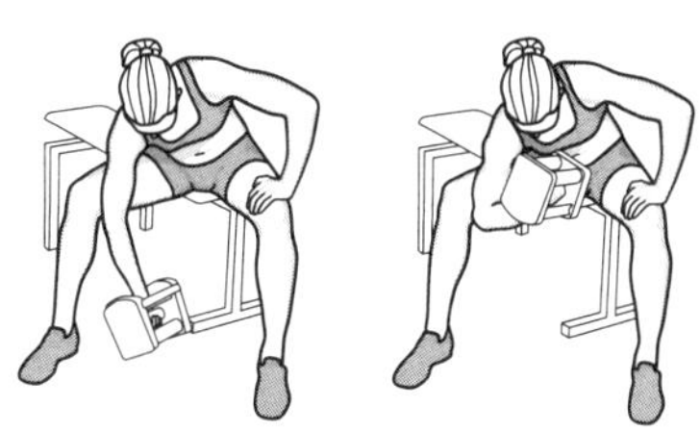

6 Konzentrations-Curl

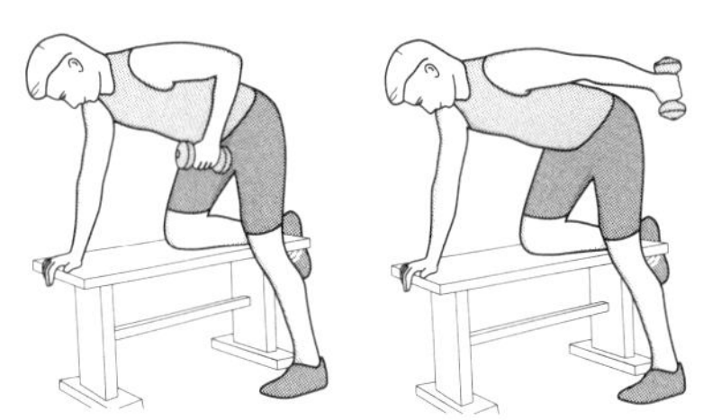

7 Kickback mit Kurzhantel

41 Rücken intensiv – für eine aufrechte Körperhaltung

1 2 **3**

Trainingsphase III
Bewegungstempo (in Sekunden): 2 hoch, 1 halten, 2 runter
Einheiten pro Woche: 1–2

	Übungen	Wiederholungen (Wdh.)/ Belastungszeit	Belastungspause in Sekunden	Sätze	Seite
1	Kurzhantel-Kreuzheben	10–15 Wdh.	60	2	141
2	Lat-Rudern	8–12 Wdh.	60	2	127
3	Schulterheben	8–12 Wdh.	60	2–3	130
4	Schulterrotation stehend	10–15 Wdh.	60	2	132
5	Arnold-Press	10–15 Wdh.	60	2–3	130
6	Kurzhantel-Rudern mit Rumpfdrehung	10–12 Wdh. je Seite	60	2	128
7	Überzüge mit Kurzhanteln	8–12 Wdh.	60	2–3	126
8	Plank mit Arm- und Beinheben	10 Wdh. je Seite	60	2	138

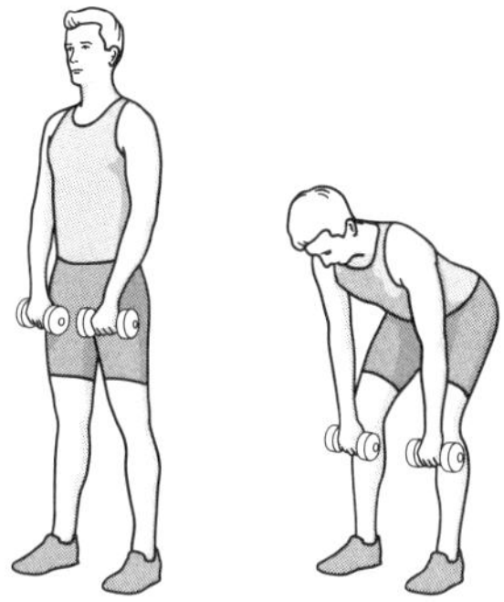

1 Kurzhantel-Kreuzheben

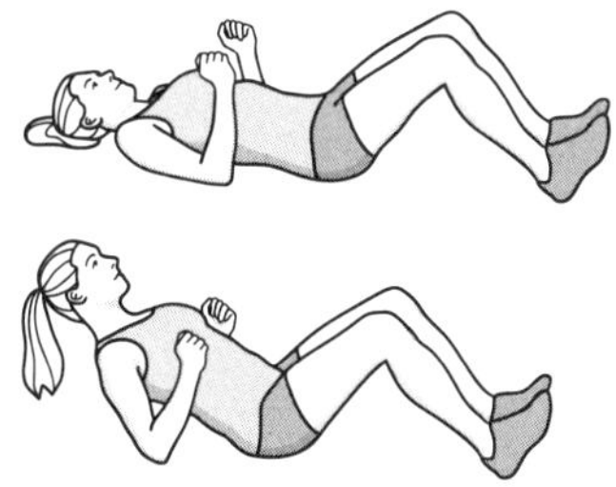

2 Lat-Rudern

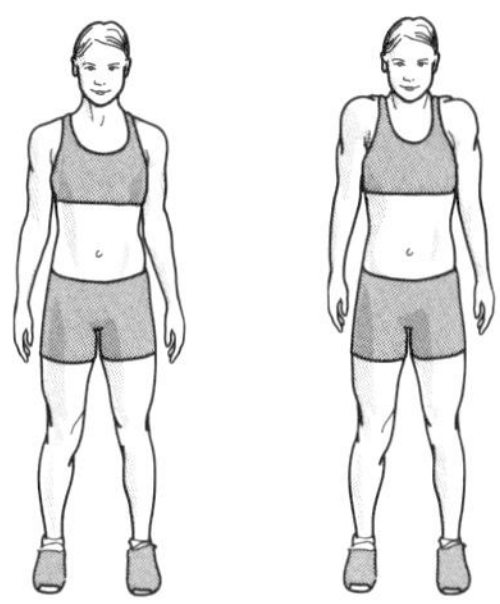

3 Schulterheben

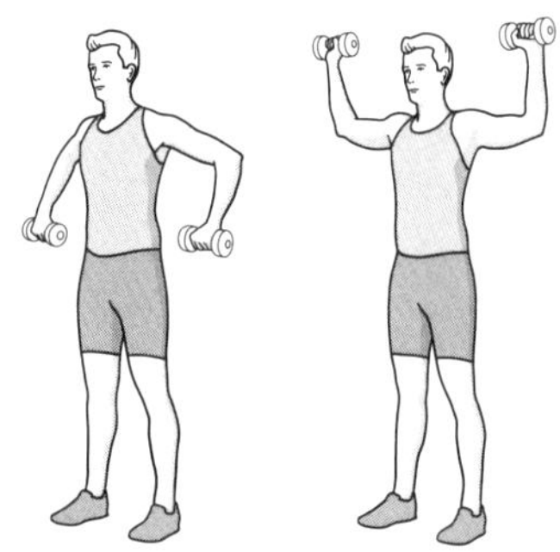

4 Schulterrotation stehend

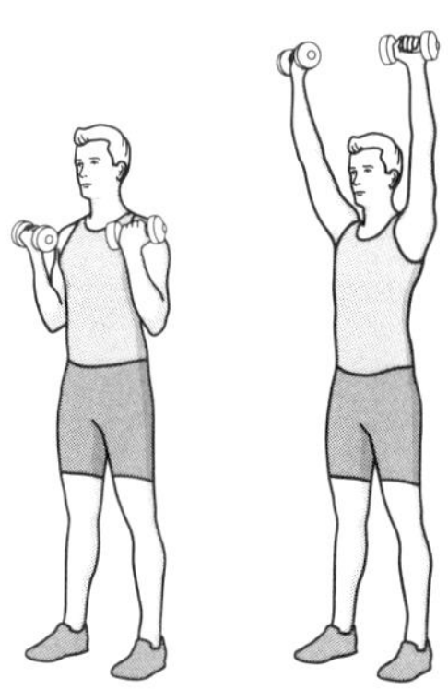

5 Arnold-Press

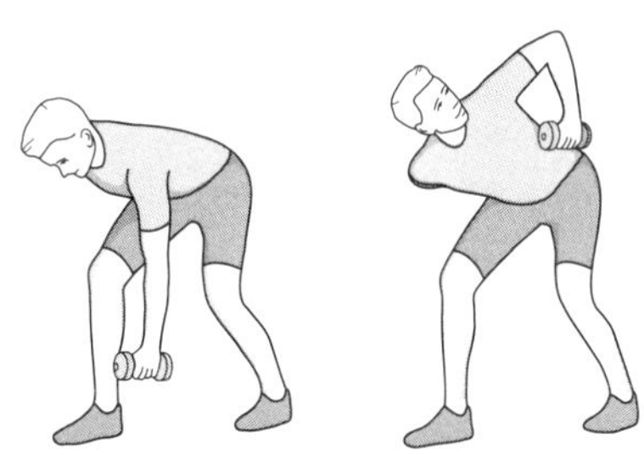

6 Kurzhantel-Rudern mit Rumpfdrehung

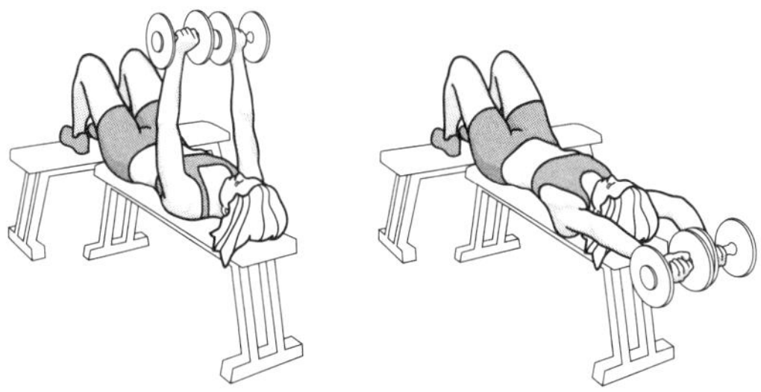

7 Überzüge mit Kurzhanteln

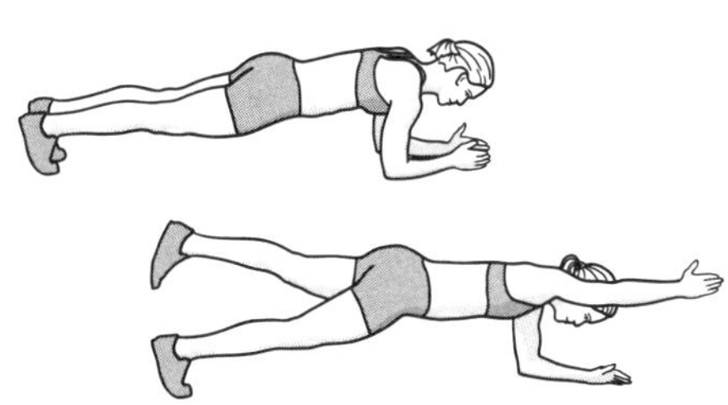

8 Plank mit Arm- und Beinheben

42 Fatburner-Workout

Trainingsphase III
Bewegungstempo (in Sekunden): 1 hoch, 3 runter
Einheiten pro Woche: 1–2

1 2 **3**

	Übungen	Wiederholungen (Wdh.)/ Belastungszeit	Belastungspause in Sekunden	Sätze	Seite
1	Kurzhantel-Kniebeuge	12 Wdh.	45	2	142
2	Kreuzhebe-Kombi	6 Wdh. je Seite	45	2	129
3	Kombi-Step-up mit Kurzhanteln	12 Wdh. je Seite	45	2	144
4	Wechselseitiges Kurzhantel-Schrägbankdrücken	12 Wdh. je Seite	45	2	125
5	Kurzhantel-Rudern auf der Schrägbank	12 Wdh.	45	2	127
6	Thruster	12 Wdh.	45	2	132
7	Arnold-Press	12 Wdh.	45	2	130
8	Überzüge mit Kurzhanteln	12 Wdh.	45	2	126

Hinweis: Je mehr Muskelmasse da ist, desto höher ist dein Grundumsatz und desto mehr Kalorien verbrennst du im Ruhezustand. Der Fokus dieses Workouts liegt auf den großen Muskelgruppen, um den Grundumsatz zu steigern. Ziehe die Übungen durch und lass den Speck wegschmelzen.

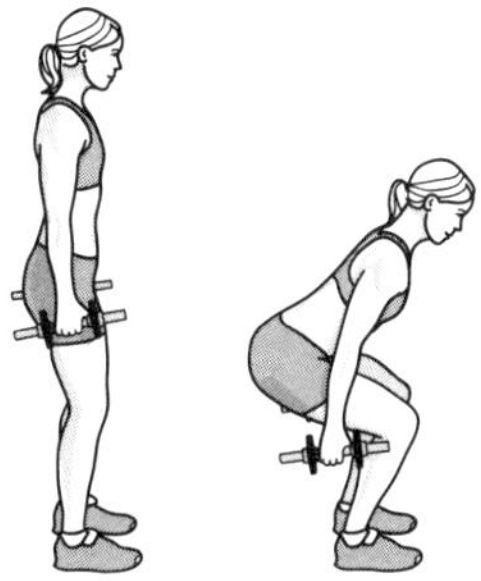

1 Kurzhantel-Kniebeuge

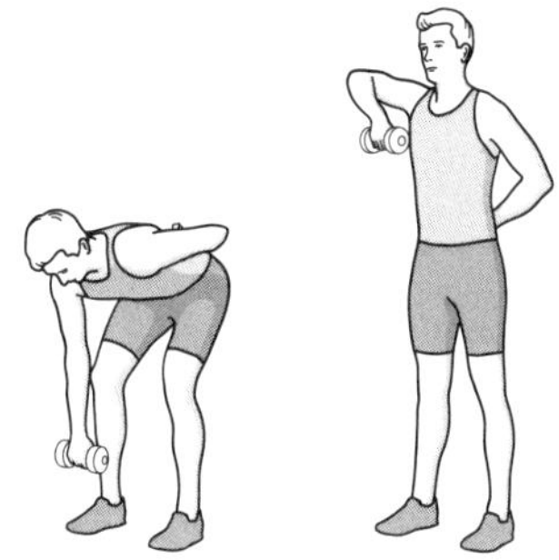

2 Kreuzhebe-Kombi

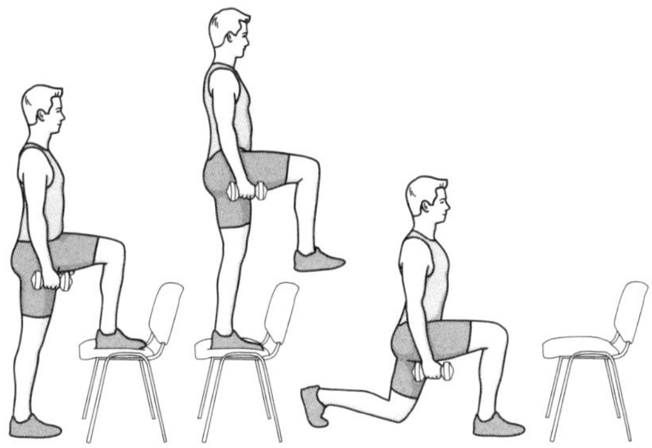

3 Kombi-Step-up mit Kurzhanteln

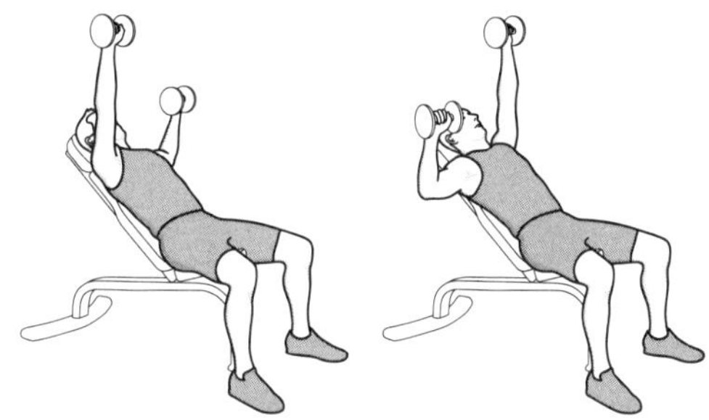

4 Wechselseitiges Kurzhantel-Schrägbankdrücken

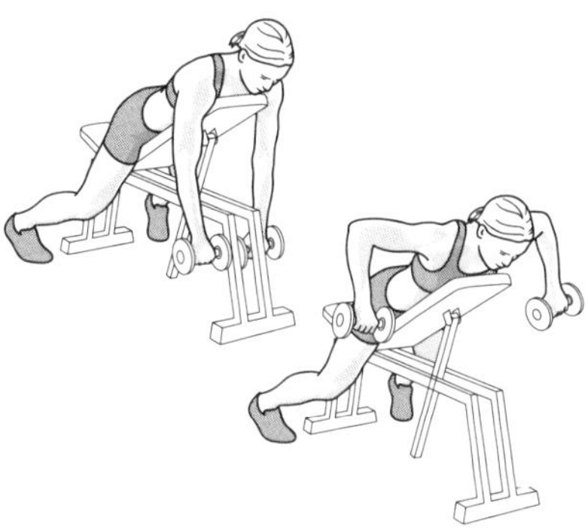

5 Kurzhantel-Rudern auf der Schrägbank

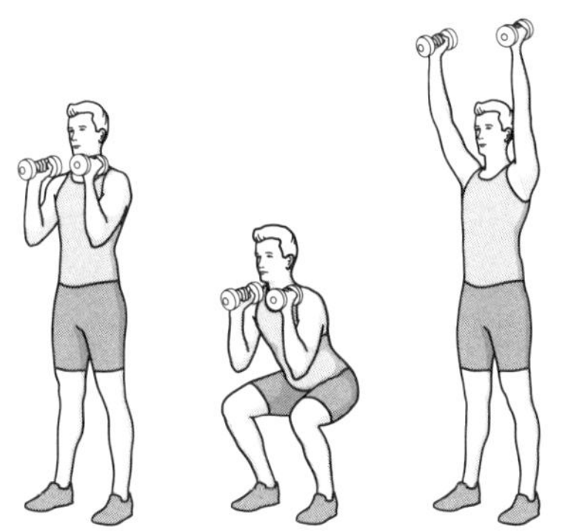

6 Thruster

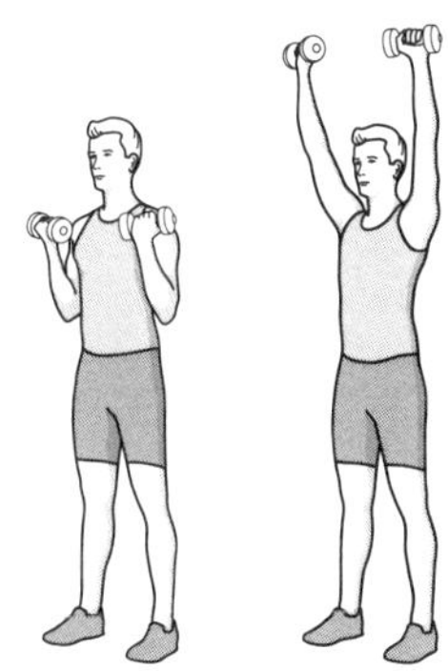

7 Arnold-Press

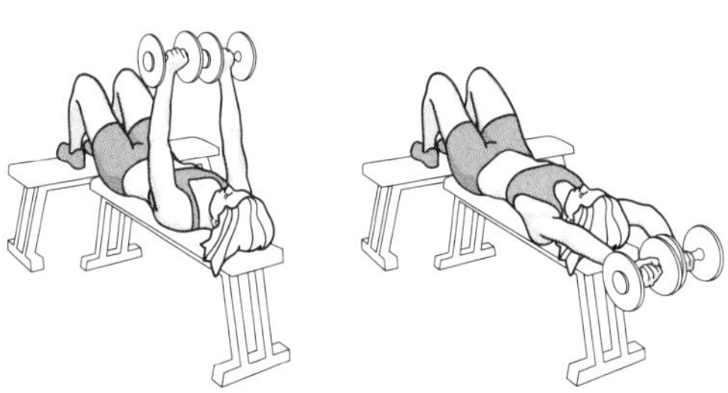

8 Überzüge mit Kurzhanteln

43 Ganzkörpertraining für Profis

Trainingsphase III
Bewegungstempo (in Sekunden): 1–2 hoch, 1–2 runter
Einheiten pro Woche: 1–2

1 2 3

	Übungen	Wiederholungen (Wdh.)/ Belastungszeit	Belastungspause in Sekunden	Sätze	Seite
1	Reverse Lunge and Press	15 Wdh. je Seite	120	2	143
2	Klimmzüge an der Tischkante	15 Wdh.	60	2	129
3	Kurzhantel-Kniebeuge	12–15 Wdh.	120	2	142
4	Kurzhantel-Schrägbankdrücken	12–15 Wdh.	60	2	125
5	Kurzhantel-Kreuzheben	15 Wdh.	120	2	141
6	Lat-Rudern	12–15 Wdh.	60	2	127
7	Arnold-Press	12–15 Wdh.	60	2	130
8	Klappmesser-Crunch	so viele Wiederholungen wie möglich bis zum Muskelversagen	60	2	139

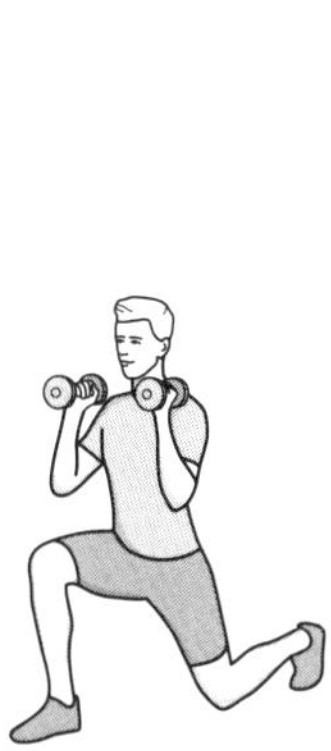

1 Reverse Lunge and Press

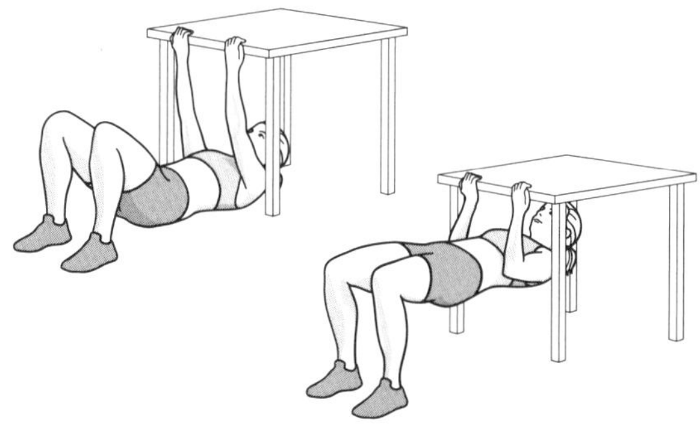

2 Klimmzüge an der Tischkante

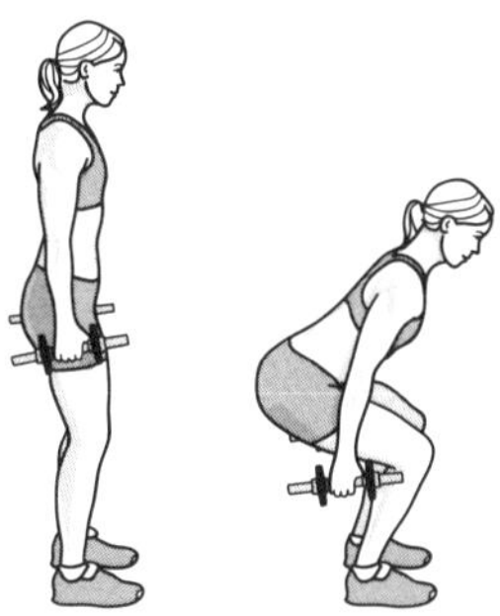

3 Kurzhantel-Kniebeuge

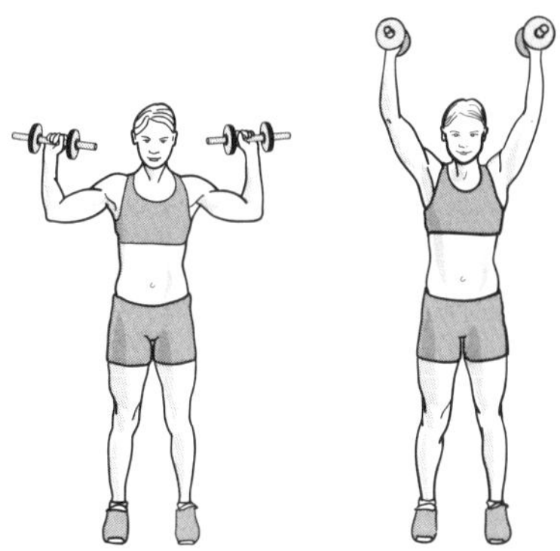

4 Kurzhantel-Schrägbankdrücken

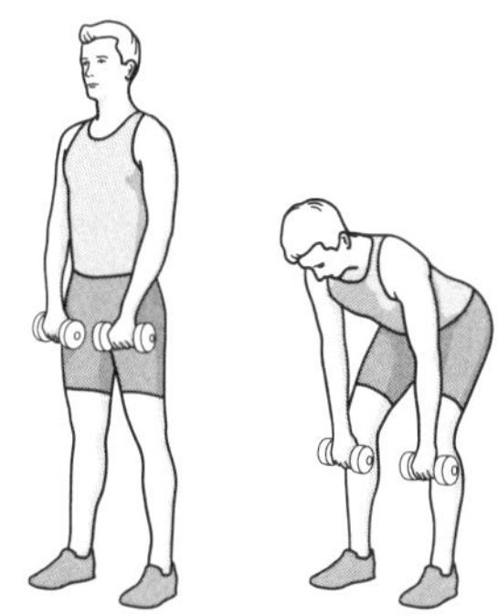

5 Kurzhantel-Kreuzheben

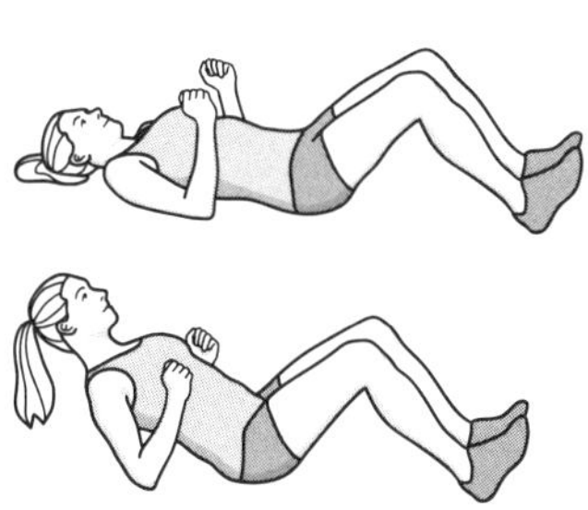

6 Lat-Rudern

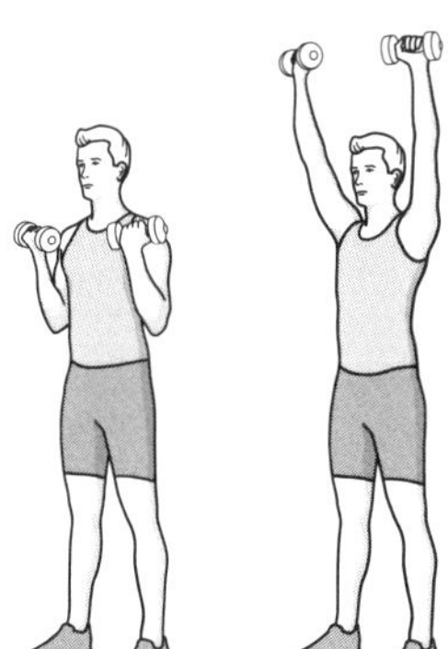

7 Arnold-Press

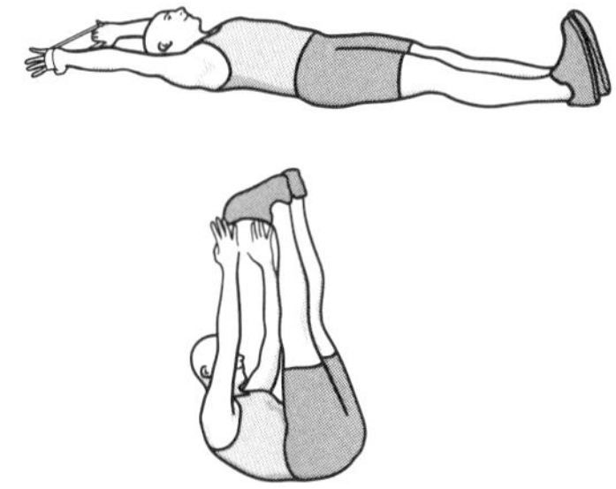

8 Klappmesser-Crunch

44 Tabata

Trainingsphase III
Einheiten pro Woche: 1–2

1 2 **3**

	Übungen	Wiederholungen (Wdh.)/ Belastungszeit	Belastungspause nach jeder Übung in Sekunden	Runden	Belastungspause nach jeder Runde in Sekunden	Seite
1	Burpee	so viele Wiederholungen wie möglich (15 Sekunden)	15	4	60	139
2	Ausfallschritt mit Kurzhanteln	so viele Wiederholungen wie möglich (15 Sekunden)	15	4	60	143
3	Überkopf-Schulterdrücken	so viele Wiederholungen wie möglich (15 Sekunden)	15	4	60	132
4	Goblet-Squat	so viele Wiederholungen wie möglich (15 Sekunden)	15	4	60	144
5	Bergsteiger	so viele Wiederholungen wie möglich (15 Sekunden)	15	4	60	15
6	Spiderman-Liegestütz	so viele Wiederholungen wie möglich (15 Sekunden)	15	4	60	124
7	Klappmesser-Crunch	so viele Wiederholungen wie möglich (15 Sekunden)	15	4	60	139

Hinweis: 15 Sekunden lang powern und so viele Wiederholungen wie möglich ausführen, anschließend zur nächsten Übung wechseln. Sind alle Übungen einmal absolviert, hast du eine Runde geschafft.Insgesamt werden 4 Runden absolviert. Nach jeder Runde gibt es 60 Sekunden Pause.

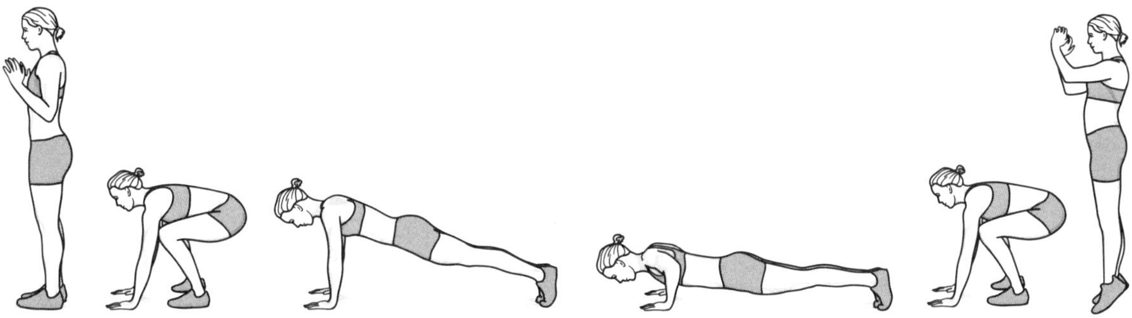

1 Burpee

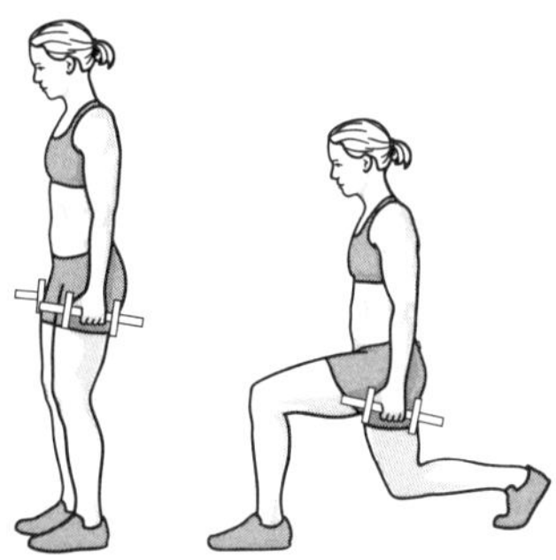

2 Ausfallschritt mit Kurzhanteln

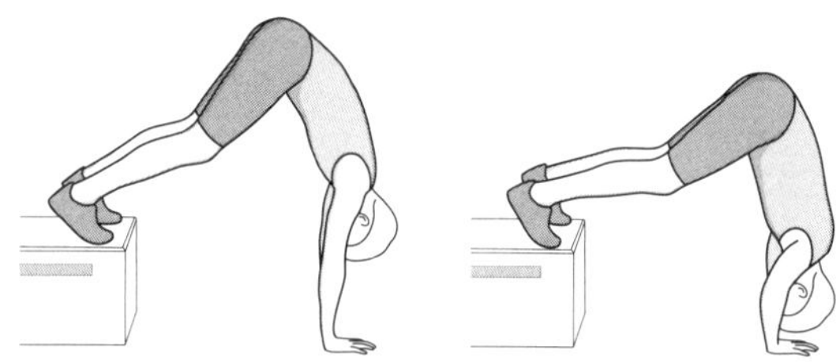

3 Überkopf-Schulterdrücken

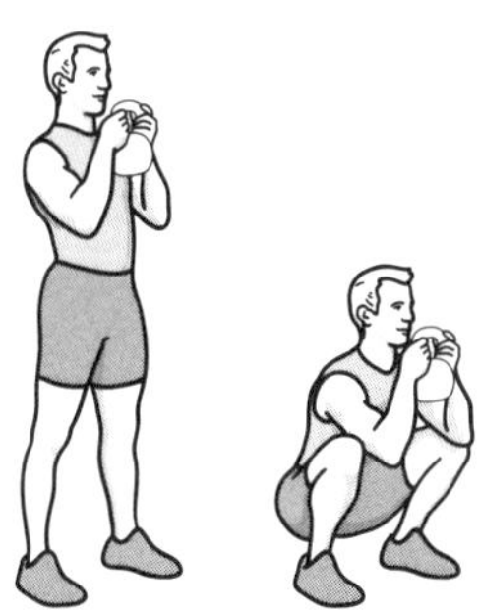

4 Goblet-Squat

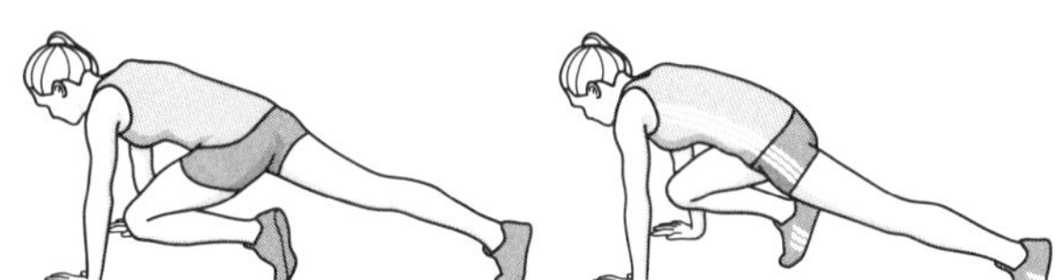

5 Bergsteiger

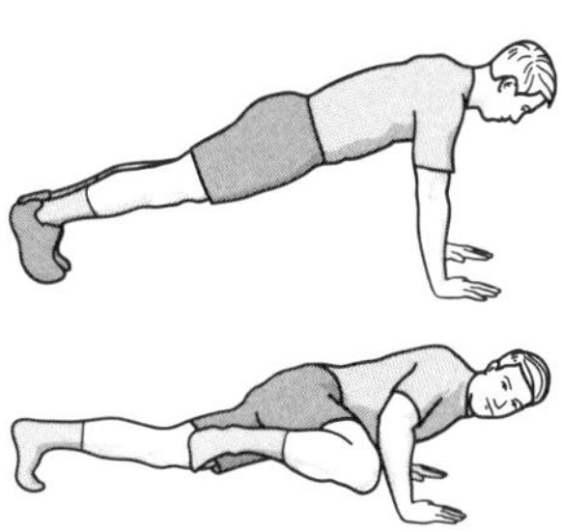

6 Spiderman-Liegestütz

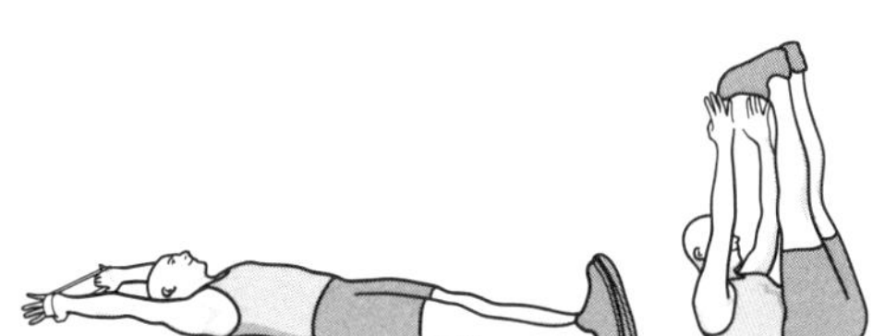

7 Klappmesser-Crunch

45 Full-Power-Workout

Trainingsphase III
Bewegungstempo (Sekunden): 2 hoch, 2 runter
Einheiten pro Woche: 1–2

1 2 **3**

	Übungen	Wiederholungen (Wdh.)/ Belastungszeit	Belastungspause in Sekunden	Sätze	Seite
1	Kurzhantel-Drücken	8–10 Wdh.	60	2	124
2	Fliegende Bewegung	8–10 Wdh.	60	2	126
3	Trizepsstrecken im Liegen	8–10 Wdh.	60	2	135
4	Statischer Ausfallschritt mit Kurzhanteln	8–10 Wdh. je Seite	60	2	143
5	Vorgebeugtes Kurzhantel-Rudern	8–10 Wdh.	60	2	127
6	Kurzhantel-Rudern mit Rumpfdrehung	8–10 Wdh. je Seite	60	2	128
7	Seitheben	8–10 Wdh.	60	2	131
8	Beinscheren-Crunch	so viele Wiederholungen wie möglich bis zum Muskelversagen	60	2	139

Hinweis: Das Gewicht so wählen, dass nach der letzten sauberen Wiederholung keine weitere mehr möglich ist.

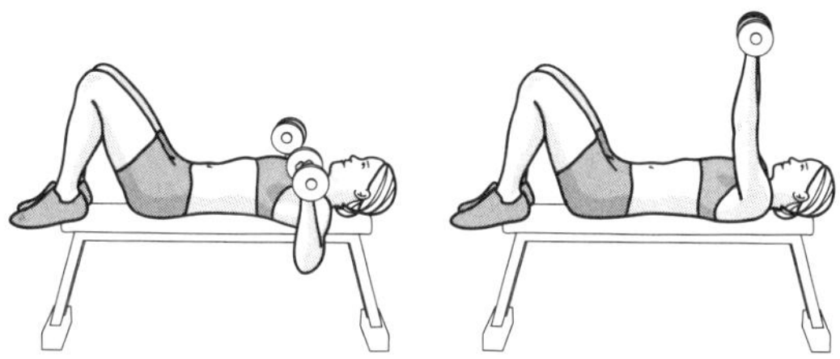

1 Kurzhantel-Drücken

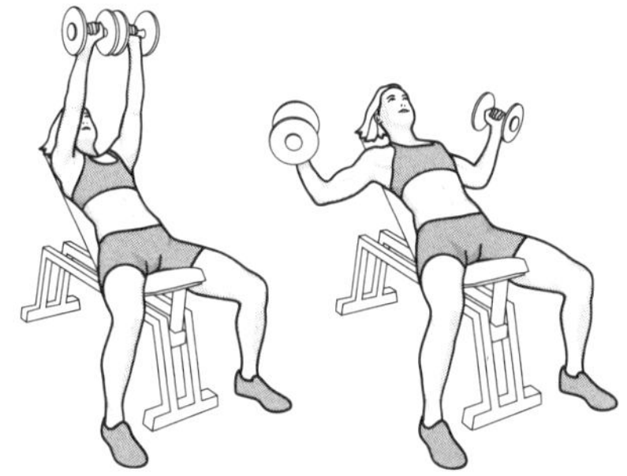

2 Fliegende Bewegung

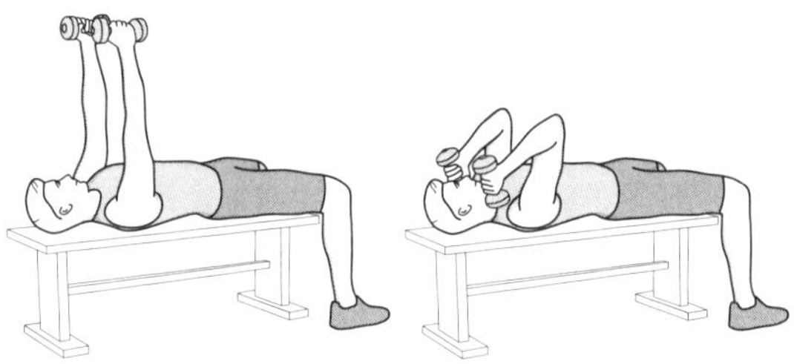

3 Trizepsstrecken im Liegen

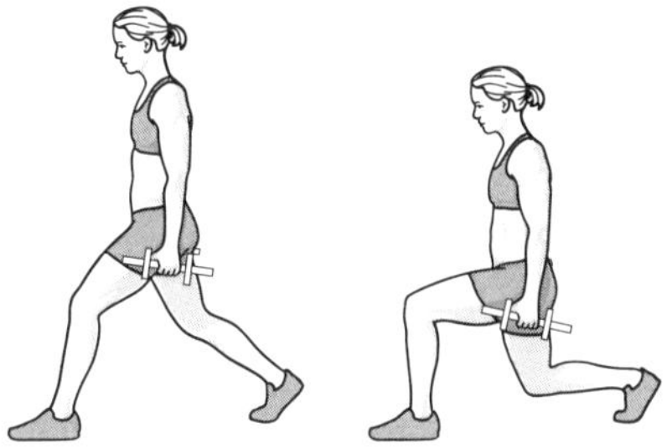

4 Statischer Ausfallschritt mit Kurzhanteln

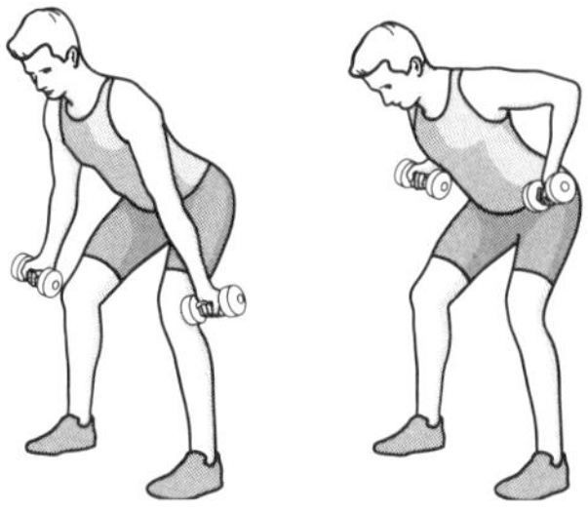

5 Vorgebeugtes Kurzhantel-Rudern

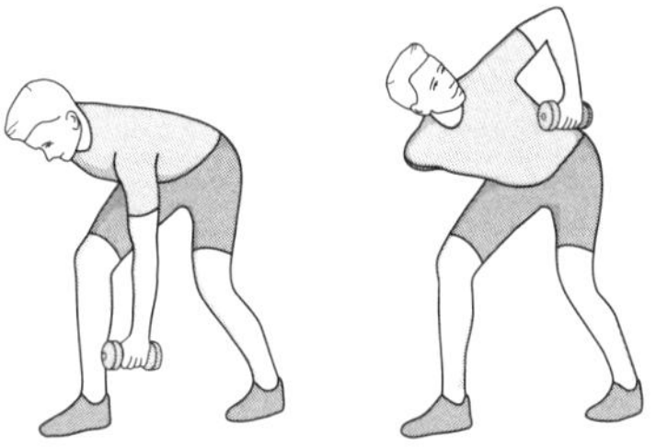

6 Kurzhantel-Rudern mit Rumpfdrehung

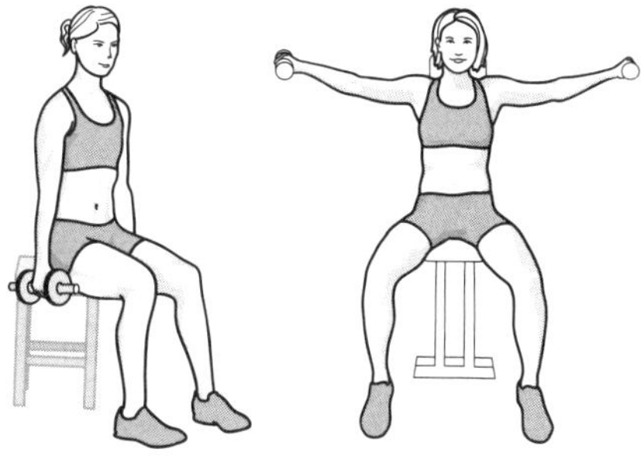

7 Seitheben

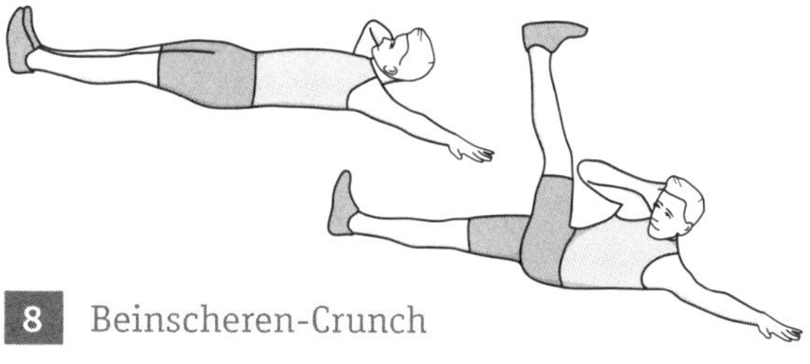

8 Beinscheren-Crunch

46 Full-Power-Workout 2

Trainingsphase III
Bewegungstempo (in Sekunden): 2 hoch, 2 runter
Einheiten pro Woche: 1–2

1 2 **3**

	Übungen	Wiederholungen (Wdh.)/ Belastungszeit	Belastungspause in Sekunden	Sätze	Seite
1	Kurzhantel-Kniebeuge	8–15 Wdh.	60	2–3	142
2	Einbeiniger Hip-Thrust	12–15 Wdh. je Seite	60	2–3	142
3	Fliegende Bewegung	8–15 Wdh.	60	2	126
4	Kurzhantel-Drücken	6–10 Wdh.	60	3	124
5	Vorgebeugtes Kurzhantel-Rudern	6–10 Wdh.	60	2–3	127
6	Kurzhantel-Nackendrücken	6–10 Wdh.	60	2–3	130
7	Überzüge mit Kurzhanteln	8–12 Wdh.	60	2	126
8	Konzentrations-Curl	6–10 Wdh.	60	2	134
9	Dips	8–20 Wdh.	60	3	134

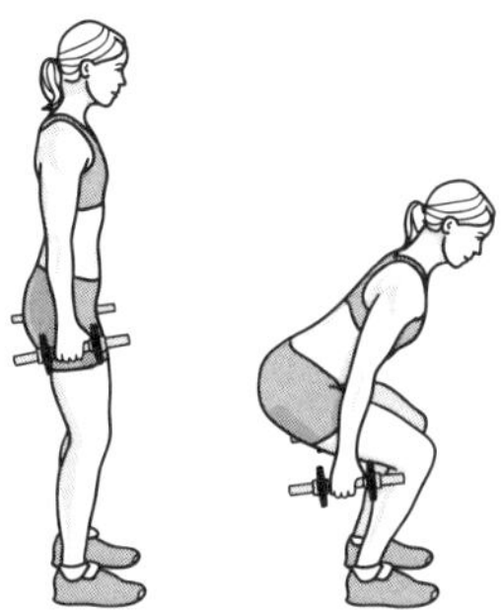

1 Kurzhantel-Kniebeuge

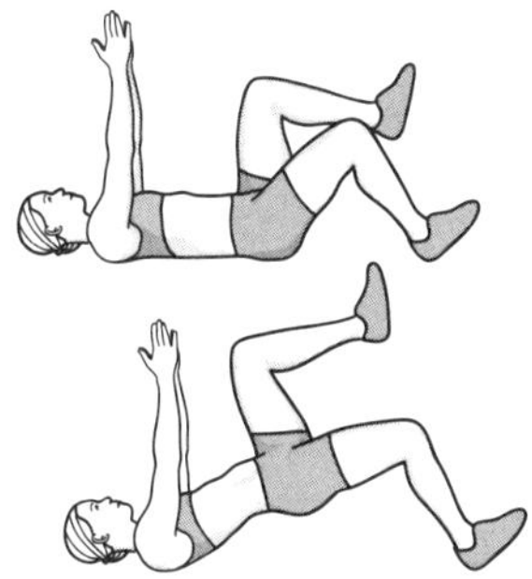

2 Einbeiniger Hip-Thrust

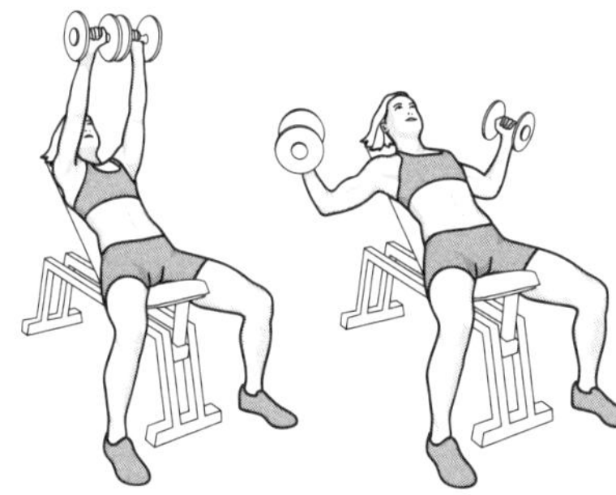

3 Fliegende Bewegung

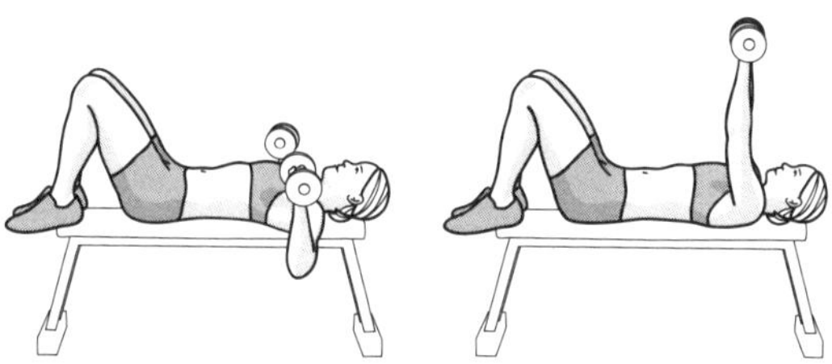

4 Kurzhantel-Drücken

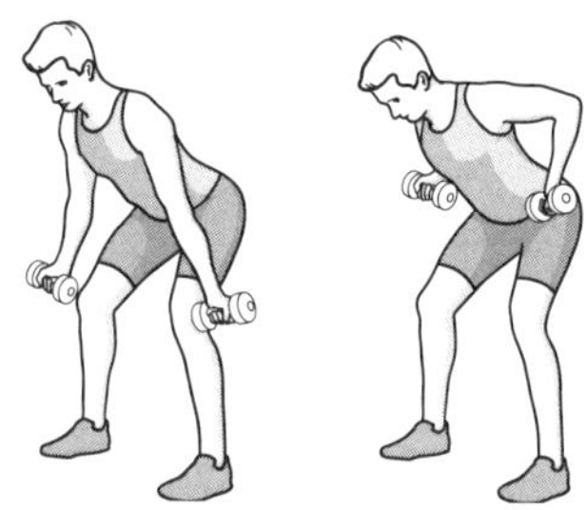

5 Vorgebeugtes Kurzhantel-Rudern

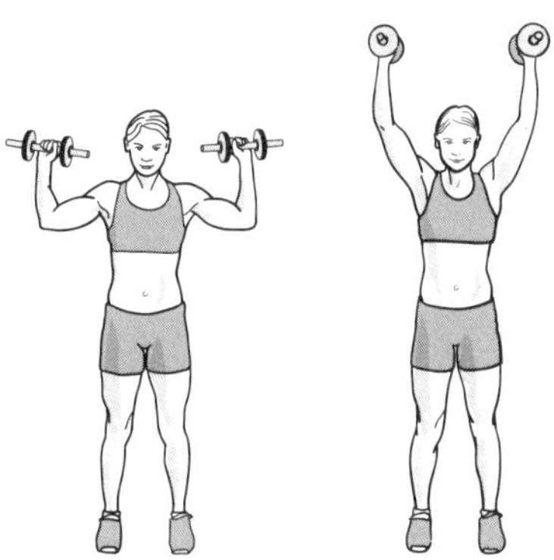

6 Kurzhantel-Nackendrücken

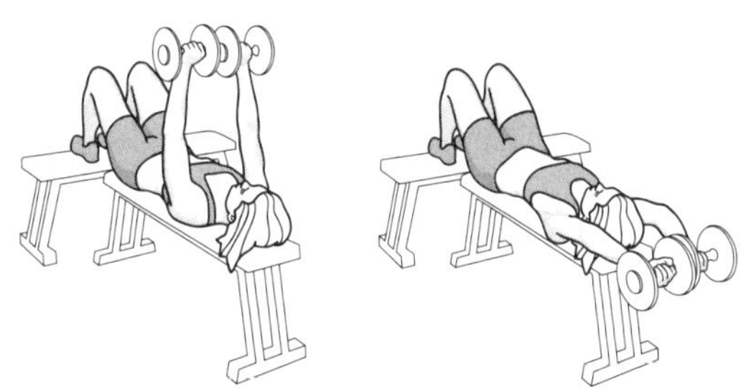

7 Überzüge mit Kurzhanteln

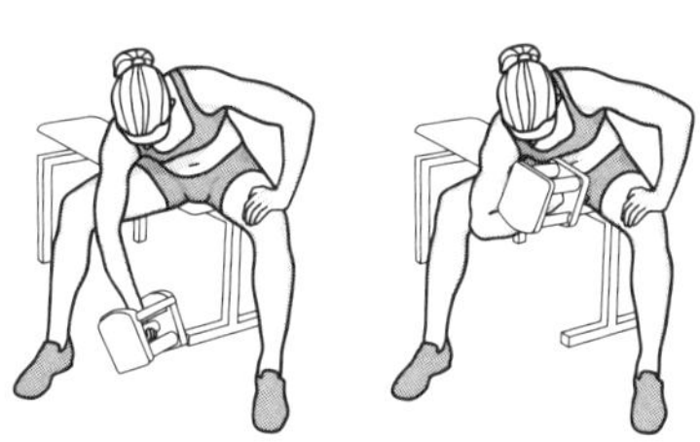

8 Konzentrations-Curl

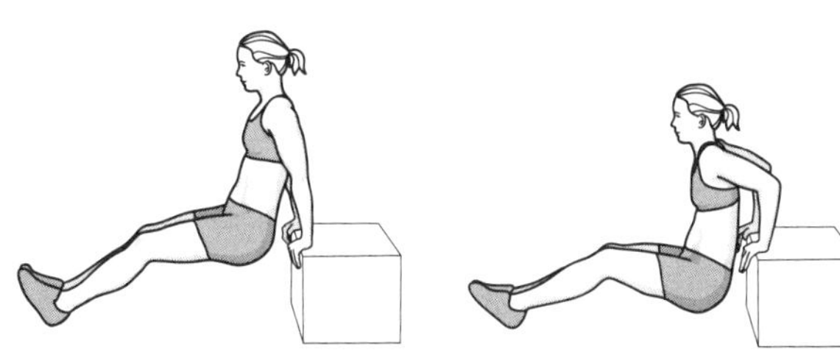

9 Dips

47 Oberkörperworkout für die V-form

Trainingsphase III
Bewegungstempo (in Sekunden): 2 hoch, 2 runter
Einheiten pro Woche: 1–2

1 2 **3**

	Übungen	Wiederholungen (Wdh.)/ Belastungszeit	Belastungspause in Sekunden	Sätze	Seite
1	Klimmzüge an der Tischkante	8–12 Wdh.	60	2	129
2	Kurzhantel-Rudern mit Rumpfdrehung	8–12 Wdh. je Seite	60	2	128
3	Reverse Fliegende	8–12 Wdh.	60	2	128
4	Bird Dog	12–15 Wdh. je Seite	60	2	141
5	Seitheben	8–12 Wdh.	60	2	131
6	Schulterheben	8–12 Wdh.	60	2	130
7	Scheibenwischer	15–20 Wdh. je Seite	60	2	137
8	Klappmesser-Crunch	so viele Wiederholungen wie möglich bis zum Muskelversagen	60	2	139

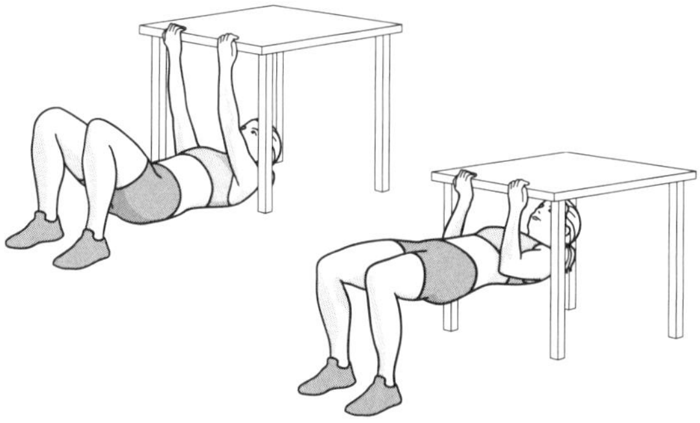

1 Klimmzüge an der Tischkante

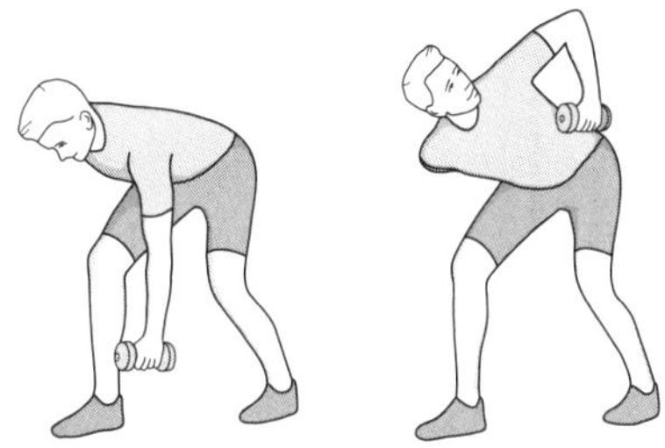

2 Kurzhantel-Rudern mit Rumpfdrehung

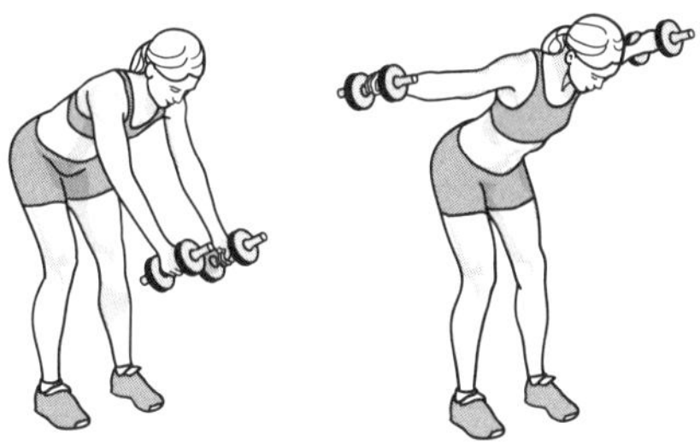

3 Reverse Fliegende

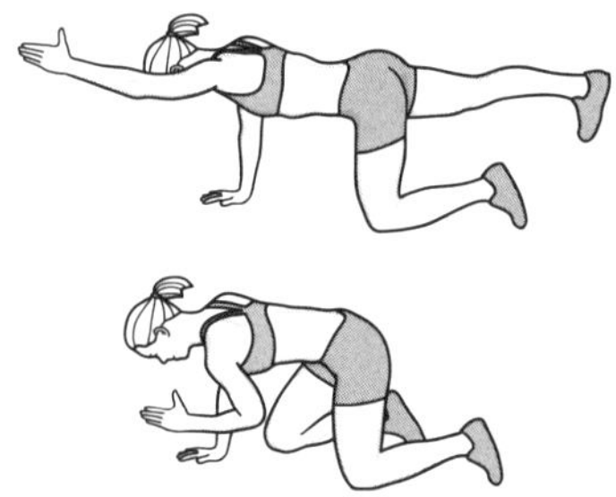

4 Bird Dog

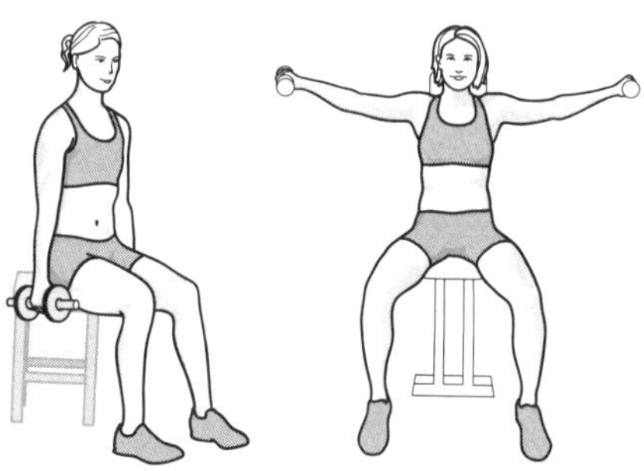

5 Seitheben

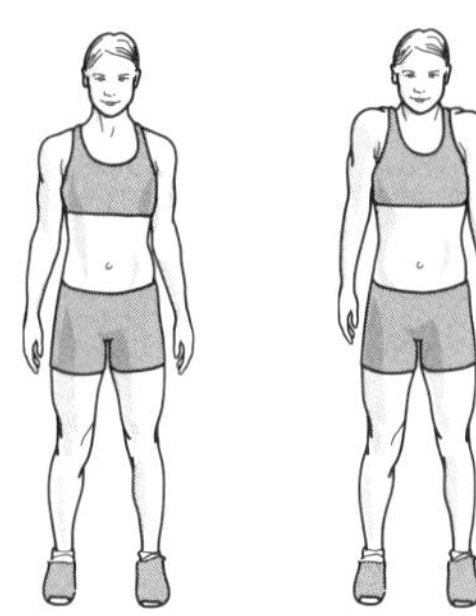

6 Schulterheben

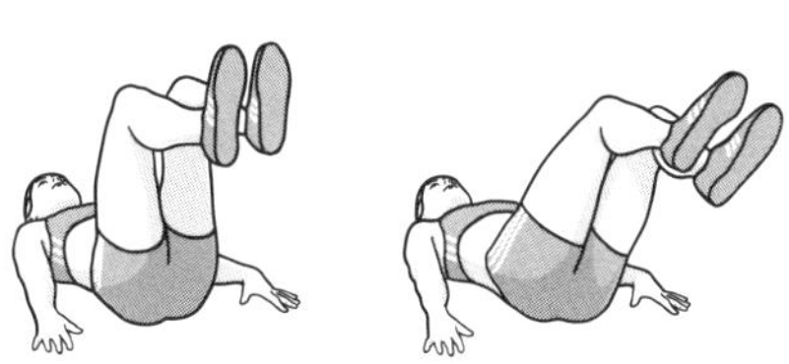

7 Scheibenwischer

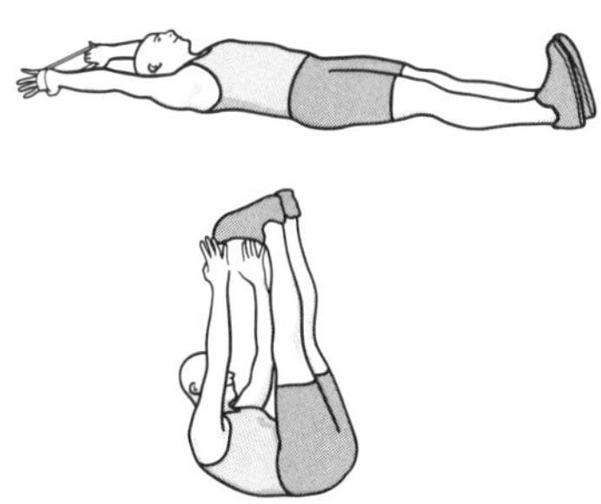

8 Klappmesser-Crunch

48 Mehr Kraft für Läufer

Trainingsphase III
Bewegungstempo (in Sekunden): 2 hoch, 3 runter
Einheiten pro Woche: 1–2

1 2 **3**

	Übungen	Wiederholungen (Wdh.)/ Belastungszeit	Belastungspause in Sekunden	Sätze	Seite
1	Goblet-Squat	10–12 Wdh.	30	2–3	144
2	Einbeinige Kniebeuge	10–12 Wdh. je Seite	30	2–3	144
3	Ausfallschritt zur Seite	10–12 Wdh. je Seite	30	2–3	144
4	Reverse Lunge and Press	10–12 Wdh. je Seite	30	2–3	143
5	Wechselseitiges Kurzhantel-Schrägbankdrücken	10–12 Wdh. je Seite	30	2–3	125
6	Kreuzhebe-Kombi	5–6 Wdh. je Seite	30	2–3	129
7	Kurzhantel-Rudern mit Rumpfdrehung	10–12 Wdh. je Seite	120	2–3	128
8	Plank mit Arm- und Beinheben	10–12 Wdh. je Seite	120	2–3	138
9	Beinscheren-Crunch	so viele Wiederholungen wie möglich bis zum Muskelversagen	120	2–3	139

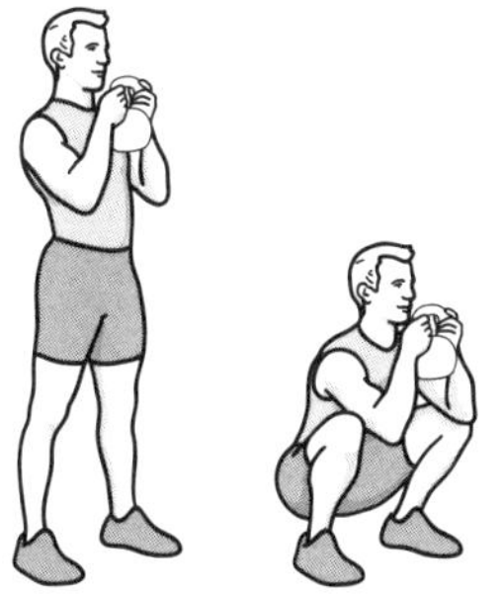

1 Goblet-Squat

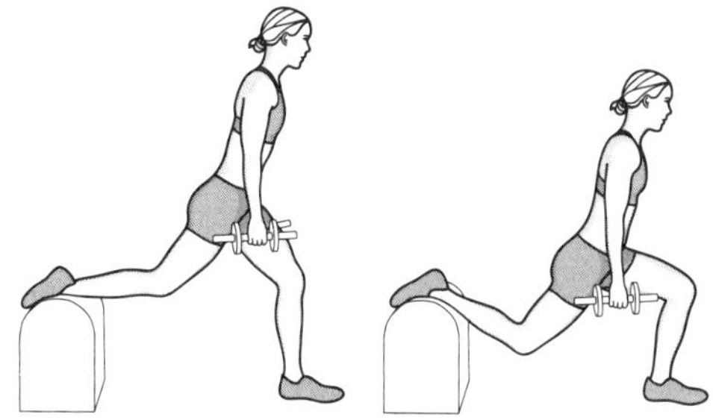

2 Einbeinige Kniebeuge

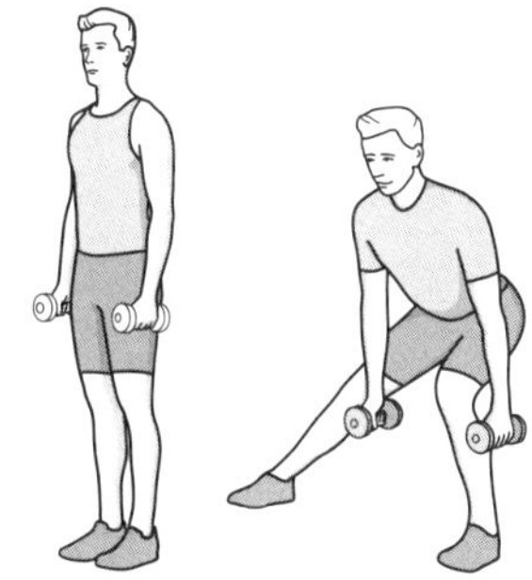

3 Ausfallschritt zur Seite

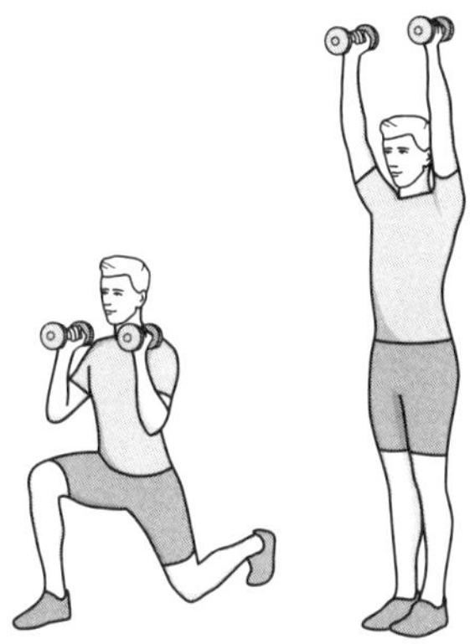

4 Reverse Lunge and Press

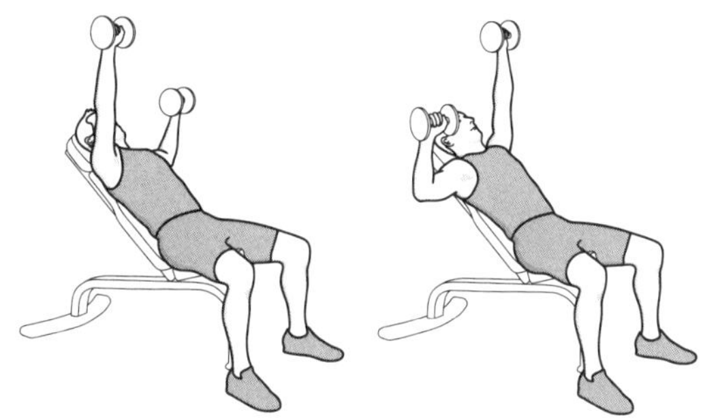

5 Wechselseitiges Kurzhantel-Schrägbankdrücken

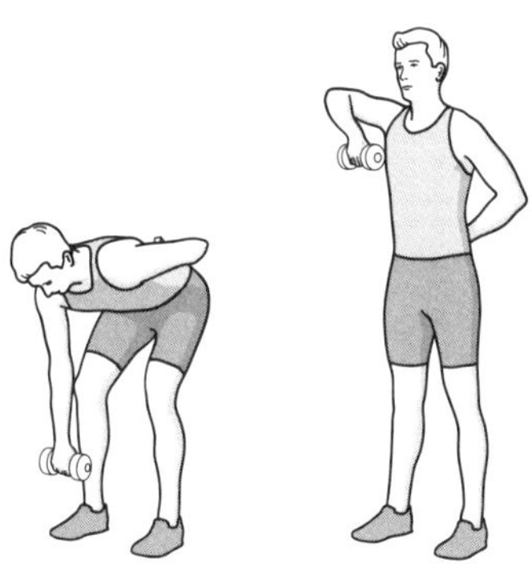

6 Kreuzhebe-Kombi

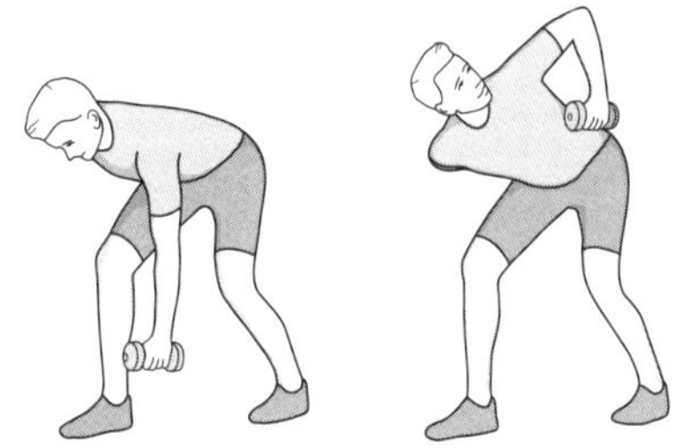

7 Kurzhantel-Rudern mit Rumpfdrehung

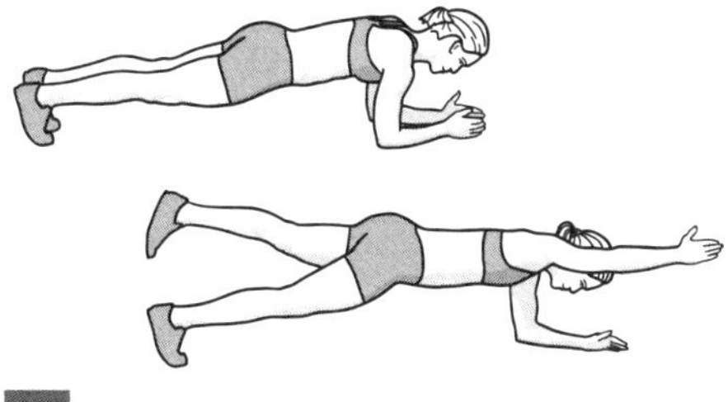

8 Plank mit Arm- und Beinheben

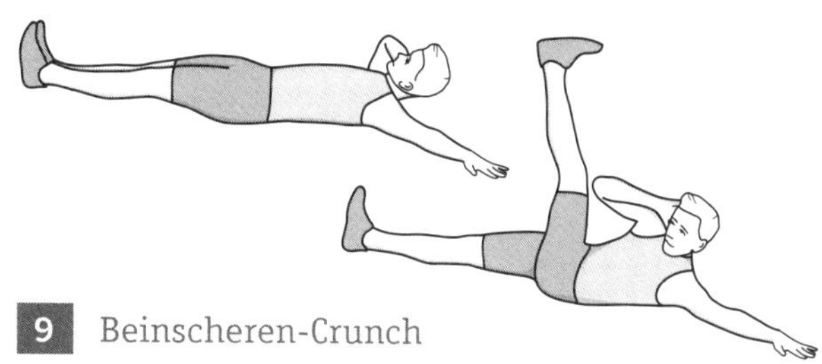

9 Beinscheren-Crunch

49 Workout für einen knackigen Po

Trainingsphase III
Bewegungstempo (in Sekunden): 2 hoch, 2 runter
Einheiten pro Woche: 1–2

1 2 **3**

	Übungen	Wiederholungen (Wdh.)/ Belastungszeit	Belastungspause in Sekunden	Sätze	Seite
1	Kurzhantel-Kniebeuge	8–15 Wdh.	30– 60	2–3	142
2	Ausfallschritt zur Seite	10–12 Wdh. je Seite	30–60	2–3	144
3	Kurzhantel-Kreuzheben	10–12 Wdh.	30–60	2–3	141
4	Einbeinige Kniebeuge	10–12 Wdh. je Seite	30–60	2–3	144
5	Einbeiniger Hip-Thrust	12–15 Wdh. je Seite	30–60	2–3	142
6	Brücke mit erhöhten Füßen	12–15 Wdh.	30–60	2–3	142

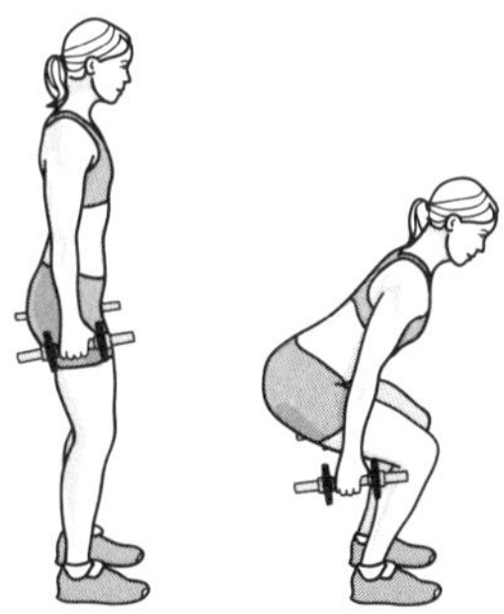

1 Kurzhantel-Kniebeuge

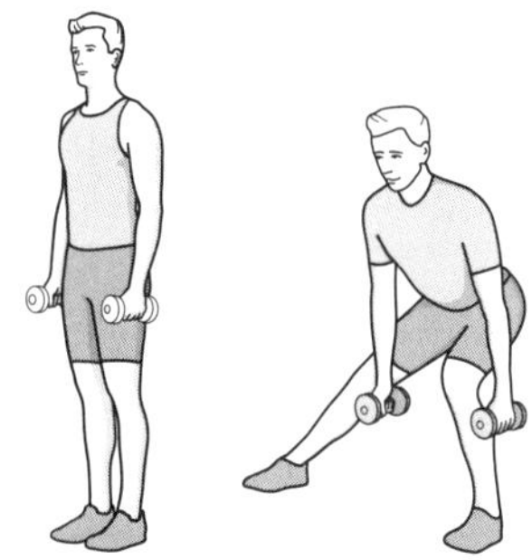

2 Ausfallschritt zur Seite

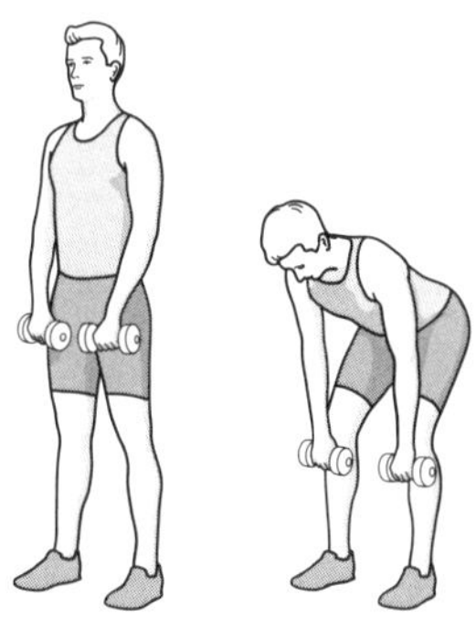

3 Kurzhantel-Kreuzheben

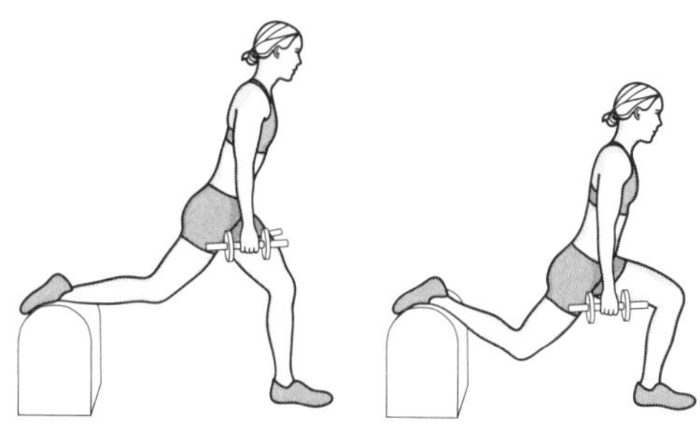

4 Einbeinige Kniebeuge

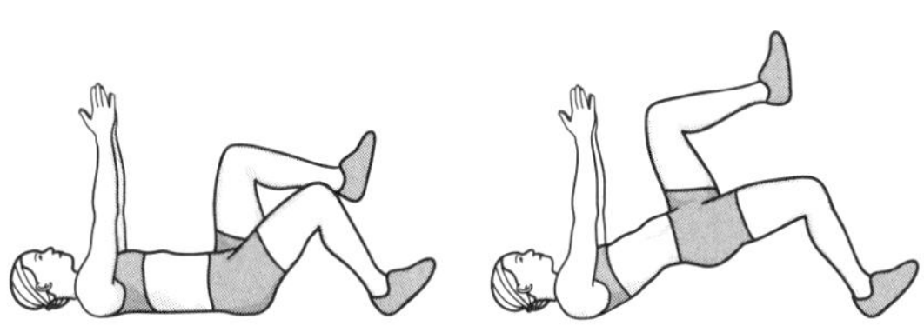

5 Einbeiniger Hip-Thrust

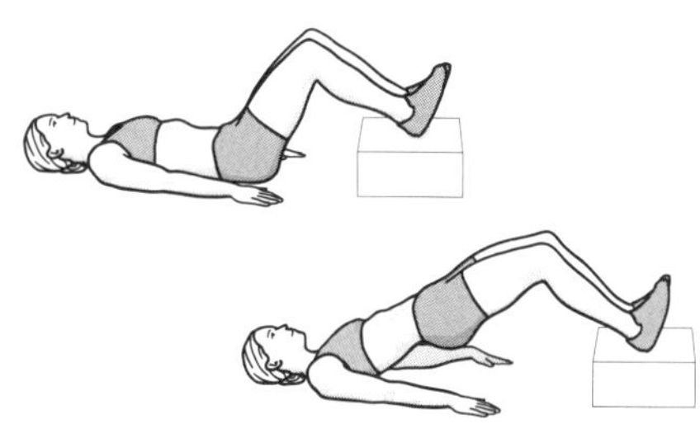

6 Brücke mit erhöhten Füßen

50 Supersatz-Workout

Trainingsphase III
Bewegungstempo (in Sekunden): 2 hoch, 2 runter
Einheiten pro Woche: 1–2

1 2 **3**

	Übungen	Wiederholungen (Wdh.)/ Belastungszeit	Belastungspause nach jedem Satz	Sätze	Seite
1. Übungspaar	Kurzhantel-Drücken	12–15 Wdh.	30	3	124
	Wechselseitiges vorgebeugtes Kurzhantel-Rudern	12–15 Wdh. je Seite			128
2. Übungspaar	Kurzhantel-Schrägbankdrücken	12–15 Wdh.	30	3	125
	Kurzhantel-Rudern auf der Schrägbank	12–15 Wdh.			127
3. Übungspaar	Bizeps-Curl mit Handgelenksdrehung	12–15 Wdh.	30	3	134
	Trizepsstrecken im Liegen	12–15 Wdh.			135
4. Übungspaar	Hammer-Curl	12–15 Wdh.	30	3	133
	Trizepsstrecken hinter dem Kopf	12–15 Wdh.			135

Hinweise

- Supersatz: Führe 3 Sätze ohne Pause zwischen den Übungen eines Paares aus.
- Mache 2 bis 3 Minuten Pause nach jedem Supersatz.
- Cool-down: Seilspringen 5 x 30 Sekunden in moderatem Tempo plus je 30 Sekunden in schnellem Tempo

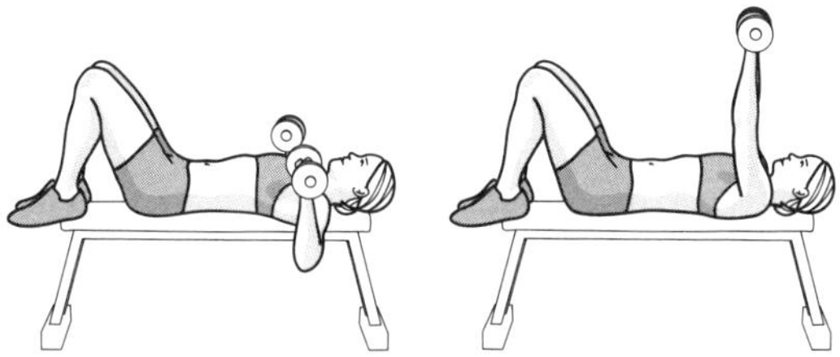

1 Kurzhantel-Drücken

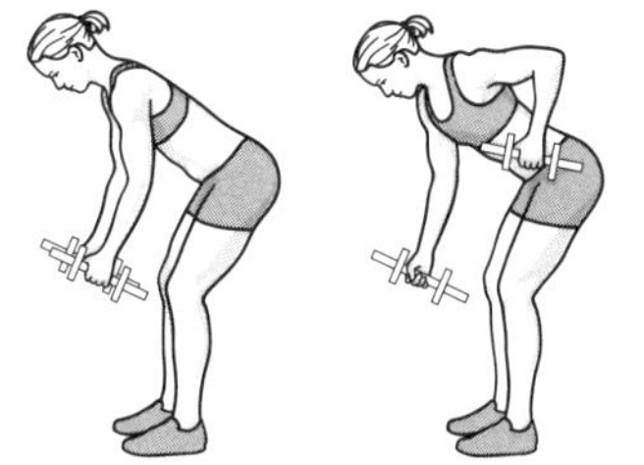

Wechselseitiges vorgebeugtes Kurzhantel-Rudern

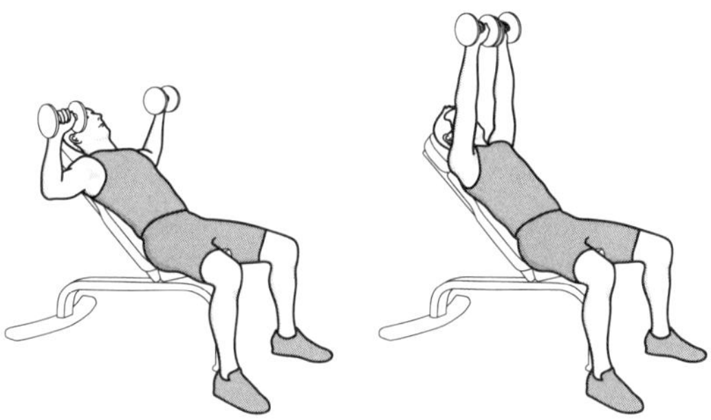

2 Kurzhantel-Schrägbankdrücken

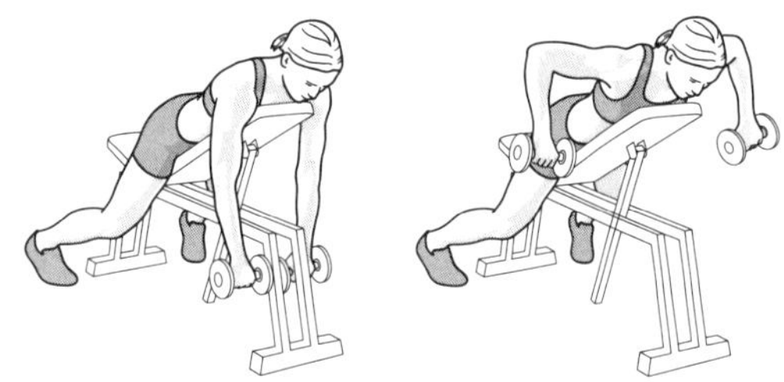

Kurzhantel-Rudern auf der Schrägbank

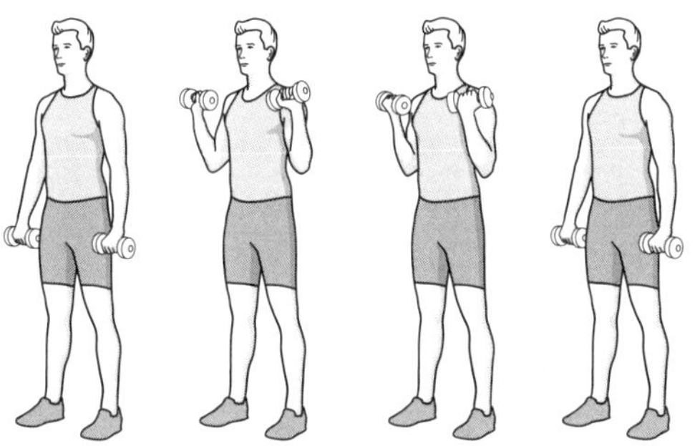

3 Bizeps-Curl mit Handgelenksdrehung

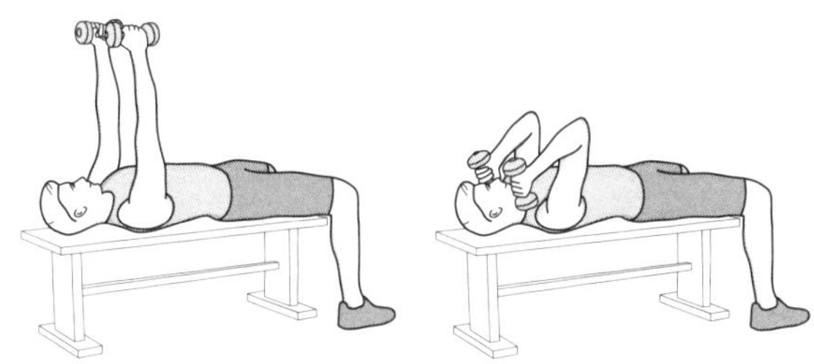

Trizepsstrecken im Liegen

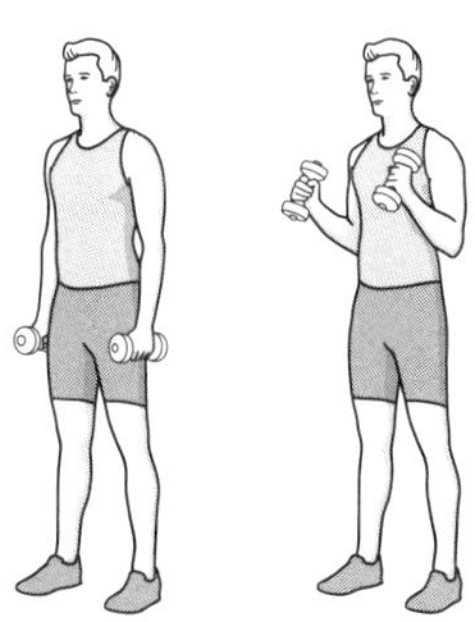

4 Hammer-Curl

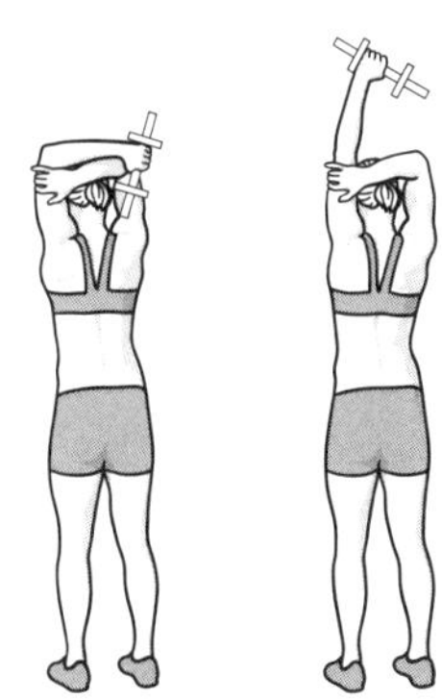

Trizepsstrecken hinter dem Kopf

Die Übungen

3

Übungen für die Brust

Liegestütz

1
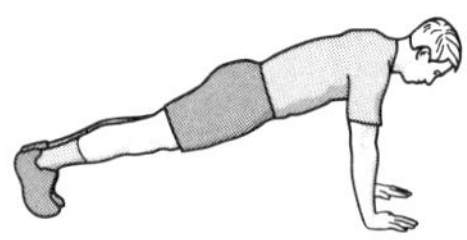

2
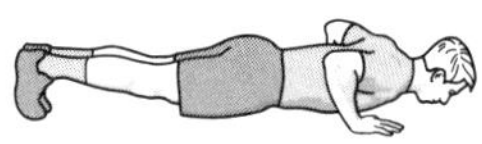

1. Eine Liegestützposition einnehmen. Dafür die Hände senkrecht unter den Schultergelenken aufsetzen, die Fingerspitzen leicht nach innen drehen und die Ellbogen nicht ganz durchdrücken. Den Kopf in Verlängerung der Wirbelsäule halten und den Blick zum Boden richten. Die Füße hüftbreit aufstellen und die Beine strecken, sodass Beine, Gesäß, Rücken und Kopf eine Gerade bilden.
2. Die Arme nun langsam beugen, bis der Oberkörper fast den Boden berührt. Anschließend in einer fließenden Bewegung wieder zurück in die Ausgangsposition hochdrücken. Um ein Hohlkreuz zu vermeiden, permanent die Gesäß- und Bauchmuskulatur anspannen.

Spiderman-Liegestütz

1
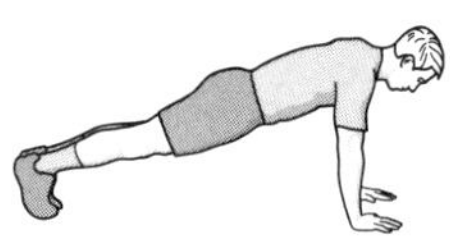

2
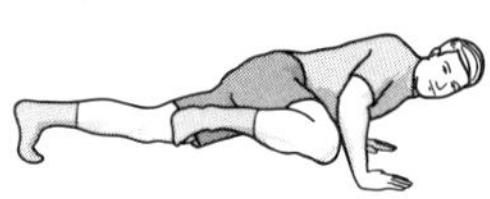

1. Eine Liegestützposition einnehmen. Die Hände senkrecht unter den Schultern platzieren, die Füße hüftbreit aufstellen, den Körper in einer geraden Linie ausrichten. Die Beine strecken und den Rumpf unter Spannung halten.
2. Jetzt die Ellbogen beugen. Gleichzeitig das rechte Bein anziehen und das Knie in Richtung des rechten Ellbogens führen. Die Zehen des rechten Beins dabei anziehen. Wichtig: Der Körper bleibt in einer Linie – nicht die Hüfte absinken lassen. Diese Position kurz halten, dann wieder dynamisch nach oben drücken, das Bein strecken und in die Ausgangsposition zurückkommen. Bei der nächsten Wiederholung das linke Bein anziehen.

Kurzhantel-Drücken

1
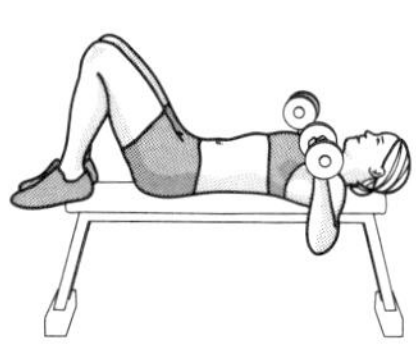

2
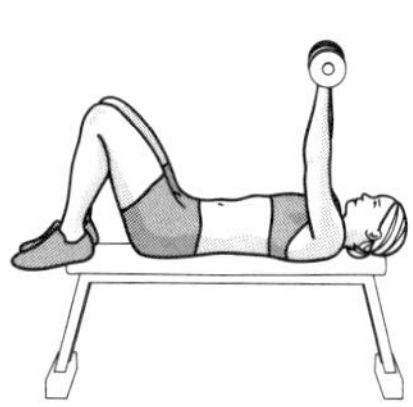

1. Mit jeder Hand eine Kurzhantel greifen und rücklings auf eine Trainingsbank legen. Die Beine anwinkeln und die Füße auf der Bank abstellen, um ein Hohlkreuz zu vermeiden. Für die Ausgangsposition die Arme etwa auf Schulterhöhe anheben, beugen und die Hanteln seitlich neben dem Brustkorb halten. Die Handflächen zeigen Richtung Knie.
2. Nun die Gewichte aus dieser Position nach oben drücken und zur Brustmitte zusammenführen. Die Handgelenke dabei so drehen, dass am Ende der Bewegung die Handflächen zueinander zeigen. Die Kurzhanteln dann langsam wieder bis auf Brusthöhe absenken.

Tipp: Die Gewichte während der Übungsausführung weiter absenken, um eine bessere Vordehnung der Brustmuskulatur zu erreichen.

Kurzhantel-Schrägbankdrücken

1. Mit jeder Hand eine Kurzhantel greifen und rücklings auf eine um 45 Grad geneigte Trainingsbank legen. Die Füße flach auf den Boden stellen. Mit angewinkelten Armen die Gewichte seitlich auf Höhe des Brustkorbs halten. Die Handflächen zeigen zu den Knien.
2. Die Hanteln in einer fließenden Bewegung kraftvoll nach oben drücken und in verringertem Tempo wieder zurück in die Ausgangsposition bringen. Die Füße ruhen durchgehend fest auf dem Boden.

1
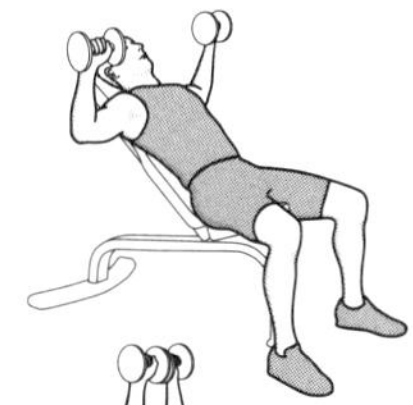

2
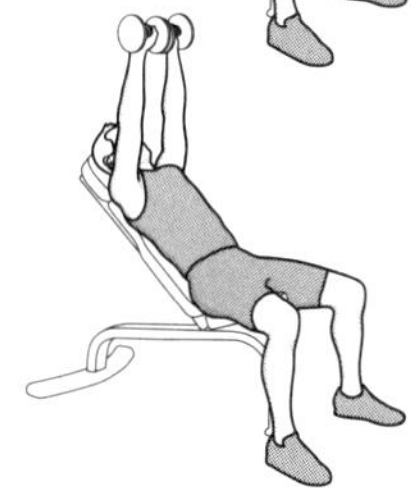

Squeeze-Press

1. Mit jeder Hand eine Kurzhantel greifen und rücklings auf eine Trainingsbank legen. Die Füße flach auf den Boden stellen und die Hanteln mittig auf der Brust platzieren, sodass sie sich berühren. Die Handflächen zeigen zueinander.
2. Die Gewichte nun gerade nach oben drücken, ohne dass sie den Kontakt zueinander verlieren, und langsam wieder absenken in die Ausgangsposition.

1
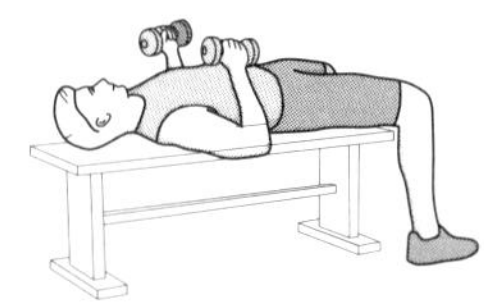

2
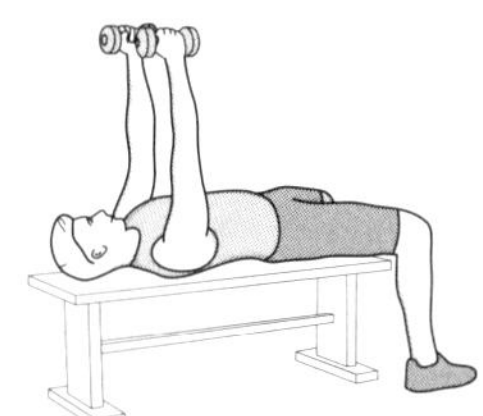

Wechselseitiges Kurzhantel-Schrägbankdrücken

1. Mit jeder Hand eine Kurzhantel greifen und rücklings auf eine um 40 bis 60 Grad geneigte Trainingsbank legen. Die Füße flach auf den Boden stellen. Zwei Kurzhanteln mit gestreckten Armen über der Brust halten, die Handflächen zeigen Richtung Knie. Nun den linken Arm beugen und die Hantel bis auf Brusthöhe absenken, der rechte Arm bleibt gestreckt.
2. Im Anschluss den linken Arm wieder hochdrücken und zeitgleich den rechten Arm beugen und die Hantel absenken.

1
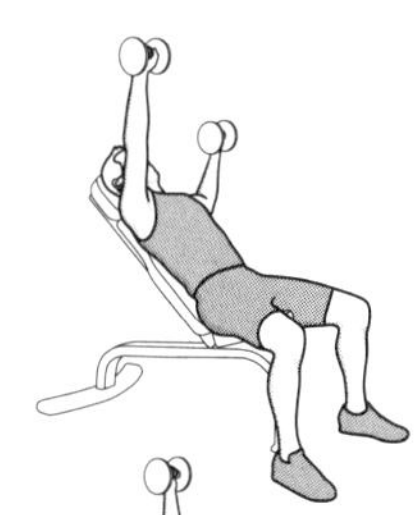

2
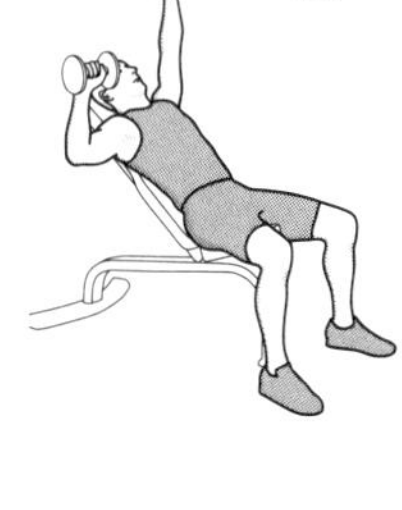

Fliegende Bewegung

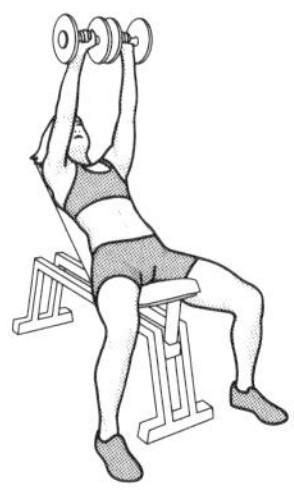

1

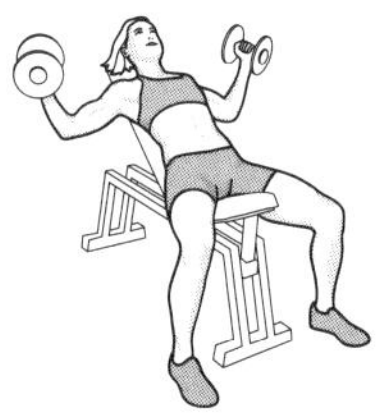

2

1. Mit jeder Hand eine Kurzhantel greifen und rücklings auf eine geneigte Trainingsbank legen. Die Füße flach auf den Boden stellen. Zwei Kurzhanteln mit beinahe gestreckten Armen über der Brust halten, die Handflächen zeigen Richtung Knie. Jetzt die Hanteln in einem weiten Bogen über die Seite nach unten bewegen. Dabei die Hände so drehen, dass die Handflächen zueinander zeigen. Der leichte Winkel im Ellbogengelenk verändert sich dabei nicht.
2. Mit dem Ausatmen die Hanteln wieder im Bogen bis zur Senkrechten nach oben heben.

Tipp: Zu Beginn der Aufwärtsbewegung die Handflächen Richtung Knie, dann zueinander drehen, oben zeigen sie nach hinten.

Überzüge mit Kurzhanteln

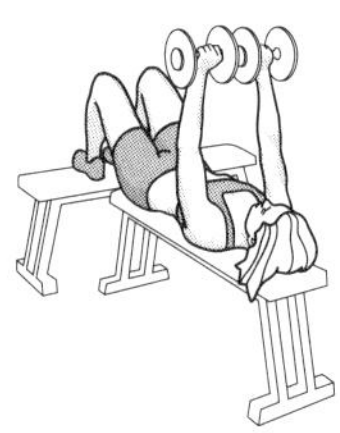

1

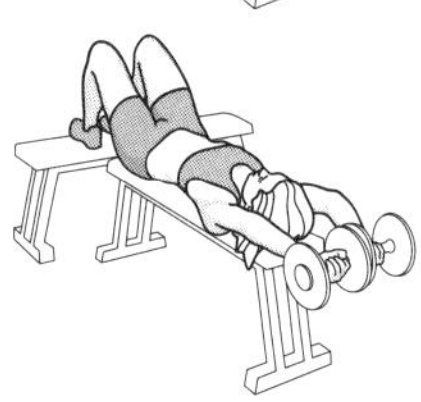

2

1. Mit jeder Hand eine Kurzhantel greifen und rücklings auf eine Trainingsbank legen. Die Beine anwinkeln und die Füße aufstellen. So weit nach unten rutschen, dass der Kopf gerade noch durch die Kante der Bank abgestützt wird. Falls nötig, eine weitere Bank am Fußende quer aufstellen, um die Füße darauf abzustellen. Die Arme Richtung Decke strecken. Die Handflächen zeigen zu den Knien.
2. Die Arme nun im Ellbogen ganz leicht beugen und die Hanteln hinter den Kopf absenken. Beim Zurückführen der Hanteln in die Ausgangsposition nach oben ausatmen.

Liegestütz mit erhöhten Füßen

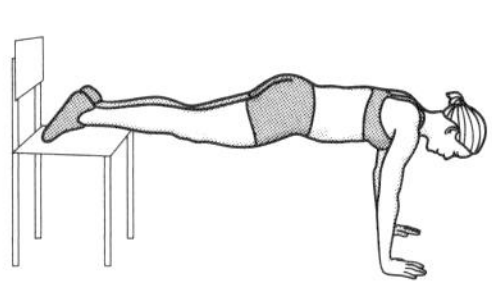

1

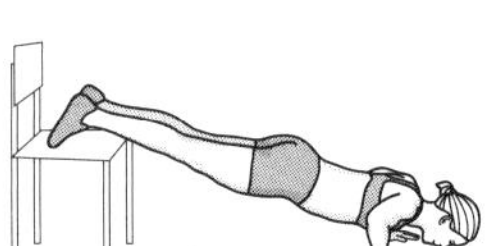

2

1. Eine Liegestützposition einnehmen, bei der die Füße erhöht auf einer Bank stehen. Die Hände unter den Schultern möglichst eng nebeneinander aufsetzen.
2. Den Oberkörper so weit absenken, dass das Kinn fast den Boden berührt. Dann wieder hochdrücken. Die Ellbogen während der Übungsausführung eng am Körper und die Rumpfmuskulatur angespannt halten.

Übungen für den Rücken

Kurzhantel-Rudern auf der Schrägbank

1. Mit jeder Hand eine Kurzhantel greifen und bäuchlings auf eine Schrägbank legen. Die Rückenlehne befindet sich in einem 45-Grad-Winkel. Den Kopf in Verlängerung der Wirbelsäule halten und die Arme seitlich neben der Bank herabhängen lassen. Die Hanteln dabei so halten, dass die Handflächen Richtung Knie zeigen.
2. Die Ellbogen beugen, um die Gewichte bis auf Bankhöhe nach oben zu ziehen. Dabei entsteht zwischen Unter- und Oberarm ein 90-Grad-Winkel. Die Hanteln langsam in die Ausgangsposition zurückführen. Während der gesamten Übungsausführung die Spannung in der Schulter- und Armmuskulatur beibehalten.

1
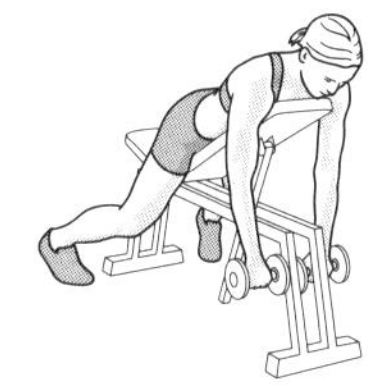

2
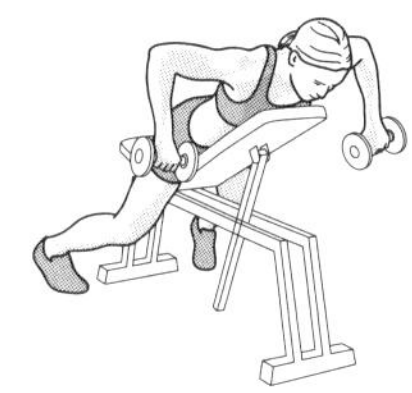

Lat-Rudern

1. Auf den Rücken legen und die Knie beugen, sodass die Füße flach auf dem Boden stehen. Die Arme liegen neben dem Körper. Nun die Ellbogen im rechten Winkel beugen, die Unterarme stehen nun senkrecht. Der Blick ist nach oben gerichtet.
2. Die Schulterblätter zusammenziehen, die Ellbogen in den Boden drücken und mit dem Ausatmen Kopf sowie Rumpf anheben. Das Gesäß bleibt auf dem Boden. Diese Position halten, einatmen und den Oberkörper langsam wieder absenken.

1
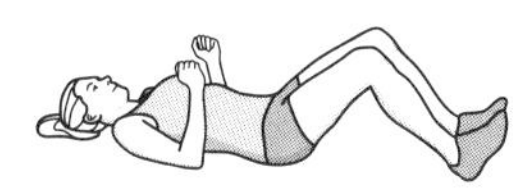

2
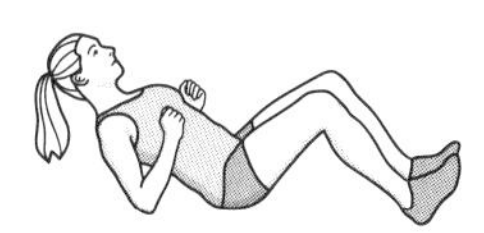

Vorgebeugtes Kurzhantel-Rudern

1. Ein Paar Kurzhanteln im Untergriff greifen, sodass die Handrücken zum Körper zeigen, und einen Stand mit etwa schulterbreit geöffneten Füßen und gebeugten Knien einnehmen. Den Oberkörper aus der Hüfte heraus nach vorn beugen. Das Becken leicht nach hinten kippen, sodass der untere Rücken leicht rund ist. Die Arme Richtung Boden ausstrecken, bis sich die Hanteln etwas unterhalb der Knie befinden.
2. Die Hanteln in einer ziehenden Bewegung anheben, bis die Ellbogen über den Körper hinausragen. Die Schultern dabei nach hinten unten ziehen. Die Position einen Atemzug lang halten und die Schulterblätter weiterhin zusammendrücken. Im Anschluss die Hanteln wieder absenken.

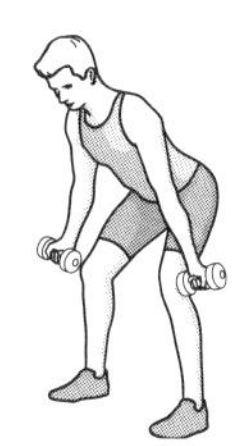
1

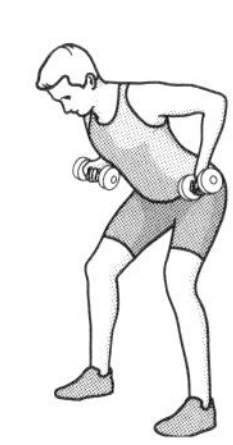
2

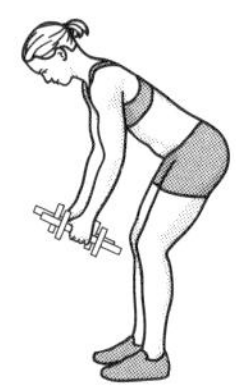

1

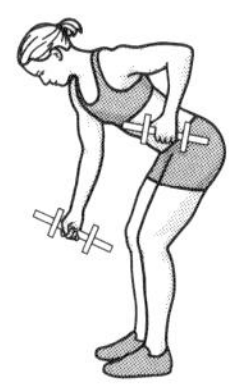

2

Wechselseitiges vorgebeugtes Kurzhantel-Rudern

1. Mit jeder Hand eine Kurzhantel greifen und einen hüftbreiten Stand einnehmen. Die Knie leicht anwinkeln, die Gesäßmuskulatur anspannen und den Oberkörper mit geradem Rücken leicht vorbeugen. In der Ausgangsposition die Arme gerade nach unten strecken, die Handflächen zeigen zueinander.
2. Jetzt die Hantel in der linken Hand Richtung Bauch ziehen. Den Arm dabei eng am Körper entlangführen und die Schulterblätter so weit wie möglich zusammenziehen, um eine maximale Kontraktion der Rückenmuskulatur zu erreichen. Die Schulterblätter kurz in dieser Position halten und die Hantel dann wieder absenken. Die Übung im Anschluss mit dem rechten Arm ausführen.

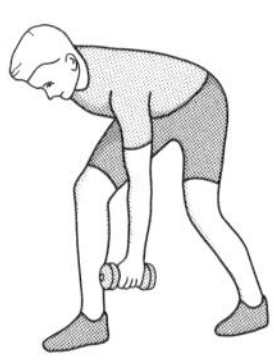

1

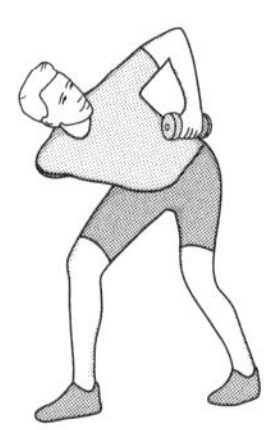

2

Kurzhantel-Rudern mit Rumpfdrehung

1. Mit der linken Hand eine Kurzhantel greifen und einen stabilen Stand einnehmen. Mit dem rechten Bein einen Schritt nach vorn ausführen, die Knie etwas beugen und den Oberkörper vorbeugen, bis er waagrecht ist. Den linken Arm nach unten hängen lassen, die rechte Hand auf den unteren Rücken legen.
2. Den linken Arm nun anwinkeln und die Hantel senkrecht nach oben führen. Dabei die linke Schulter Richtung Decke öffnen und den Rumpf nach links aufdrehen, als wolle man den Ellbogen über den Rücken auf die andere Seite des Körpers bringen. Die Position kurz halten, dann die Hantel wieder absenken, in die stehende Ausgangsposition zurückkehren und die Übung mit dem rechten Arm wiederholen.

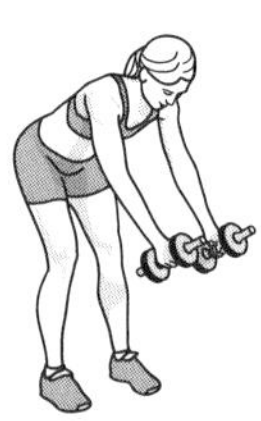

1

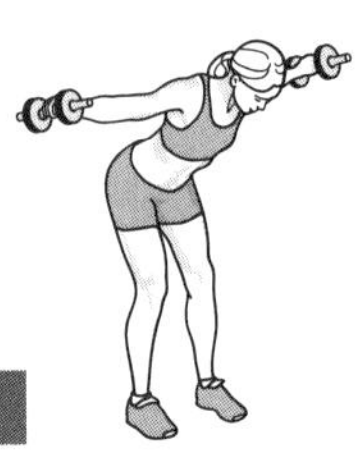

2

Reverse Fliegende

1. Mit jeder Hand eine Kurzhantel greifen und einen Stand mit hüftbreit geöffneten Füßen und leicht gebeugten Knien einnehmen. Den Oberkörper nach vorn beugen, sodass zwischen Oberschenkeln und Rumpf ein 75- bis 90-Grad-Winkel entsteht. Den Kopf in Verlängerung der Wirbelsäule halten. Die Arme schräg nach vorn und unten strecken, die Handflächen zeigen zueinander.
2. Nun die Gewichte mit leicht angewinkelten Armen über die Seiten so weit wie möglich nach oben heben und die Schulterblätter zueinander führen. Der Rücken bleibt während der gesamten Bewegung gerade. Die Position kurz halten, dann die Hanteln wieder absenken.

Klimmzüge an der Tischkante

1. Die Kante eines stabil stehenden Tischs mit etwas weiter als schulterbreit geöffneten Händen umklammern und die Füße langsam unter dem Tisch hindurchschieben, bis die Beine ganz gestreckt sind. Mit gestreckten Armen hängen lassen. Oberkörper, Rumpf und Beine bilden eine Linie.
2. Den Oberkörper so weit wie möglich nach oben ziehen. Dabei die Schulterblätter zusammenziehen und zur Decke schauen. Langsam wieder absenken, ohne die Arme ganz zu strecken.

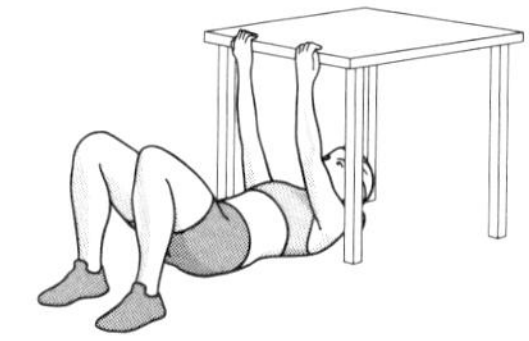

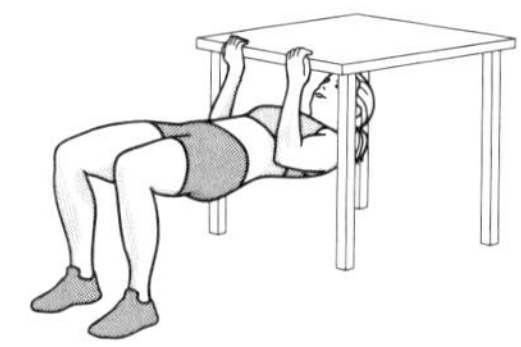

Liegestütz-Rudern-Kombi

1. Mit einer Kurzhantel in jeder Hand eine Liegestützposition einnehmen. Die Arme sind gestreckt. Beine, Rumpf und Kopf bilden eine gerade Linie. Den Blick zum Boden richten. Die Handgelenke nicht abknicken.
2. Aus dieser Position heraus den Körper in den tiefen Liegestütz absenken, dann wieder hochdrücken. Am höchsten Punkt die rechte Hantel vom Boden lösen und möglichst weit und gerade nach oben zum Rumpf ziehen. Den Ellbogen dabei nah am Körper entlangführen. Die Hüfte stabil waagrecht halten und nicht aufdrehen. Die Hantel wieder absenken in die Ausgangsposition. Nach dem nächsten Liegestütz den linken Arm anwinkeln.

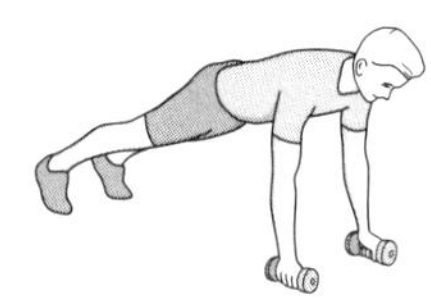

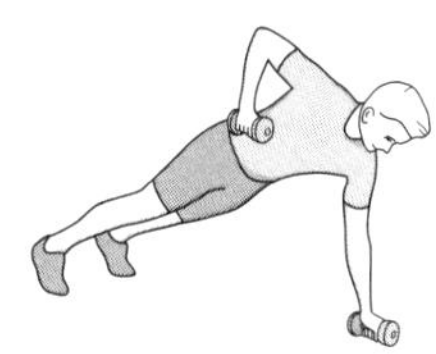

Kreuzhebe-Kombi

1. Mit der rechten Hand eine Kurzhantel greifen, die Handfläche zeigt zum Körper, und einen Stand mit hüftbreit geöffneten Füßen einnehmen. Die Knie leicht beugen. Den Oberkörper mit langem Rücken vorbeugen. Den Po nach hinten schieben und die Hantel eng am Bein entlang tief nach unten führen.
2. Gesäß- und Rumpfmuskulatur fest anspannen, in den Stand aufrichten und das Becken nach vorn drücken. In einer fließenden Bewegung die Hantel bis maximal auf Kinnhöhe hochziehen. Der Ellbogen geht dabei zur Seite. Den Arm zügig zurück zur Ausgangsposition absenken. Nach Abschluss der zu absolvierenden Wiederholungen die Übung mit dem linken Arm ausführen.

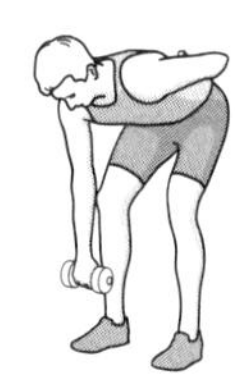

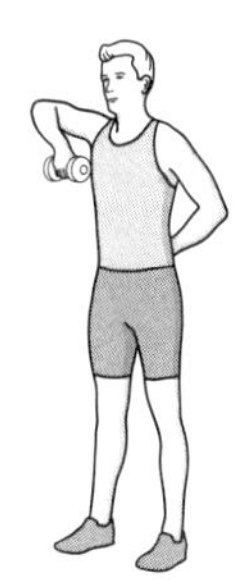

Übungen für die Schultern

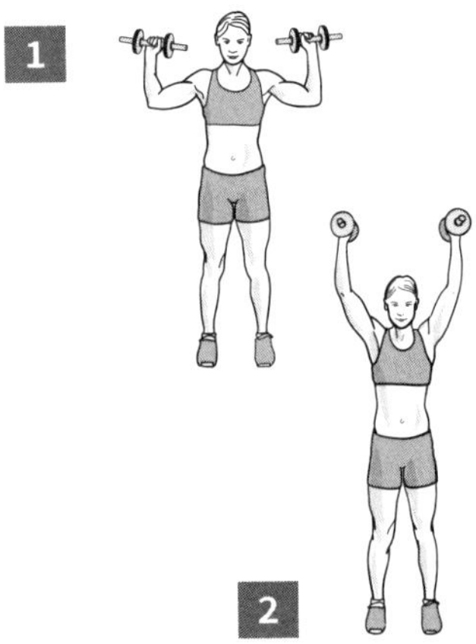

Kurzhantel-Nackendrücken

1. Mit jeder Hand eine Kurzhantel greifen und einen aufrechten Stand mit schulterbreit geöffneten Füßen einnehmen. Die Arme anwinkeln und beugen, sodass die Oberarme eine Verlängerung der Schulterachse bilden. Die Unterarme stehen senkrecht, die Handflächen zeigen nach vorn.
2. Beide Hanteln nun nach oben führen, bis sich die Hände senkrecht über der Schulter befinden und die Arme beinahe durchgestreckt sind. Dabei die Handgelenke so drehen, dass die Handflächen zueinander zeigen. Den Rücken während der ganzen Bewegung immer gerade halten. Die Endposition einen Moment halten, dann die Hanteln wieder in die Ausgangsposition absenken.

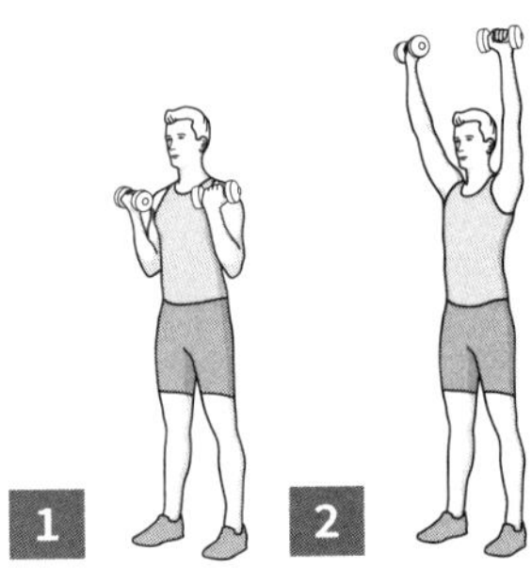

Arnold-Press

1. Mit jeder Hand eine Kurzhantel greifen und einen aufrechten Stand mit schulterbreit geöffneten Füßen einnehmen. Die Oberarme eng am Körper halten, die Ellbogen beugen und die Hanteln vor den Schultern halten. Die Handflächen zeigen Richtung Körper.
2. Die Hanteln nach oben drücken. Dabei die Handgelenke um 180 Grad drehen, sodass die Handflächen nun nach vorn zeigen. Die Hanteln in umgekehrter Bewegung zurück zur Ausgangsposition absenken.

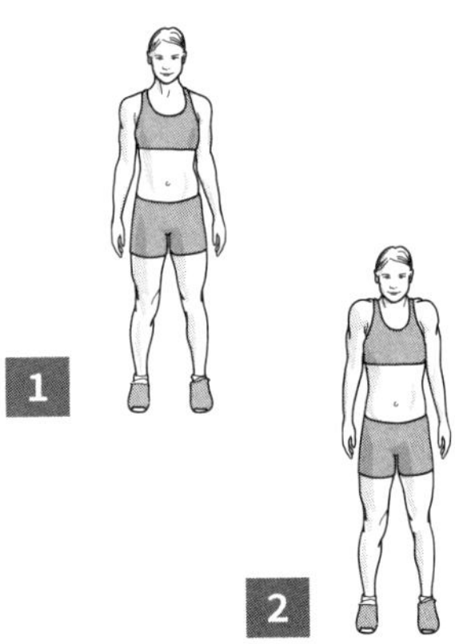

Schulterheben

1. Einen aufrechten Stand mit schulterbreit geöffneten Füßen einnehmen, die Knie sind leicht gebeugt. Die Rumpfmuskulatur anspannen, um ein Hohlkreuz oder einen Rundrücken zu vermeiden. Die Arme locker neben dem Körper hängen lassen.
2. Nun die Schultern so weit wie möglich nach oben in Richtung der Ohren heben – als ob der Nacken quasi zu den Ohren hinaufgezogen werden soll. Die Arme bleiben gestreckt, die Bewegung findet nur im Schultergelenk statt. Diese Position kurz halten, dann die Schultern langsam wieder absenken. Bevor die Muskelspannung nachlässt, wieder mit der Aufwärtsbewegung beginnen.

Aufrechtes Kurzhantel-Rudern

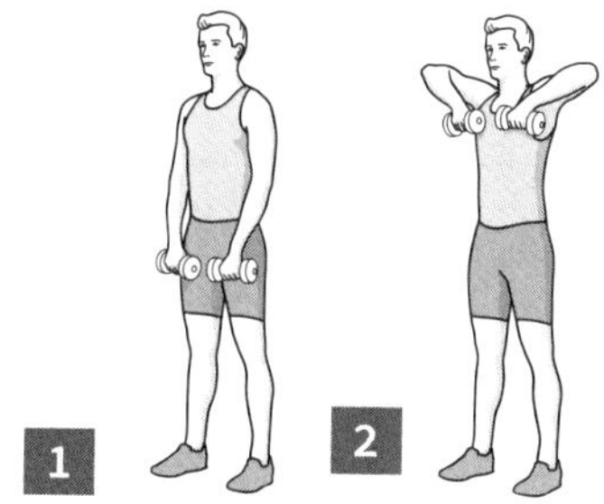

1. Mit jeder Hand eine Kurzhantel im Obergriff greifen, sodass die Handflächen zum Körper zeigen, und diese am gestreckten Arm in Höhe der Oberschenkel halten. Die Füße stehen schulterbreit voneinander entfernt, die Knie sind leicht gebeugt.
2. Nun die Gewichte mit einer Ruderbewegung eng am Körper entlang bis auf Höhe des Schlüsselbeins führen. Die Ellbogen zeigen nach oben. Die Arme wieder absenken und in die Ausgangsposition bringen, ohne sie ganz zu strecken.

Seitheben

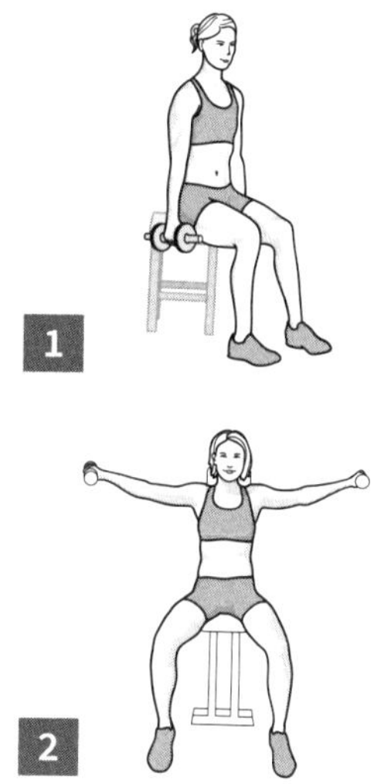

1. Mit jeder Hand eine Kurzhantel greifen und einen Stand mit schulterbreit geöffneten Füßen einnehmen. Den Brustkorb anheben und die Bauchmuskeln anspannen. Die Handgelenke gerade und die Ellbogen minimal gebeugt halten.
2. Die Arme über die Seite bis auf Schulterhöhe anheben und langsam wieder absenken – aber nur so tief, dass noch eine Belastung zu spüren ist. So bleibt die Schultermuskulatur während des gesamten Satzes unter Spannung.

Tipp: Um die Belastung für die Schultermuskulatur zu verändern, kann die Übung aus unterschiedlichen Ausgangspositionen gestartet werden. Dafür die Hanteln seitlich neben den Hüften, vor den Oberschenkeln oder hinter dem Gesäß halten. Für noch mehr Intensität die Arme nur bis etwa 30 Zentimeter vor den Oberschenkeln absenken.

Frontheben

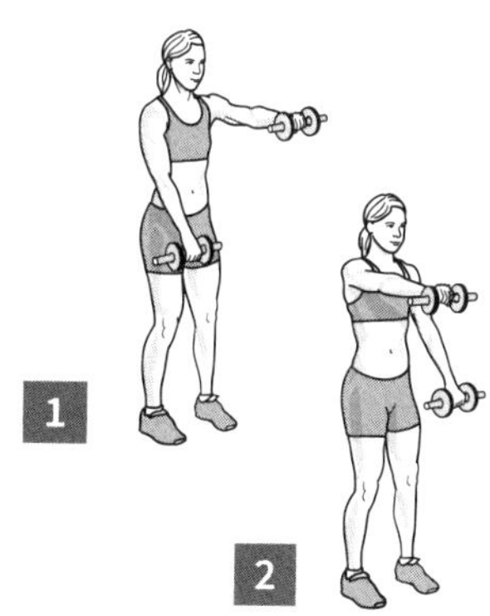

1. Mit jeder Hand eine Kurzhantel greifen und einen Stand mit etwa schulterbreit geöffneten Füßen einnehmen.
2. Nun langsam den fast durchgestreckten linken Arm vor dem Körper nach oben heben, bis sich die Hantel etwa auf Schulterhöhe befindet. Diese Position kurz halten, dann den Arm langsam und kontrolliert wieder absenken. Diese Bewegung im Wechsel mit dem linken und rechten Arm wiederholen.

Tipp: Intensiver wird die Übung, wenn beide Arme gleichzeitig nach vorn angehoben werden.

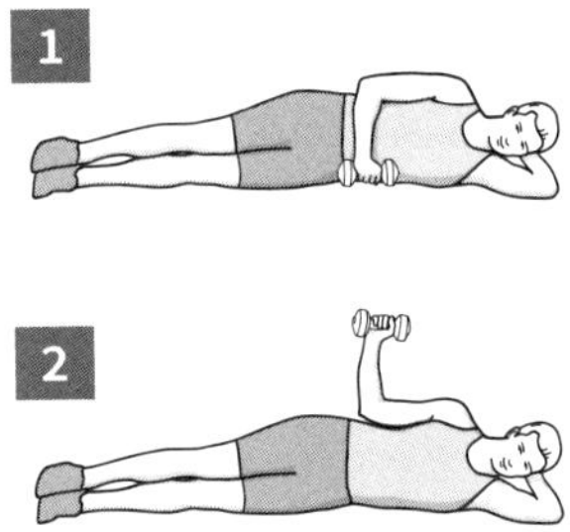

Schulterrotation im Liegen

1. Seitlich auf den Boden legen. Den unteren Arm unter den Kopf legen, die Hand stützt den Kopf von hinten ab. Mit der anderen Hand eine Kurzhantel vor dem Bauch halten, der Ellbogen ist im rechten Winkel gebeugt.
2. Den Unterarm mit Gewicht so weit wie möglich anheben, der Oberarm bleibt dabei ganz ruhig und am Körper anliegend. Nach Abschluss der zu absolvierenden Wiederholungen die Seiten wechseln.

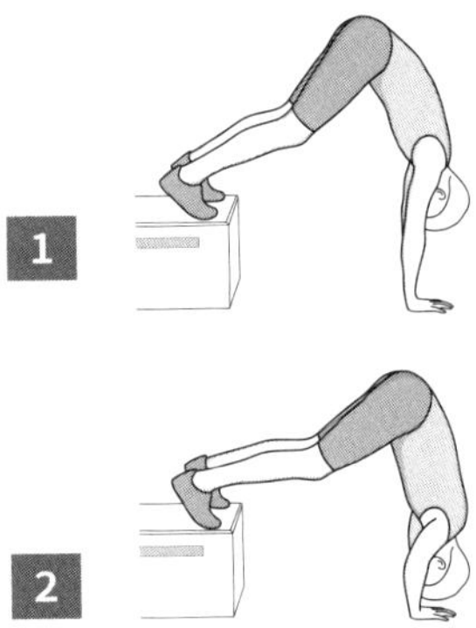

Überkopf-Schulterdrücken

1. Eine Liegestützposition einnehmen, dabei die Fußspitzen erhöht auf einer Hantelbank, einer kniehohen Kiste oder einer Stufe abstellen. Dann mit den Händen Richtung Kiste wandern, bis die gestreckten Arme unter den Schultern positioniert sind und der Oberkörper fast senkrecht steht. Der Kopf befindet sich genau zwischen den Armen.
2. Die Arme beugen und den Kopf langsam absenken, bis er fast den Boden berührt. Diese Position kurz halten, dann die Arme ohne Schwung wieder strecken und den Körper hochdrücken.

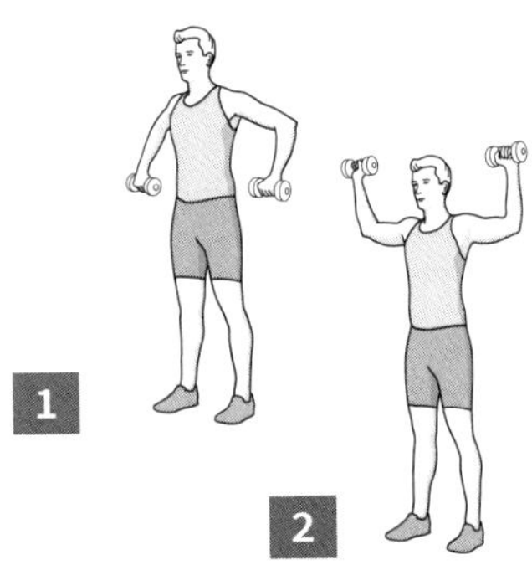

Schulterrotation stehend

1. Mit jeder Hand eine leichte Kurzhantel greifen. Die Arme auf Höhe der Schultern im rechten Winkel beugen, sodass die Unterarme gerade nach unten und die Ellbogen zur Seite zeigen. Die Oberarme sind etwas niedriger als parallel zum Boden positioniert.
2. Die Unterarme über vorn nach oben heben, indem die Oberarme im Schultergelenk gedreht werden, bis die Unterarme senkrecht nach oben stehen. Dabei den Arm im Ellbogen- und Handgelenk stabil halten. Während der gesamten Übungsausführung die Schulterblätter nach hinten und unten gezogen halten.

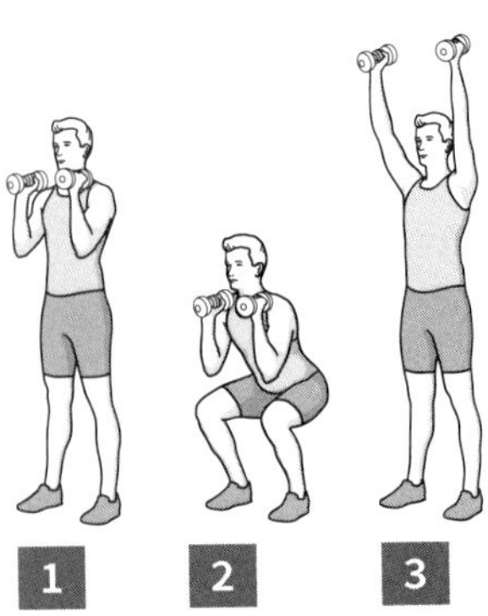

Thruster

1. Mit jeder Hand eine Kurzhantel greifen und einen aufrechten, schulterbreiten Stand einnehmen. Die Arme beugen und die Hanteln mit den Handflächen zueinander zeigend vor den Schultern halten.
2. Die Hüfte absenken, das Gesäß nach hinten schieben und den Körper in eine Kniebeuge absenken, bis die Oberschenkel parallel zum Boden stehen.
3. Beim Wiederaufrichten die Hanteln gleichzeitig über den Kopf drücken. Die Gewichte wieder in die Ausgangsposition absenken.

Übungen für die Arme

Bizeps-Curl

1. Mit jeder Hand eine Kurzhantel greifen und einen aufrechten Stand mit schulterbreit geöffneten Füßen einnehmen. Die Schultern aktiv nach hinten unten ziehen. Die Arme befinden sich am Körper, die Handflächen sind nach innen gerichtet.
2. Den Bizeps anspannen, um die Gewichte langsam bis auf Schulterhöhe nach oben zu führen. Dabei nur den Unterarm anheben, der Oberarm bleibt am Körper. Während des Beugens des Ellbogengelenks die Unterarme so drehen, dass in der Endposition die Handflächen zur Schulter zeigen. Nach dem Punkt der maximalen Kontraktion im Bizeps die Hanteln ohne Schwung absenken. Achtung: Den Muskel während des gesamten Satzes unter Spannung halten, nie die Arme durchstrecken!

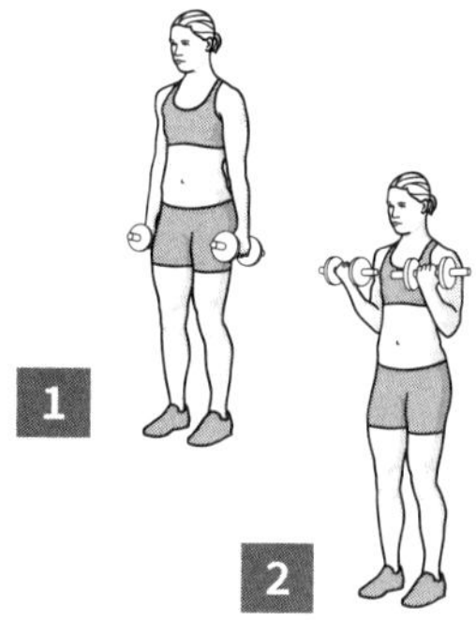

Hammer-Curl

1. Mit jeder Hand eine Kurzhantel greifen und mit leicht gebeugten Knien einen Stand mit schulterbreit geöffneten Füßen einnehmen. Die Arme locker neben dem Körper halten, die Handflächen zeigen zueinander.
2. Die Ellbogen nun kontrolliert beugen und die Gewichte so weit wie möglich zu den Schultern führen, ohne dabei die Oberarme zu bewegen. Die Handflächen zeigen weiterhin zueinander. Die Hanteln ebenso langsam zurückführen.

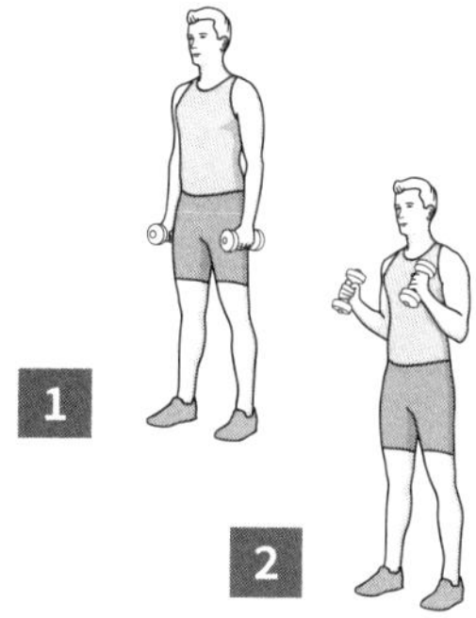

Spider-Curl

1. Eine Hantelbank auf eine 30-Grad-Neigung einstellen. Mit jeder Hand eine Kurzhantel greifen, auf die Bank setzen und die Brust auf der schrägen Lehne ablegen. Die Arme nach unten hängen lassen, die Handflächen zeigen vom Körper weg nach vorn.
2. Die Arme beugen und das Gewicht nach oben bringen. Am höchsten Punkt der Bewegung das Gewicht kurz halten und den Bizeps voll anspannen. Die Handflächen zeigen nun zum Körper. Dann die Hanteln langsam wieder absenken, ohne die Arme ganz zu strecken.

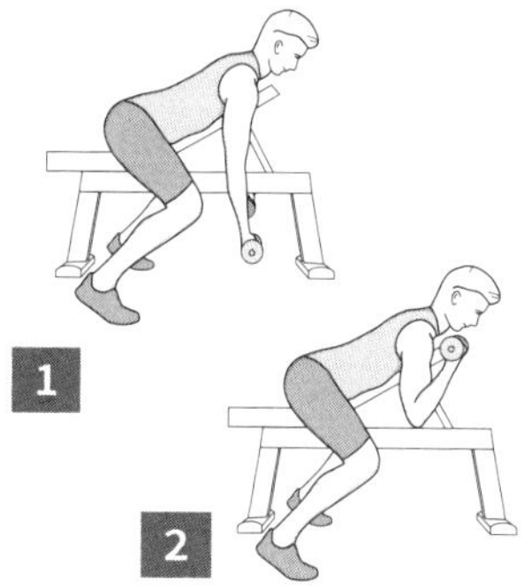

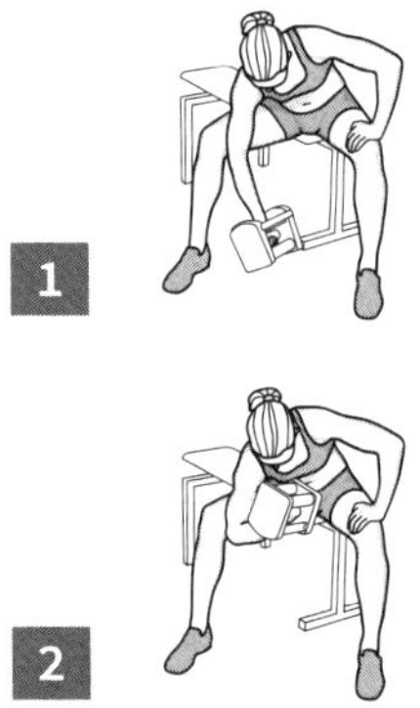

Konzentrations-Curl

1. Mit der rechten Hand eine Kurzhantel greifen. Auf eine Flachbank setzen und die Beine etwas weiter als hüftbreit aufstellen. Den Oberkörper gerade halten, etwas nach vorn lehnen – Kopf, Hals und Rücken bleiben auf einer Linie – und den rechten Arm an die Innenseite des rechten Oberschenkels legen. Den rechten Arm zunächst so nach unten hängen lassen, dass er eine Linie mit der Schulter bildet. Die Handfläche zeigt in Richtung linkes Bein. Den linken Arm auf dem linken Knie abstützen.
2. Ohne die Position des rechten Arms zu verändern, konzentriert die Hantel nach oben bis auf Höhe des Schlüsselbeins führen.

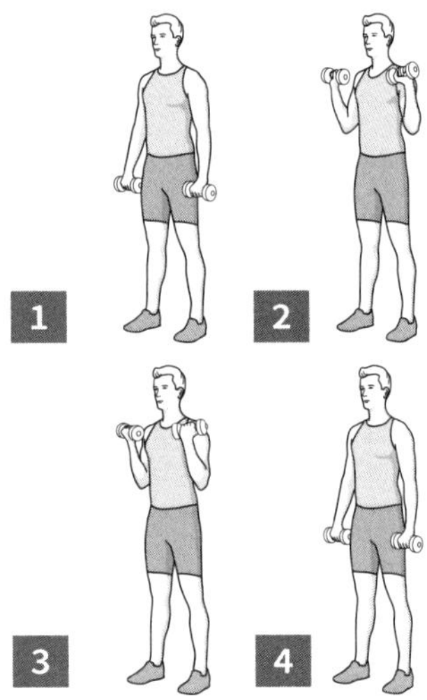

Bizeps-Curl mit Handgelenksdrehung

1. Mit jeder Hand eine Kurzhantel im Obergriff greifen, sodass die Handflächen nach hinten zeigen, und einen Stand mit schulterbreit geöffneten Füßen einnehmen.
2. Die Ellbogen beugen und einen Curl ausführen. Die Handflächen zeigen nun nach vorn.
3. Erst in der Endposition die Handgelenke so drehen, dass die Handflächen zum Körper zeigen.
4. In diesem Untergriff die Arme wieder absenken. Anschließend die Handgelenke wieder in den Obergriff drehen und die nächste Wiederholung beginnen.

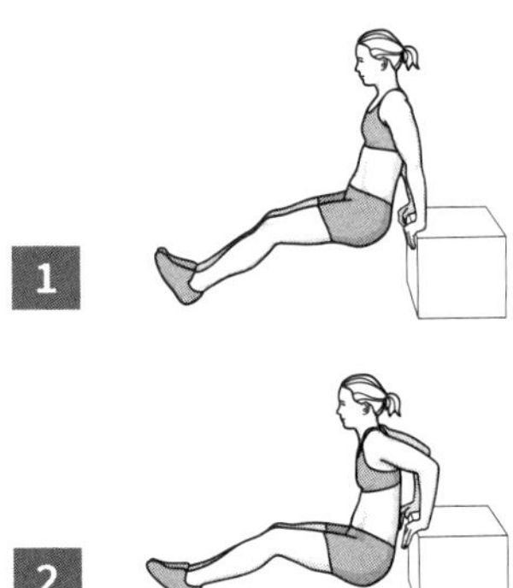

Dips

1. Mit ausgestreckten Beinen auf die Kante einer Box oder eines stabilen Stuhls setzen. Die Hände mit nach vorn zeigenden Fingern an der Kante aufstützen. Gesäß etwas nach vorn über die Box hinausschieben.
2. Jetzt die Arme beugen und das Gesäß langsam absenken, bis die Oberarme parallel zum Boden stehen. Den Rücken währenddessen so nah wie möglich an der Bank halten. Im Anschluss wieder nach oben drücken mit fast gestreckten Armen, die Ellbogen sind nicht durchgedrückt.

Tipps: Während der Aufwärtsbewegung bis zwei und bei der Abwärtsbewegung bis vier zählen, um ein optimales Bewegungstempo zu garantieren. Mit einem Gewicht auf den Oberschenkeln oder auf einer Trainingsbank abgelegten Fersen kann die Intensität zusätzlich gesteigert werden.

Trizepsstrecken hinter dem Kopf

1. Mit der linken Hand eine Kurzhantel greifen und einen Stand mit schulterbreit geöffneten Füßen einnehmen. Den linken Arm nach oben strecken und beugen, sodass sich die Hantel auf Nackenhöhe befindet. Der Ellbogen zeigt spitz nach oben. Mit dem anderen Arm den belasteten Oberarm hinter dem Kopf stützen.
2. Gewicht mit geradem Handgelenk auf Armlänge hochdrücken, den Arm jedoch nicht durchstrecken. Anschließend die Hantel wieder absenken.

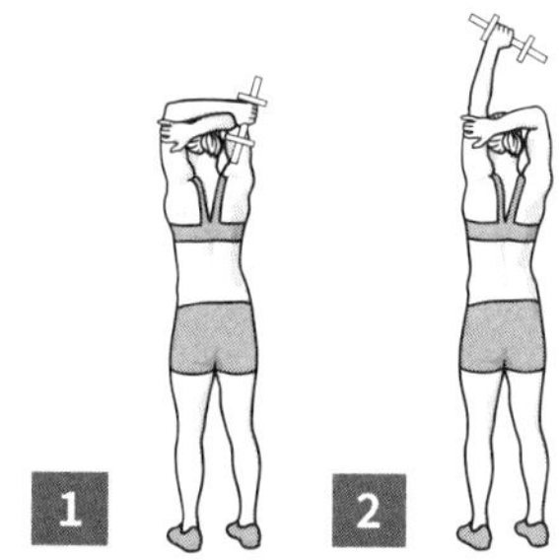

Kickback mit Kurzhantel

1. Mit dem linken Knie und der linken Hand auf einer Trainingsbank abstützen. Das rechte Bein steht am Boden. Mit der rechten Hand eine Kurzhantel greifen. Die Bauchmuskulatur anspannen..
2. Nun den rechten Unterarm gerade nach hinten ausstrecken, ohne dass der Oberarm seine Position verändert. Wichtig ist, so isoliert wie möglich mit dem Ellbogen zu arbeiten und die Handgelenke stabil in Verlängerung des Unterarms zu halten. Dabei auf ein gleichmäßiges Tempo achten.

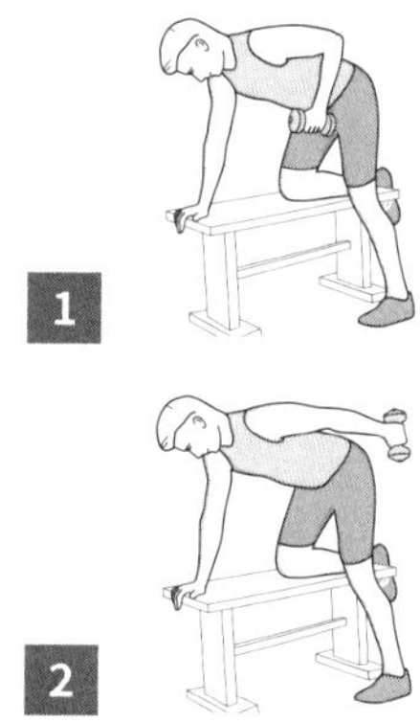

Trizepsstrecken im Liegen

1. Mit jeder Hand eine Kurzhantel greifen. Rücklings auf eine Hantelbank legen, die Füße fest aufstellen und die Gewichte mit fast gestreckten Armen senkrecht über dem Kopf halten. Die Handflächen zeigen zueinander.
2. Die Ellbogen beugen, bis die Oberarme senkrecht und die Unterarme waagrecht stehen. Die Oberarme bleiben die ganze Zeit über unbewegt. Die Gewichte befinden sich jetzt neben der Stirn. Die Arme wieder zurück in die Ausgangsposition ausstrecken.

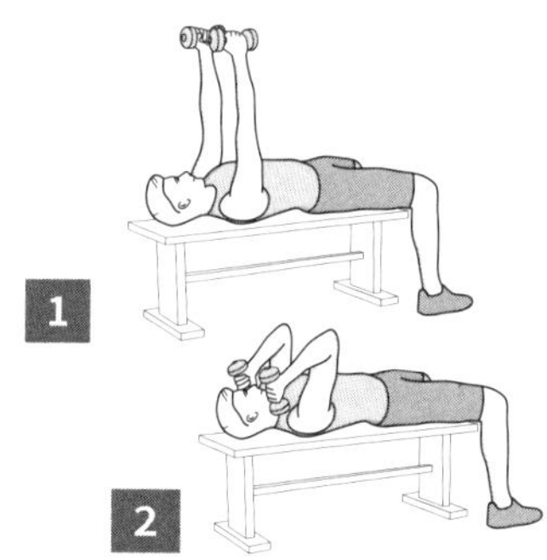

Trizeps-Push

1. An den Rand einer Hantelbank setzen. Eine Kurzhantel umfassen und mit gestreckten Armen über dem Kopf halten. Die Handflächen drücken gegen die Gewichtsscheibe, die Daumen sind um den Griff gelegt.
2. Dem Gewicht langsam nachgeben. Die Hantel befindet sich nun hinter dem Kopf. Beide Ellbogen bleiben während der gesamten Übungsausführung nah am Kopf, der Rücken ist gerade. Die Arme wieder strecken.

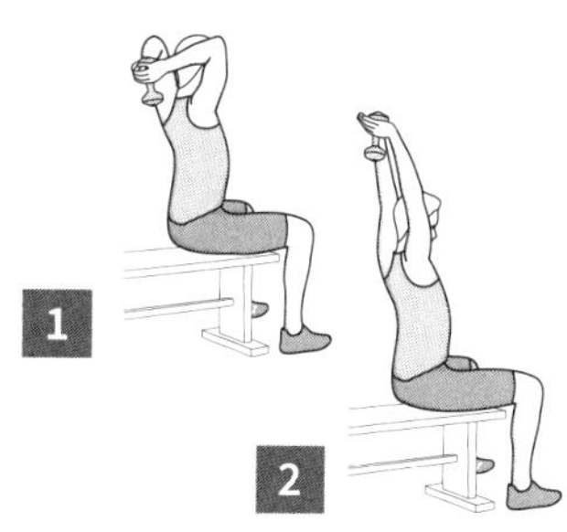

Übungen für Bauch und Rücken

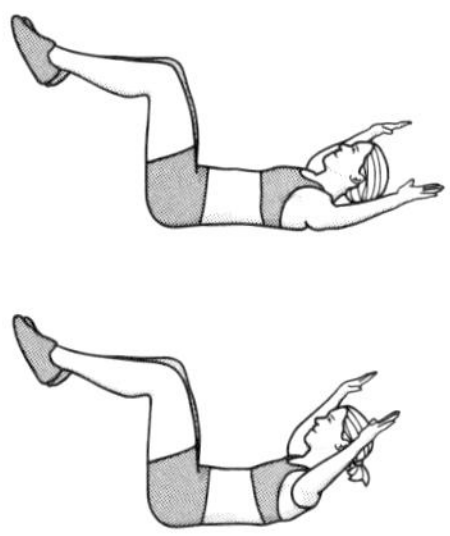

1 2

Gerader Crunch

1. Auf den Rücken legen und die Beine so anheben, dass Hüfte und Knie jeweils im rechten Winkel gebeugt sind. Die Arme in U-Form anwinkeln, Ober- und Unterarm bilden dabei einen rechten Winkel, und auf Schulterhöhe vom Boden abheben.
2. Die Bauchmuskulatur anspannen, um die Schulterblätter ganz von der Unterlage zu lösen. Dabei ausatmen und den Oberkörper langsam bis zum höchstmöglichen Punkt aufrichten. Dann den Oberkörper wieder absenken, bis das untere Ende der Schulterblätter die Matte berührt.

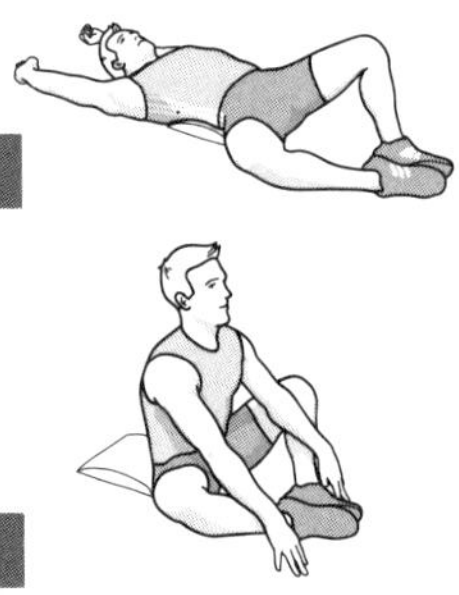

1 2

Butterfly-Sit-ups

1. Auf den Rücken legen und die Arme über Kopf ausstrecken. Die Beine gebeugt aufstellen und die Knie locker zur Seite fallen lassen. Die Fußsohlen zusammenlegen und fest aneinanderpressen – das erzeugt Spannung in der Beinmuskulatur.
2. Den Oberkörper mit Kraft aus der Bauchmuskulatur aufrichten und mit den Fingern den Boden vor den Füßen berühren. Langsam wieder absenken, dabei den Oberkörper jedoch nicht ganz ablegen. Sofort zur nächsten Wiederholung ansetzen.

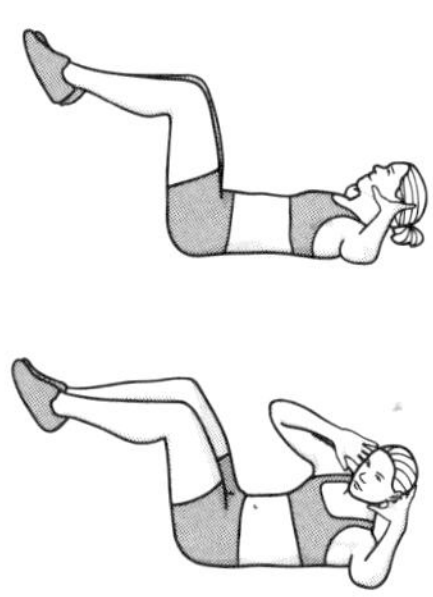

1 2

Schräger Crunch

1. Auf den Rücken legen und die Beine so anheben, dass Hüfte und Knie jeweils im rechten Winkel gebeugt sind. Die Ellbogen auf Schulterhöhe zur Seite strecken und die Hände an den Schläfen anlegen.
2. Den Oberkörper langsam aufrichten und zur Seite drehen, indem die rechte Schulter in Richtung des linken Knies bewegt wird. Achtung: Zuerst die Schultern anheben und erst anschließend zur Seite drehen! Den Oberkörper absenken und zurück in die Ausgangsposition kommen. Die Übung dann zur anderen Seite wiederholen und abwechselnd fortfahren.

Gestreckter Crunch

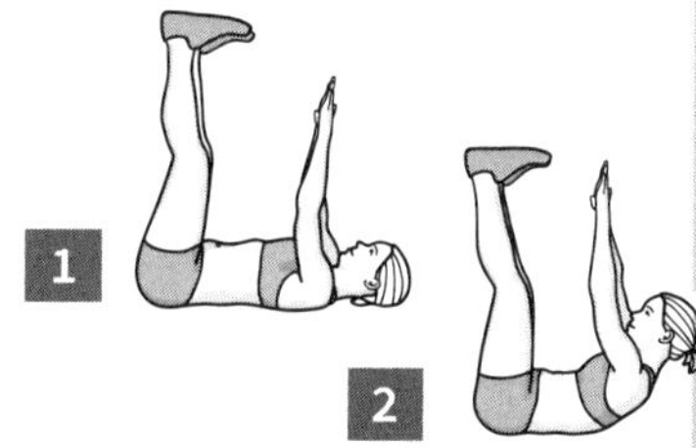

1. Rücklings auf den Boden legen, Arme und Beine nach oben strecken.
2. Den Oberkörper langsam anheben. Die Finger so weit wie möglich nach oben schieben und dabei versuchen, die Zehen zu berühren. Die Bewegung nicht ruckartig, sondern in einem gleichmäßigen Tempo ausführen.

Schräger Crunch mit überkreuzten Beinen

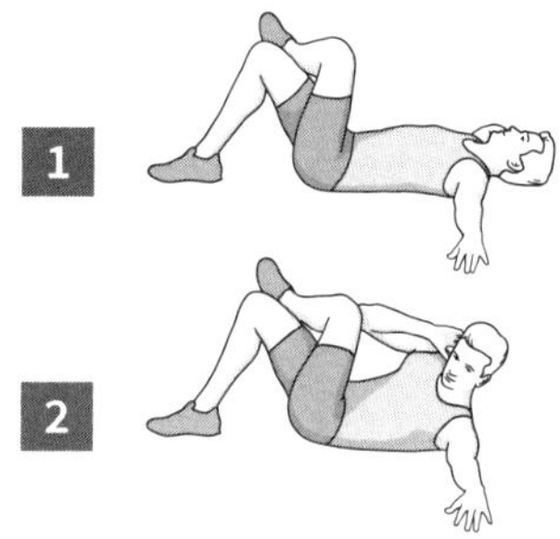

1. Auf den Rücken legen und den rechten Fuß aufstellen. Das linke Fußgelenk oberhalb des rechten Knies ablegen. Die rechte Hand an die Schläfe führen und den linken Arm zur Seite gestreckt ablegen.
2. Den Oberkörper anheben und nach links drehen, bis der rechte Ellbogen fast das Knie berührt. Nach Abschluss der zu absolvierenden Wiederholungen die Seiten wechseln.

Scheibenwischer

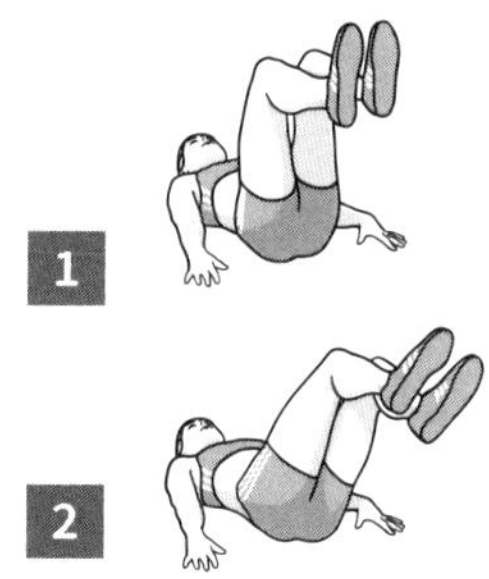

1. Auf den Rücken legen und die Arme neben dem Körper gestreckt ablegen, die Handflächen zeigen nach unten. Die Beine so anheben, dass Hüfte und Knie jeweils im rechten Winkel gebeugt sind.
2. Die Handflächen in den Boden drücken und die geschlossenen Beine so weit wie möglich nach links führen, ohne dass sich die rechte Schulter vom Boden löst. Die Beine zurück zur Mitte bringen und zur rechten Seite absenken.

Reverse Crunch

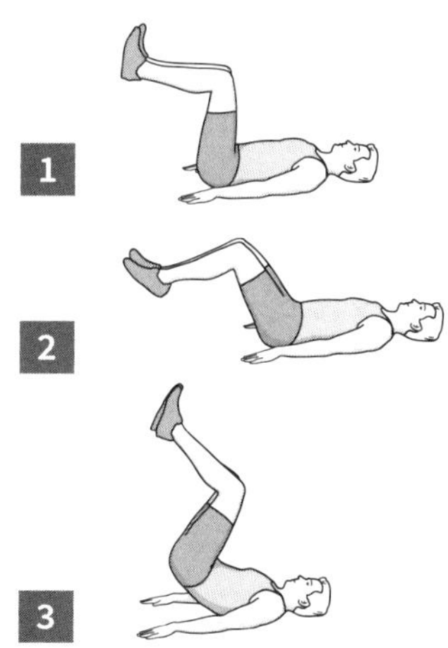

1. Auf den Rücken legen. Die Beine anziehen, sodass die Knie einen 90-Grad-Winkel bilden. Die Arme neben dem Körper gestreckt ablegen, die Handflächen zeigen zum Boden. Mit Kraft der Bauchmuskulatur den Unterkörper vom Boden abheben.
2. Die Haltung Wirbel für Wirbel auflösen, bis der untere Rücken wieder den Boden berührt.
3. Die Beine weiter Richtung Boden führen, bis die Fersen fast den Boden berühren. Den rechten Winkel in den Knien jedoch beibehalten. Im Anschluss an diese Endposition wieder einrollen in die Ausgangsposition.

Reverse Profi-Crunch

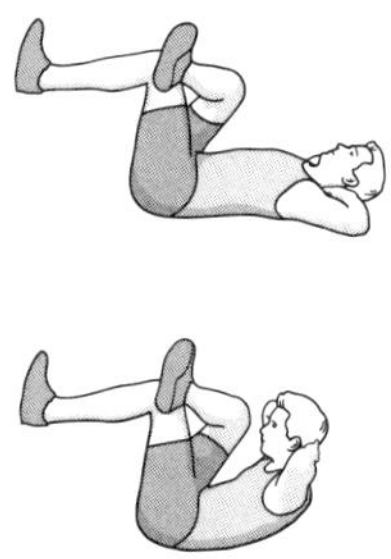

1 2

1. Auf den Rücken legen und die Hände im Nacken falten, ohne am Kopf zu zerren. Den linken Oberschenkel fast senkrecht anziehen, das rechte Fußgelenk oberhalb des linken Knies ablegen.
2. Kopf und Schulterbereich anheben, gleichzeitig die Knie in Richtung Kopf führen. Das Becken löst sich dabei vom Boden. Die Position kurz halten, dann wieder lösen. Nach Abschluss der zu absolvierenden Wiederholungen die Seiten wechseln.

Tipp: Wird diese Übung in Workouts bis zur Muskelermüdung trainiert, die »Einstiegsseite« von Training zu Training wechseln.

Plank mit Arm- und Beinheben

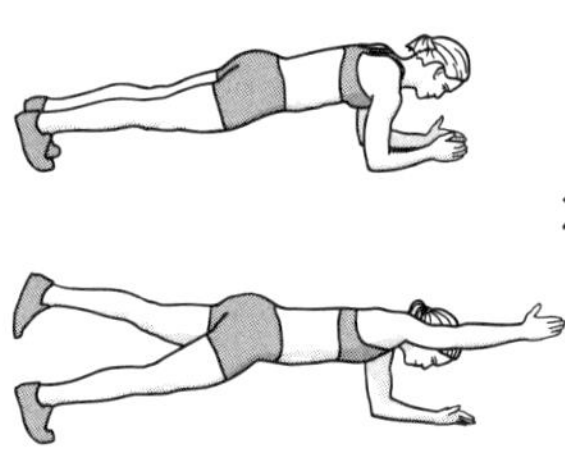

1 2

1. Eine Liegestützposition auf den Unterarmen einnehmen, dabei befinden sich die Ellbogen unter den Schultergelenken. Den ganzen Körper so anspannen und auf einer Linie halten, dass weder das Becken noch der Oberkörper absinkt. Den Blick nach unten richten.
2. Jetzt das linke Bein und den rechten Arm gleichzeitig gestreckt vom Boden abheben und diese Position für 10 bis 15 Sekunden halten. Bein und Arm wieder absetzen und 3–4 Atemzüge lang entspannen, dann das rechte Bein und den linken Arm anheben.

Tipp: Ist die Übung zu schwierig, alternativ nur die Beine im Wechsel anheben.

Bicycle-Crunch

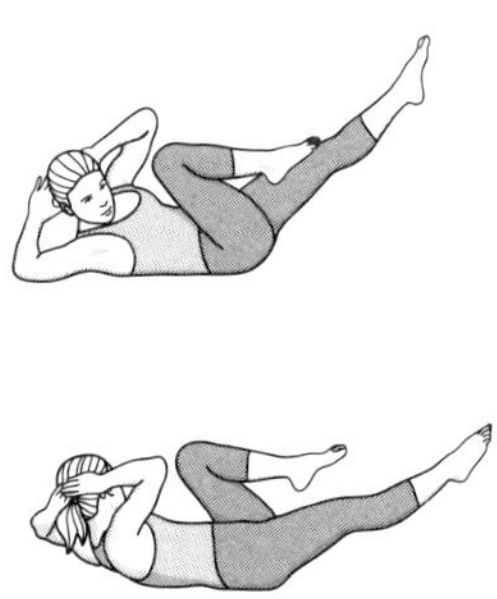

1 2

1. Auf den Rücken legen und die Hände seitlich am Kopf anlegen. Die Bauchmuskulatur anspannen und den Schultergürtel leicht vom Boden abheben. Die Beine angehoben ausstrecken. Nun die Schulterblätter vom Boden lösen, das rechte Bein gebeugt an den Bauch ziehen und gleichzeitig den linken Ellbogen diagonal vor dem Körper zum rechten Knie führen.
2. Ohne Pause in einer fließenden Bewegung zur anderen Körperseite wechseln. Dafür das rechte Bein strecken, das linke Knie heranziehen und den Oberkörper zur anderen Seite eindrehen.

Beinscheren-Crunch

1. Mit gestreckten Beinen auf den Boden legen und die Zehen Richtung Körper anziehen. Den rechten Arm seitlich gestreckt ablegen und die linke Hand in Höhe der linken Schläfe anlegen. Die Bauchmuskulatur anspannen und beide Beine sowie den Kopf einige Zentimeter vom Boden abheben. Den unteren Rücken in den Boden drücken.
2. Das rechte Bein gestreckt nach oben anheben. Zeitgleich den Oberkörper langsam aufrichten und so eindrehen, dass die linke Schulter zum rechten Knie geführt wird. Langsam zurück in die Ausgangsposition zurückkommen, ohne die gestreckten Beine abzulegen. Im fließenden Seitenwechsel fortfahren.

1
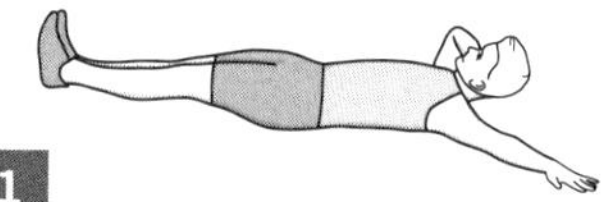
2
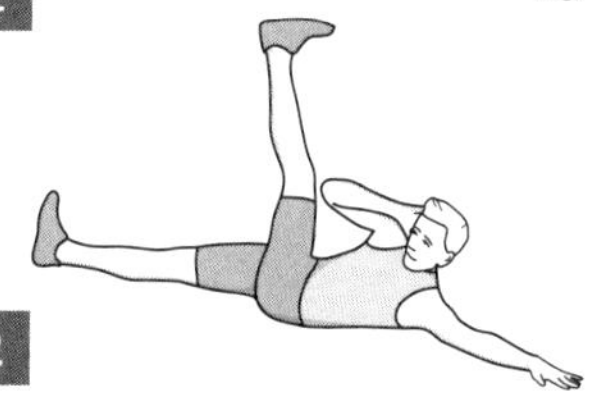

Klappmesser-Crunch

1. Auf den Rücken legen und die Arme über Kopf ausstrecken. Die Beine strecken und die Zehen zum Körper heranziehen.
2. Die ausgestreckten Beine anheben, bis sie senkrecht nach oben zur Decke zeigen. Gleichzeitig die Schultern und den Kopf vom Boden lösen und die Zehen mit den Fingerspitzen berühren. Die Beine dabei gestreckt halten. Arme und Beine gleichzeitig bis kurz vor dem Boden absenken.

1
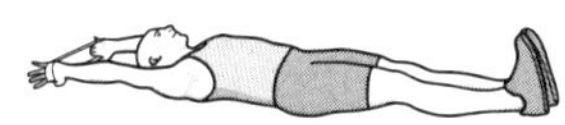
2
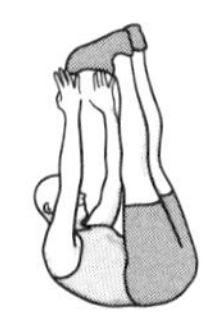

Seitstütz mit Hüftheben

1. Eine Seitlage einnehmen, auf den rechten Unterarm stützen und den Körper so nach oben drücken, dass er eine Linie bildet. Der rechte Ellbogen befindet sich genau unter dem Schultergelenk. Den Kopf gerade halten und die Bauchmuskulatur anspannen.
2. Hüfte so weit wie möglich anheben und langsam absenken.

1
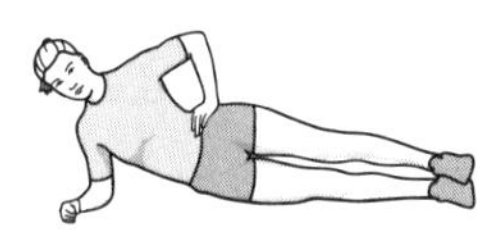
2
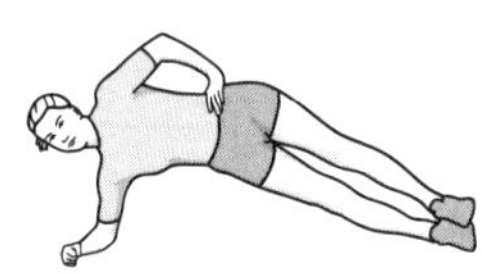

Seitliche Rumpfstabilisation

1. Eine Seitlage einnehmen, auf den linken Unterarm stützen und den Körper so nach oben drücken, dass er eine Linie bildet. Der linke Ellbogen befindet sich unter dem Schultergelenk. Den Kopf gerade halten und die Bauchmuskulatur anspannen. Den rechten Arm in der Hüfte abstützen.
2. Nun das obere Bein anheben. Nach ungefähr 10 Sekunden wieder ablegen und das Becken senken. Anschließend die Seite wechseln.

1
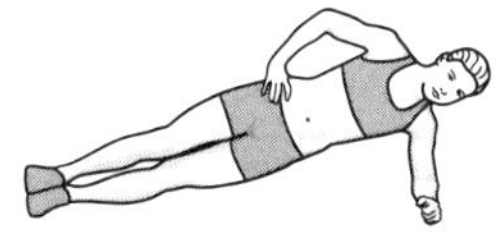
2
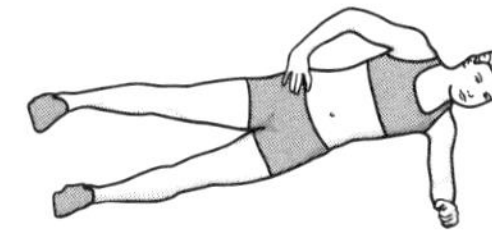

Verschärfter Seitstütz mit Hüftheben

1
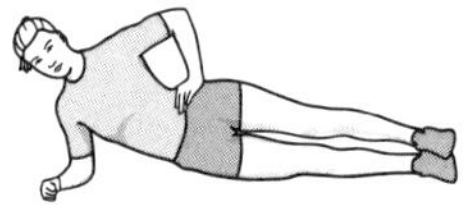

2
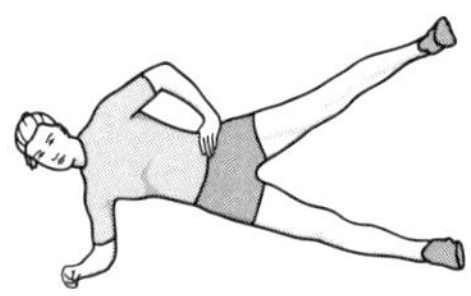

1. Eine Seitlage einnehmen und die Beine strecken, ein Fuß ruht auf dem anderen, die Fußspitzen zeigen nach vorn. Auf den rechten Unterarm abstützen und den Körper so nach oben drücken, dass er eine Linie bildet. Der rechte Ellbogen befindet sich genau unter dem Schultergelenk. Den Kopf dabei gerade halten und die Bauchmuskulatur anspannen..
2. Nun zusätzlich das gestreckte linke Bein ein Stück anheben und das Becken so weit wie möglich in Richtung Decke drücken. Die Körpermitte anschließend wieder absenken, aber nicht ablegen. Das linke Bein stets im gleichen Abstand zum rechten Bein halten. Die Übung nach Abschluss der zu absolvierenden Wiederholungen auf der anderen Seite ausführen.

Drehseitstütz

1
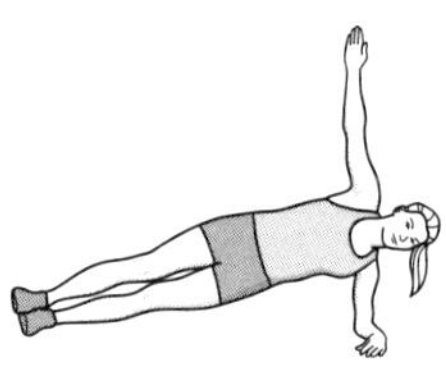

2
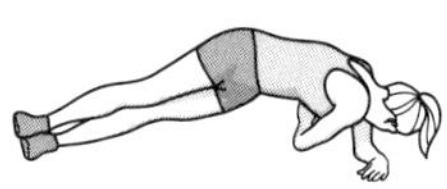

1. Eine Seitlage einnehmen und die Beine strecken, ein Fuß ruht auf dem anderen, die Fußspitzen zeigen nach vorn. Auf den linken Unterarm stützen und den Körper so nach oben drucken, dass er eine Linie bildet. Der linke Ellbogen befindet sich genau unter dem Schultergelenk. Den Kopf gerade halten und die Bauchmuskulatur anspannen. Den rechten Arm Richtung Decke strecken.
2. Den Körper eindrehen und die rechte Hand unter der Brust hindurch nach hinten führen. Nur den Oberkörper, nicht die Hüfte drehen, der Blick folgt der Bewegung. Anschließend den Körper wieder aufdrehen. Nach Abschluss der zu absolvierenden Wiederholungen die Seiten wechseln.

Superman

1
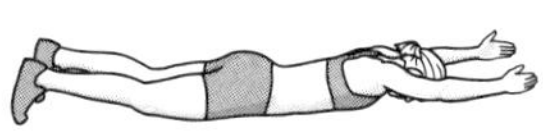

2
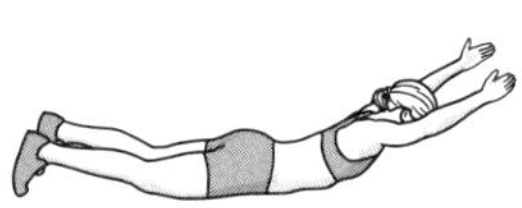

1. Bäuchlings auf den Boden legen. Die Arme am Kopf vorbei parallel zueinander ausstrecken. Die Beine strecken und die Fußspitzen anziehen.
2. Nun gleichzeitig Arme und Beine gestreckt so weit wie möglich vom Boden abheben. Den Kopf weiterhin in Verlängerung der Wirbelsäule und den Blick nach unten gerichtet halten. Arme und Beine wieder absenken, ohne sie ganz abzulegen.

Bird Dog

1. Einen Vierfüßlerstand einnehmen, den Blick nach unten richten und den Kopf in Verlängerung der Wirbelsäule halten. Die Rumpfmuskeln aktiv anspannen. Das rechte Bein auf Hüfthöhe und den gegenüberliegenden linken Arm auf Schulterhöhe ausstrecken. Den gesamten Köper dabei in einer geraden Linie stabilisieren.
2. Jetzt Arm und Bein diagonal unter dem Körper zusammenführen, bis sich Ellbogen und Knie berühren.

1
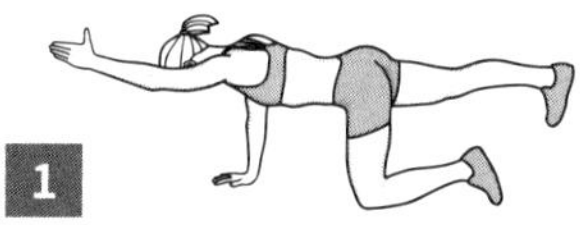

2
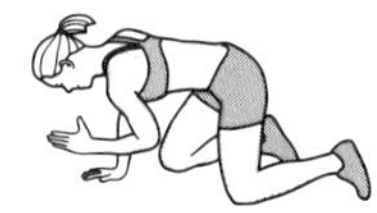

Russian Twist

1. Mit angewinkelten Beinen auf den Boden setzen, den aufgerichteten Oberkörper nach hinten lehnen, bis er ungefähr einen 60- bis 75-Grad-Winkel mit dem Boden bildet. Die Arme auf Schulterhöhe gerade nach vorn strecken.
2. Nun den Oberkörper so weit wie möglich nach links drehen. Die Arme mitführen, der Blick folgt den Händen. Diese Position 2 Sekunden halten, dann den Oberkörper zur rechten Seite drehen.

Tipp: Um den Schwierigkeitsgrad zu steigern, bei der Übungsausführung mit den gestreckten Armen eine Hantel halten.

1
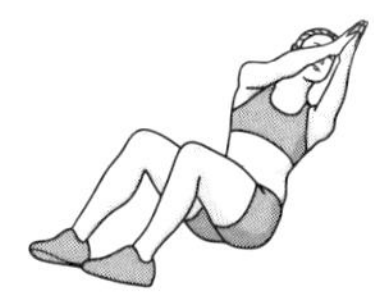

2
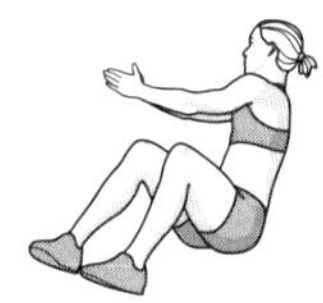

Kurzhantel-Kreuzheben

1. Mit jeder Hand eine Kurzhantel greifen und einen Stand mit schulterbreit geöffneten Füßen einnehmen. Die Gewichte im Obergriff vor den Oberschenkeln halten, die Handflächen zeigen zum Körper. Die Brust rausstrecken.
2. Jetzt leicht in die Knie gehen und den Oberkörper aus der Hüfte heraus langsam vornüberbeugen. Dabei den Rücken gerade halten. Die Gewichte mit langen Armen eng an den Beinen entlangführen, bis sie knapp unterhalb der Knie sind und sich der Oberkörper etwa in der Waagrechten befindet. Den Oberkörper genauso langsam wieder aufrichten. Die Knie strecken bis zum aufrechten Stand. Die Arme bleiben weiterhin gestreckt.

1
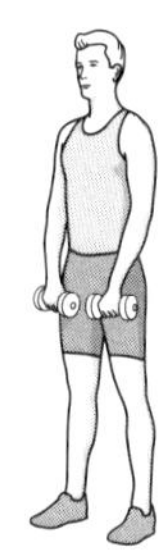

2
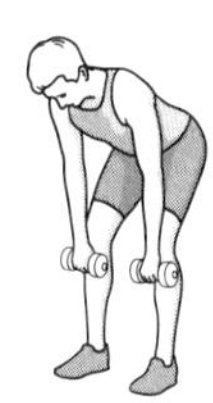

Übungen für die Beine und das Gesäß

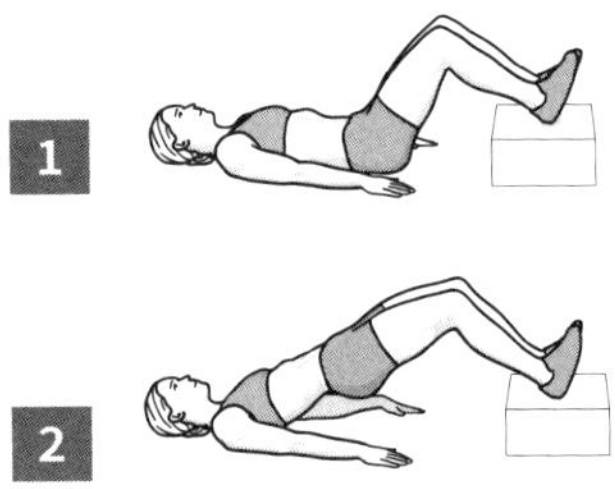

Brücke mit erhöhten Füßen

1. Auf den Rücken legen, die Knie im 90-Grad-Winkel beugen und die Fersen auf einer Bank aufstellen. Die Arme gestreckt neben dem Körper am Boden ablegen, die Handflächen zeigen zum Boden.
2. Den Po fest anspannen und die Hüfte so weit heben, bis der Körper eine gerade Linie bildet. Die Position oben kurz halten, dann den Körper wieder absenken, jedoch nicht ablegen.

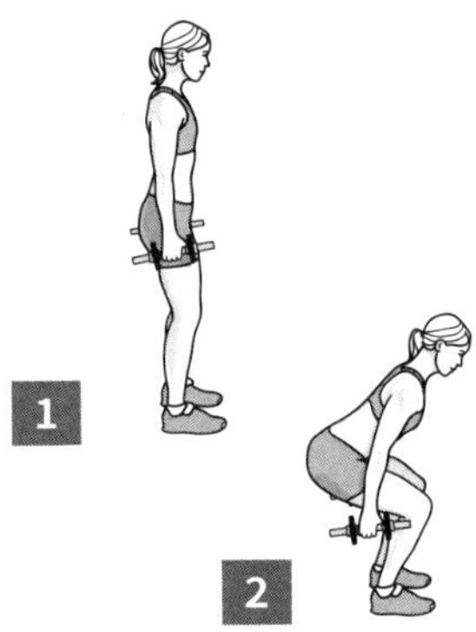

Kurzhantel-Kniebeuge

1. Mit jeder Hand eine Kurzhantel greifen und einen Stand mit schulterbreit geöffneten Füßen einnehmen, die Zehenspitzen zeigen leicht nach außen. Die Hanteln an gestreckten Armen seitlich neben dem Körper halten, die Schultern nach hinten unten ziehen und das Brustbein anheben. Den Rücken gerade halten und die Bauchmuskeln anspannen.
2. Jetzt in die Knie gehen und das Gesäß nach hinten schieben, bis die Oberschenkel fast parallel zum Boden stehen. Eine leichte Vorneigung des Oberkörpers ist dabei normal. Die Bauchmuskeln weiterhin angespannt halten und den Körper gegen den Gewichtswiderstand wieder in die Ausgangsposition aufrichten.

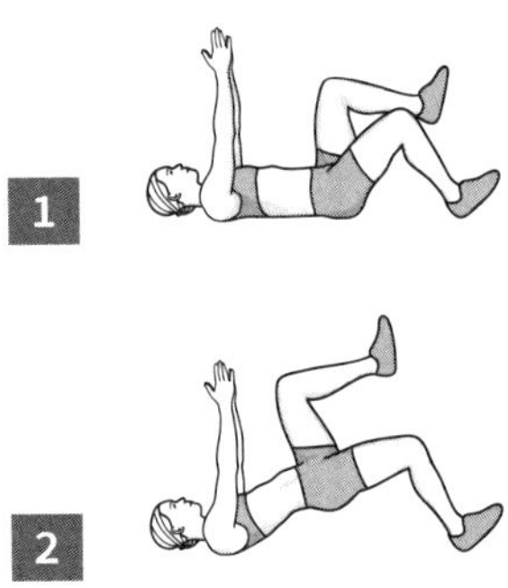

Einbeiniger Hip-Thrust

1. Auf dem Rücken legen, die Knie im rechten Winkel beugen und die Beine aufstellen. Die Füße und Kniegelenke sind hüftbreit voneinander entfernt. Nur die Fersen aufsetzen und die Zehen Richtung Schienbein ziehen. Die Arme Richtung Decke strecken und die Handflächen aufeinanderlegen. Nun das linke angewinkelte Bein vom Boden lösen.
2. Das Gesäß und das Becken so weit wie möglich nach oben anheben, ohne die Hüften zu kippen. Dafür die Gesäßmuskulatur fest anspannen. Diese Position kurz halten, dann das Becken wieder absenken, aber nicht ablegen. Ohne Pause zur nächsten Wiederholung ansetzen.

Statischer Ausfallschritt mit Kurzhanteln

1. Mit jeder Hand eine Kurzhantel greifen, die Handflächen zeigen zueinander, und einen Stand mit hüftbreit geöffneten Füßen einnehmen. Mit dem linken Bein einen großen Ausfallschritt nach vorn ausführen.
2. Jetzt den Körper gerade nach unten absenken und so tief gehen, dass das Schienbein des vorderen Beins senkrecht zum Boden steht und das Knie des hinteren Beins beinahe den Boden berührt. Diese Position einen Atemzug lang halten. Anschließend wieder hochdrücken, bis das vordere Bein fast wieder gestreckt ist. Den Oberkörper während des gesamten Bewegungsablaufs aufgerichtet halten. Schrittstellung wechseln.

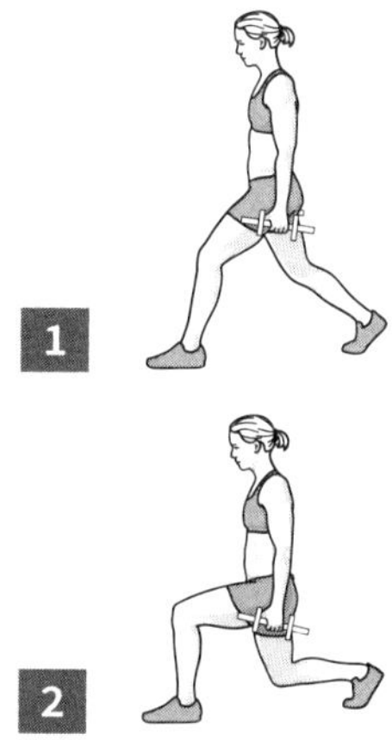

Ausfallschritt mit Kurzhanteln

1. Mit jeder Hand eine Kurzhantel greifen, die Handflächen zeigen zueinander, und einen Stand mit hüftbreit geöffneten Füßen einnehmen.
2. Ohne die Hanteln zu bewegen, mit dem linken Bein einen so großen Schritt nach vorn ausführen, dass der rechte Oberschenkel fast parallel zum Boden steht. Das linke Knie sollte nicht über den Fuß hinausragen.
3. Das nach vorn gesetzte Bein wieder zurückziehen und den Körper in die aufrecht stehende Ausgangsposition hochdrücken. Die Übung mit dem rechten Bein wiederholen.

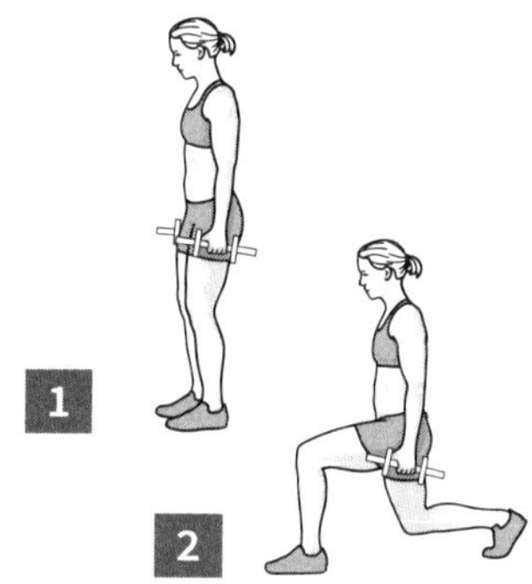

Reverse Lunge and Press

1. Im aufrechten Stand die Arme beugen und die Kurzhanteln auf Kinnhöhe halten, die Handflächen zeigen zueinander. Mit dem linken Bein einen weiten Schritt nach hinten ausführen, beide Knie beugen und in einen tiefen Ausfallschritt kommen. Der Oberkörper ist aufrecht, die Rumpfmuskulatur angespannt.
2. In einer fließenden Bewegung den Körper wieder zurück in den Stand hochdrücken und zeitgleich die Arme lang über den Kopf strecken. Die Rumpfmuskulatur dabei durchgehend fest angespannt halten. Die Übung wechselseitig ausführen.

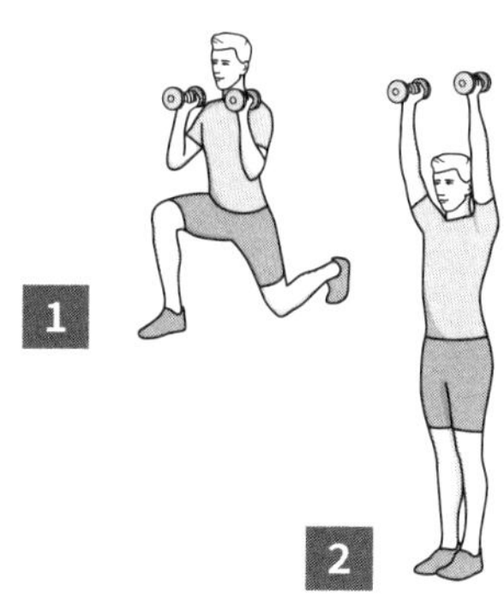

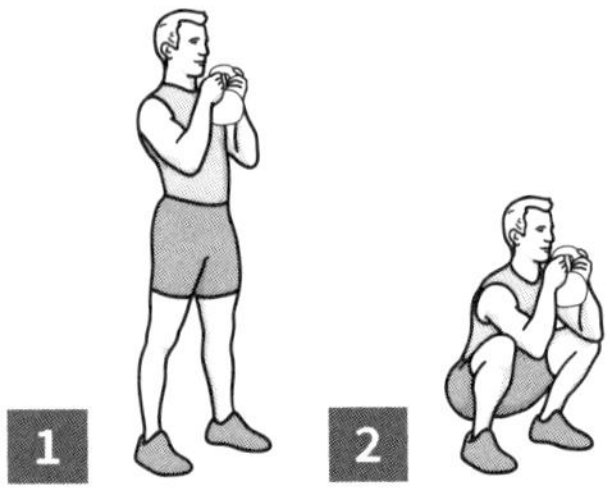

Goblet-Squat

1. Eine Kettlebell oder Kurzhantel mit beiden Händen vor der Brust halten und einen Stand mit schulterbreit geöffneten Füßen einnehmen.
2. Den Körper nun langsam mit geradem Rücken in eine tiefe Kniebeuge absenken, bis die Ellbogen die Innenseite der Knie berühren. Kraftvoll wieder nach oben drücken.

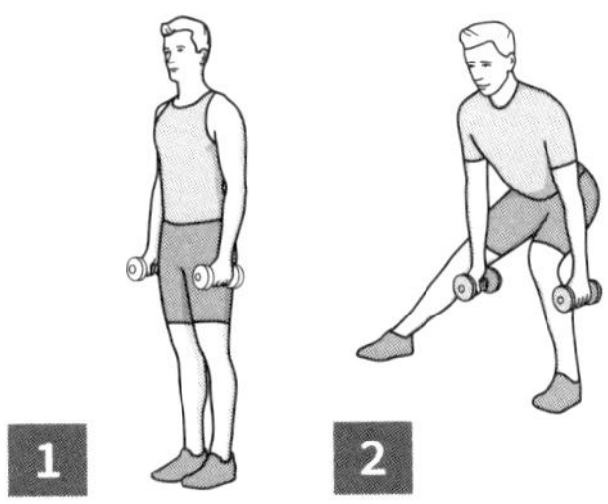

Ausfallschritt zur Seite

1. Mit jeder Hand eine Kurzhantel greifen und einen hüftbreiten Stand einnehmen. Die Hanteln neben dem Körper halten.
2. Mit dem linken Bein einen großen Ausfallschritt nach links ausführen. Dabei das Gesäß nach hinten schieben und darauf achten, dass das linke Knie nicht über die Fußspitze hinausragt. Den Oberkörper nach vorn beugen. In die Ausgangsposition hochdrücken und zur rechten Seite ausführen.

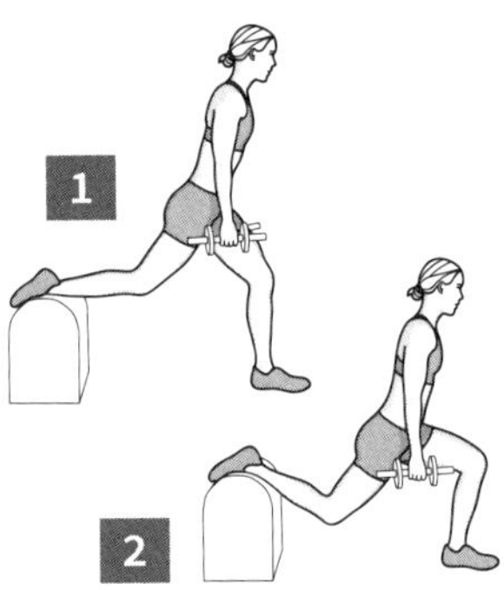

Einbeinige Kniebeuge

1. Mit jeder Hand eine Kurzhantel greifen und mit einer Schrittlänge Abstand rücklings vor eine Box stellen. Den rechten Fuß auf der Erhöhung ablegen. Das Brustbein anheben und den Rücken gerade halten..
2. Nun das Knie des vorderen Beins beugen und den Körper so weit absenken, bis sich der Oberschenkel des vorderen Beins ungefähr parallel zum Boden befindet. Dann kraftvoll, aber kontrolliert wieder nach oben hochdrücken.

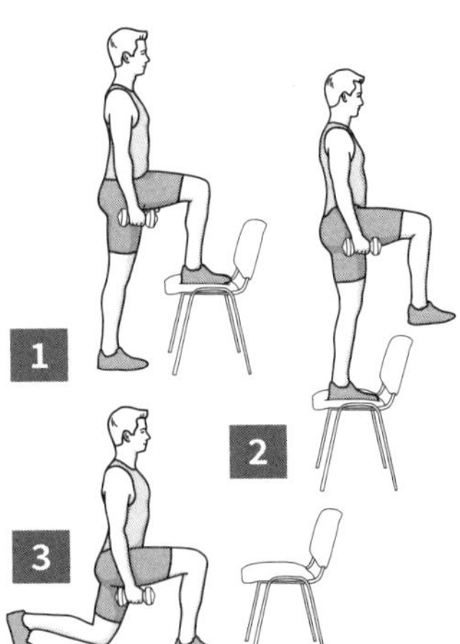

Kombi-Step-up mit Kurzhanteln

1. Mit jeder Hand eine Kurzhantel greifen und mit einer Schrittlänge Abstand vor eine Trainingsbank stellen. Die Hanteln mit gestreckten Armen seitlich neben dem Körper halten. Den linken Fuß auf die Bank stellen.
2. Das linke Bein durchstrecken und so den Körper mit aufrechtem Rücken nach oben drücken. Das rechte Knie bis auf Hüfthöhe führen.
3. Anschließend kontrolliert in die Ausgangsposition zurückgehen. Dann mit dem linken Fuß einen Ausfallschritt nach hinten ausführen. Zurück in die Ausgangsposition kommen und mit dem rechten Bein beginnend wiederholen.